医工融合系列教材

医学大数据分析

主　编　赵艳君　刘　盈
副主编　郭小雨　李伟芳　阎红灿

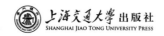

上海交通大学出版社
SHANGHAI JIAO TONG UNIVERSITY PRESS

内容提要

本书是医学大数据和计算机新技术相结合的产物,主要介绍利用大数据处理技术实现对医学数据的统计分析和诊断预测。全书共分 9 章,主要内容包括医学大数据与数据科学工具、Python 数据处理基础、NumPy 数值计算基础、Matplotlib 数据可视化、Pandas 读取医学数据文件、医学数据处理与分析、医学信息描述与统计推断、基于机器学习的医学大数据分析、基于神经网络的医学大数据分析。

本书每个章节配有导读,方便读者把控全局内容,同时本书将道德品质、家国情怀、民族精神、价值取向等思政元素融入每个章节。

本书可作为高等院校本科生和研究生医工融合专业拓展课程的教材,也可作为各级医院临床医师或为医师提供数据结果的技术人员进行数据统计分析时的参考资料。

图书在版编目(CIP)数据

医学大数据分析/ 赵艳君,刘盈主编. —上海:
上海交通大学出版社,2023.10
ISBN 978 - 7 - 313 - 27962 - 0

Ⅰ. ①医… Ⅱ. ①赵… ②刘… Ⅲ. ①医学—数据处理 Ⅳ. ①R319

中国国家版本馆 CIP 数据核字(2023)第 045016 号

医学大数据分析
YIXUE DASHUJU FENXI

主　　编:赵艳君　刘　盈

出版发行:上海交通大学出版社　　　　　　　　地　　址:上海市番禺路 951 号
邮政编码:200030　　　　　　　　　　　　　　电　　话:021 - 64071208
印　　制:上海新艺印刷有限公司　　　　　　　经　　销:全国新华书店
开　　本:787 mm×1092 mm　1/16　　　　　印　　张:20.25
字　　数:442 千字
版　　次:2023 年 10 月第 1 版　　　　　　　　印　　次:2023 年 10 月第 1 次印刷
书　　号:ISBN 978 - 7 - 313 - 27962 - 0　　　　电子书号:ISBN 978 - 7 - 89424 - 324 - 9
定　　价:72.00 元

编 委 会

编委会主任

许　莹　华北理工大学教授、博士生导师

丛书主编

阎红灿　华北理工大学教授、硕士生导师

赵艳君　华北理工大学副教授

编　　　委（以姓氏笔画为序）

于荣霞　马会霞　王希胤　王晓雷　尤海鑫

刘　盈　齐　峰　闫　昕　闫海波　许　莹

李伟芳　杨爱民　谷建涛　张东春　张　景

赵世磊　赵冰倩　赵艳君　郝　晶　郭小雨

阎红灿　蒋守芳

前言
PREFACE

　　"新医科"是指实现医学从"生物医学科学为主要支撑的医学教育模式"向以"医文、医工、医理、医 X 交叉学科支撑的医学教育新模式"的转变，紧密结合以人工智能为代表的新一轮科技革命和产业革命，与"新工科"等其他体系建设交互推动，建立生物医学科学平台，培养基础医学拔尖人才。互联网、人工智能、大数据等新知识和新概念不断涌现，以往的信息技术知识明显不足，需要有适应发展需求的新一代技术更新换代。将人工智能、大数据、智能机器等技术与传统医学融合，即医工交叉融合，运用交叉学科知识解决未来医学领域前沿问题，培养高层次医学创新人才，已然成了高等医学教育发展的重点。

　　本书就是在这样的新医科和新工科发展背景下，以"医工融合"为契机，将计算机大数据技术应用于医学大数据的处理和分析中，作为医务工作者或为医疗诊断提供技术支持的技术人员进行数据分析的工具和手段，在提升相关人员业务水平的同时，助力临床医学诊断和预测的精准性的提高。

　　编写本书的初衷是为医科或工科相关人员提供医工融合特色的计算机新技术，侧重于大数据技术的应用，选择 Python 语言作为开发分析工具，旨在用最简单的操作方法实现医学大数据分析难题，为医疗诊断提供可参考的方案。

　　本书的特色如下：

　　第一，开发平台简单易用，功能强大。本书选择的编程语言是 Python 语言，开发环境是 Anaconda 平台，该环境提供了大量的第三方库，方便读者快速掌握使用方法和编程技术，为大数据分析提供强大的技术支撑。

　　第二，引用医学大数据作为数据源，创建医学特色的应用案例。本书的最大特色就是引入大量的医学数据集，了解医学大数据的特色和结构，以便选择恰当的处理和分析手段。

　　第三，从大数据分析技术入手，形成一套完整的医学大数据分析流程。从对医学大数据的读写开始，到数据预处理，再到探索型数据统计分析，然后是利用机器学习和神经网络进行数据分析和洞见，最后将分析结果可视化呈现，非常形象生动地展示了完整的医学大数据分析流程。本书按照这样的技术脉络，逐步介绍各种处理技术和方法，既能让读者循序渐进地学习医学大数据分析技术，又能培养读者解决实际问题的缜密逻辑思维。

本书的编写过程由各位编者分工协作,有条不紊地完成。第1、2章由李伟芳编写,第3、4章由郭小雨编写,第5、6章由刘盈编写,第7、8章由赵艳君编写,第9章由阎红灿编写。本书的整体设计思路由阎红灿提出,赵艳君统稿并审稿,每章配有学习导读和本章小结以及习题,特别增加了课程思政目标。

在本书的编写过程中,各位编者认真谨慎,经过反复讨论打磨,不断修订和完善,力求做到内容既丰富完全又简单易懂,全力服务于与医学相关的工作人员,简化烦琐的理论知识,重在实践应用案例,最终成稿,其中凝结了每一位编者的辛勤付出。

本书是河北省教学改革项目"医工融合拓展课程的教学内容设计和教材建设"、华北理工大学教育教学改革项目"'医学大数据分析基础'课程体系的研究与实践"和河北省社会科学基金项目(HB17GL71)的研究成果,本书由华北理工大学资助出版。书稿编写中参考了大量文献资料,有正规出版社发行的书籍,也有网络上的许多电子资源,如百度百科、知网、CSDN等门户网站提供了很多有价值的参考资料,在此对这些提供很好技术经验的学者表示诚挚的感谢。书中列出了一些相关参考文献。

由于编者水平有限,书中难免会有疏漏和不妥之处,敬请广大读者批评指正。您的中肯建议是我们完善提升的动力。

编　者

2023 年 3 月

目录
CONTENTS

第 1 章　医学大数据与数据科学工具 ⋯⋯⋯⋯⋯⋯⋯ 1

1.1　大数据与数据科学 ⋯⋯⋯⋯⋯⋯⋯⋯⋯⋯⋯⋯ 1

1.2　医学大数据 ⋯⋯⋯⋯⋯⋯⋯⋯⋯⋯⋯⋯⋯⋯ 6

1.3　医学大数据分析的环境配置 ⋯⋯⋯⋯⋯⋯⋯⋯ 12

第 2 章　Python 数据处理基础 ⋯⋯⋯⋯⋯⋯⋯⋯⋯ 21

2.1　数据类型 ⋯⋯⋯⋯⋯⋯⋯⋯⋯⋯⋯⋯⋯⋯⋯ 21

2.2　流程控制 ⋯⋯⋯⋯⋯⋯⋯⋯⋯⋯⋯⋯⋯⋯⋯ 30

2.3　函数 ⋯⋯⋯⋯⋯⋯⋯⋯⋯⋯⋯⋯⋯⋯⋯⋯ 32

第 3 章　NumPy 数值计算基础 ⋯⋯⋯⋯⋯⋯⋯⋯⋯ 36

3.1　NumPy 模块基础 ⋯⋯⋯⋯⋯⋯⋯⋯⋯⋯⋯ 36

3.2　NumPy 多维数组 ⋯⋯⋯⋯⋯⋯⋯⋯⋯⋯⋯ 38

3.3　NumPy 库在医学大数据中的应用 ⋯⋯⋯⋯⋯ 57

第 4 章　Matplotlib 数据可视化 ⋯⋯⋯⋯⋯⋯⋯⋯ 71

4.1　初识 Matplotlib 库的基础 ⋯⋯⋯⋯⋯⋯⋯⋯ 71

4.2　Matplotlib 二维绘图 ⋯⋯⋯⋯⋯⋯⋯⋯⋯⋯ 73

4.3　Matplotlib 三维绘图 ⋯⋯⋯⋯⋯⋯⋯⋯⋯⋯ 93

第 5 章　Pandas 读取医学数据文件 ⋯⋯⋯⋯⋯⋯⋯ 99

5.1　Pandas 数据结构 ⋯⋯⋯⋯⋯⋯⋯⋯⋯⋯⋯ 99

5.2　Excel 文件读取 ⋯⋯⋯⋯⋯⋯⋯⋯⋯⋯⋯⋯ 101

5.3　CSV 文件读取 ⋯⋯⋯⋯⋯⋯⋯⋯⋯⋯⋯⋯ 106

5.4　data 及 txt 文件读取 ⋯⋯⋯⋯⋯⋯⋯⋯⋯⋯ 108

5.5 其他类型文件读取 ··· 110

5.6 利用 Pandas 分析读取医学数据的应用案例 ····················· 111

第 6 章 医学数据处理与分析 ··· 113

6.1 数据预处理 ··· 113

6.2 Pandas 的数据维护 ··· 119

6.3 Pandas 的数据检索 ··· 127

6.4 Pandas 的数据统计 ··· 132

6.5 Pandas 的数据可视化 ·· 135

6.6 Pandas 数据分析及可视化案例应用 ································· 140

第 7 章 医学信息描述与统计推断 ··································· 157

7.1 SciPy 介绍 ·· 157

7.2 科学计算与优化 ··· 161

7.3 描述统计学 ··· 171

7.4 推断统计学 ··· 187

第 8 章 基于机器学习的医学大数据分析 ·························· 203

8.1 机器学习和 Sklearn 介绍 ·· 203

8.2 医学大数据获取方法 ··· 207

8.3 数据预处理 ··· 212

8.4 机器学习常用模型 ·· 227

8.5 分类模型评价及应用 ··· 253

8.6 回归模型评价及应用 ··· 268

8.7 聚类模型评价及应用 ··· 277

第 9 章 基于神经网络的医学大数据分析 ·························· 290

9.1 解析神经网络和深度学习 ·· 290

9.2 核心组件 Tensorflow 和 Keras ·· 295

9.3 基于 TensorFlow 的神经网络架构 ····································· 301

9.4 基于 Keras 架构的神经网络应用 ······································ 305

参考文献 ··· 315

第1章 医学大数据与数据科学工具

📅 **学习目标**

(1) 理解并分析大数据的概念和特征。
(2) 描述数据科学的基本流程和知识体系。
(3) 辨别医学大数据基本特征和应用领域。
(4) 安装并使用 Python 集成开发环境 Anaconda 及第三方库。

📇 **思政目标**

我国将大数据纳入国家战略以来,健康医疗领域已成为发展重点。如果将大数据科学技术应用于医学数据分析,将会大大提高临床诊断的准确性,更为人类的健康管理和疾病预防提供高效的决策力。引导医科学生掌握数据科学技术,做好分析和挖掘医学大数据的知识储备,作为医生,同时也是数据科学家,在掌握医学知识基础上"如虎添翼",为我国健康医疗大数据事业做出贡献。

近年来,随着物联网、云计算、社交网络以及传感器的广泛应用,以数量庞大、种类众多、时效性强为特征的非结构化数据不断涌现,数据的重要性越发明显,传统的数据存储和分析技术难以实现实时处理大量的非结构化信息,故大数据的概念应运而生。本章重点介绍医学大数据的概念与特征,以及处理分析大数据的工具和 Python 环境的配置。

1.1 大数据与数据科学

视频 1.1 大数据
与数据科学

1.1.1 大数据概念

对于大数据的概念,可以从技术和管理两方面来定义。在技术方面,主要是从大数据获取、储存和应用的过程进行分析,比如麦肯锡提出的"大数据是一种数据容量超越了常规数据技术获取、存储、处理和应用能力的数据合集";维基百科指出"大数据表面上是指容量巨大的数据合集,实际上从技术的角度来看,是指使用常用的硬件和软件工具获取和分析数据所需时间超过可接受时间的数据集"。在管理方面,主要是从大数据所蕴含的潜在价值以及能够被挖掘出的可能性出发进行分析,比如 EMC 公司对大数据的定义是"大数据无论是 TB 数量级还是 PB 数量级,即使数据的精确数量再多,也不如数据最终的使用价值结果重要";IDC 将大数据描述为"大数据是最新的数据分析技术,它能够实现高频的数据处理,从体量巨大和类型复杂的数据中快速获取价值,提高数据处理的效率"。

1.1.2 数据科学

虽然大数据的数据量是巨大的,但是数据的价值却是比较低的,所以,如何从庞大的数据中进行数据提取和分析,从而获取有价值的数据,这就是数据科学需要解决的问题。

1. 数据科学的概念

大数据时代的到来催生了一门新科学——数据科学,数据科学是以数据为中心的科学,它是从数据中提取有用知识的一系列技能和技术。可以从以下 4 个方面理解数据科学的含义。

(1) 数据科学是一门将"现实世界"映射到"数据世界"之后,在"数据层次"上研究"现实世界"的问题,并根据"数据世界"的分析结果,对"现实世界"进行预测、洞见、解释或决策的新兴科学。

(2) 数据科学是一门以"数据",尤其是以"大数据"为研究对象,并以数据统计、机器学习、数据可视化等为理论基础,研究数据预处理、数据管理、数据计算等活动的交叉性学科。

(3) 数据科学是一门以实现"从数据到信息""从数据到知识"和"从数据到智慧"的转化为主要研究目的,以"数据驱动""数据业务化""数据洞见""数据产品研发"和"数据生态系统的建设"为主要研究任务的独立学科。

(4) 数据科学是一套以"数据时代",尤其是以"大数据时代"面临的新挑战、新机会、新思维和新方法为核心内容,包括新的理论、方法、模型、技术、平台、工具、应用和最佳实践在内的知识体系。

2. 数据科学的基本流程

数据科学的基本流程如图 1.1 所示,主要包括数据化、数据加工、数据规整化、探索型数据分析、数据分析与洞见、结果呈现及数据产品的提供。

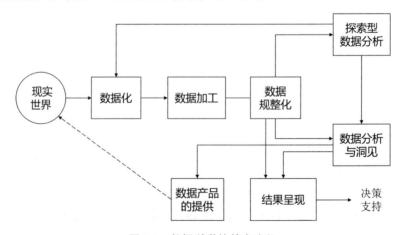

图 1.1 数据科学的基本流程

1）数据化

数据化（datafication）指捕获人们的生活、业务或社会活动等，采集这些信息并将其转换为数据的过程。例如，谷歌（Google）眼镜正在数据化人们的视觉活动，推特（Twitter）正在数据化人们的思想动态，领英（LinkedIn）正在数据化人们的职场社交关系。近年来，随着云计算、物联网、智慧城市、移动互联网、大数据技术的广泛应用，数据化正在成为大数据时代的重要过程，是数据高速增长的主要推动因素之一。

本书使用的数据并非原始数据，而是经过数据化了的数据，本书使用的数据均注明了数据的来源，读者可以自行下载。由于下载的数据大多是存放在文件（csv 文本文件、txt 文本文件）中，利用数据分析工具得到的分析结果同样需要保存成文件，本书第 5 章将重点介绍数据文件的读写，为了更方便地管理和组织数据，本章也对数据库的使用进行介绍。

2）数据加工及规整化处理

数据加工的本质是将低层次数据转换为高层次数据。从加工程度看，数据可以分为 0 次、1 次、2 次、3 次数据。如图 1.2 所示。

（1）零次数据：数据的原始内容及其备份数据。0 次数据中往往存在缺失值、噪声、错误或虚假数据等质量问题。

（2）1 次数据：对 0 次数据进行初步预处理（包括清洗、变换、集成等）后得到"干净数据"。

（3）2 次数据：对 1 次数据进行深度处理或分析（包括脱敏、规约、标注）后得到的"增值数据"。

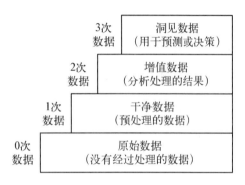

图 1.2　数据加工程度

（4）3 次数据：对 1 次或 2 次数据进行洞察分析（包括统计分析、数据挖掘、机器学习、可视化分析等）后得到的，可以直接用于决策支持的"洞见数据"。

在与数据加工相关的概念中，有两个术语容易混淆，应予以区分，如图 1.3 所示。

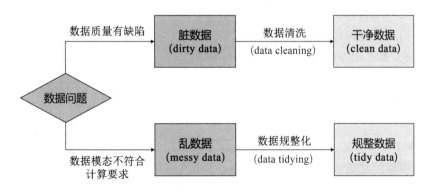

图 1.3　干净数据与规整数据的区别

干净数据（clean data）是相对于"脏数据（dirty data）"而言的，主要的评价标准是数据质量，如是否存在缺失值、错误值或噪声信息等。通常，数据科学家采用数据审计方法判断数据是否"干净",并使用数据清洗(data cleansing)的方法将"脏数据"加工成"干净数据"。

规整数据(tidy data)是相对于"乱数据(messy data)"而言的,主要的判断标准是数据的形态是否符合计算与算法要求。需要注意的是,"乱数据"并不代表数据的质量,它是从数据形态角度对数据进行分类。也就是说,"乱数据"也可以是"干净数据"。通常,数据科学家采用数据的规整化处理(data tidying)的方法将"乱数据"加工成"规整数据"。

大多数机器学习案例都遵循帕累托原理(Pareto principle),即80%的时间用来进行数据准备,20%的时间用于训练机器学习模型,所以高质量的数据可以在模型的训练中达到事半功倍的效果。本书第3章介绍Python语言的第三方库NumPy,NumPy主要用于数学与科学计算,支持高维度数组或矩阵运算,还提供了丰富的数学运算函数,同时提供了一些图像处理函数,它是数据预处理的起点。第5章和第6章重点讲述数据文件的读写,使用Python语言提供的第三方库Pandas对数据进行清理,包括数据的清洗和过滤、合并和追加、分组和聚合等数据处理操作。可以说,数据清理是进行探索性数据分析之前最重要的过程之一。

3) 探索型数据分析

探索型数据分析(exploratory data analysis,EDA)指对已有的数据(特别是调查或观察得来的原始数据)在尽量少的先验假定下进行探索,并通过作图、制表、方程拟合、计算特征量等手段探索数据的结构和规律的一种数据分析方法。当数据科学家对数据及其相关业务没有足够的经验,且不确定应该采用何种传统统计方法进行分析时,经常通过探索型数据分析方法达到数据理解的目的。例如,尿布与啤酒的案例,数据分析师发现很多父亲晚上去超市给婴儿买尿片的同时也会买啤酒。通过分析,啤酒与尿布的相关度为0.3,比大多数商品的相关度0.1高了许多,所以,超市把相关度比较高的啤酒与尿布摆放在一起,方便顾客挑选,实现销售收益最大化。所以对数据科学来讲,通过数据分析、建模可以得到一些可以让人信服的信息,便于做决策辅助。

探索性数据分析的技术手段主要包括基于定量方法的统计分析和基于图形的数据可视化。为了更好地观察数据的特点,使用饼状图、直方图、条形图、折线图、箱型图等图形可以帮助我们更好地洞察数据,通过图形看分布、看频率、看位置等,由图形得出的结论是方向性的结论,属于定性分析。为了更准确分析数据,需要对数据进行量化,比如,求均值和方差等,本书第7章重点介绍使用Python的第三方库SciPy进行基于定量方法的统计数据分析,对数据的分布状态、数字特征和随机变量之间关系进行估计和描述,以便更深入地理解数据。

4) 数据分析与洞见

在数据理解的基础上,数据科学家设计、选择或应用具体的机器学习算法、统计模型进行数据分析。

本书第8章和第9章主要介绍机器学习和深度学习,机器学习的三大类算法包括回归算法、分类算法和聚类算法,第8章主要介绍通过使用Python的第三方机器学习库Scikit-learn,对这三类算法进行模型训练,通过算法引导模型训练数据,使得模型可用,最后使用训练好的模型辅助决策或预测未来。当需要学习的数据量特别大,或者需要处理图像和语音数据时,机器学习的学习效果就大打折扣,第 9 章主要介绍深度学习技术,在视觉识别与语言识别上显著突破了原有机器学习技术的界限,学习能力更强,效果更加显著。在详细讲述神经网络的两大核心组建 TensorFlow 和 Keras 安装的基础上,系统讲授 TensorFlow 的基础结构、低阶 API 和高阶 API 功能应用,对各种 API 给出了应用说明,尤其针对小儿肺炎的临床诊断,给出了一个具体综合应用案例。

5)结果呈现

在机器学习算法/统计模型的设计与应用的基础上,采用数据可视化、故事化描述等方法将数据分析的结果展示给最终用户,进而达到决策支持和提供产品的目的。

本书第 4 章讲述如何使用 Python 语言的第三方库 Matplotlib 绘制图形,实现数据分析的可视化。同时,第 6 章的 Pandas 库提供的绘图函数,更便捷地实现了数据统计和探索分析的可视化操作。

6)数据产品的提供

在机器学习算法/统计模型的设计与应用的基础上,还可以进一步将"数据分析/洞见"结果转换成各种"数据产品",并提供给现实世界,方便交易与消费。

3. 学科定位

数据科学处于数学与统计学、计算机编程、领域知识三大领域的交叉点,图 1.4 是数据科学韦恩图。

1)数学与统计学

数学与统计学是数据科学的主要理论基础之一。但是,数据科学与传统数学和统计学是有区别的,主要体现在以下 4 个方面。

(1)数据科学中的"数据"并不仅仅是"数值"。

(2)数据科学中的"计算"并不仅仅是加、减、乘、除等"数学计算",还包括数据的查询、挖掘、洞见、分析、可视化等更多其他类型。

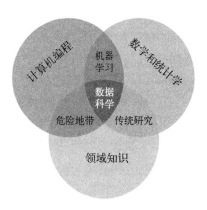

图 1.4　数据科学韦恩图

(3)数据科学关注的不是"单一学科"的问题,而是涉及多个学科(统计学、计算机科学等)的研究范畴,更加强调跨学科视角。

(4)数据科学并不仅是"理论研究",也不是纯"领域知识",它更关注和强调理论研究与领域知识的结合。

2)计算机编程

计算机编程是指利用计算机语言编程实现数据的获取、加工和处理,建立适当的数学模型进行数据分析,以及进行结果的展示和可视化。

3)领域知识

领域知识是对数据科学家的特殊要求——不仅需要掌握数学与统计知识以及具备计算机编程技能,还需要精通某一个特定领域的实务专长。领域实务专长具有显著的领域性,不同领域的领域实务,其知识也不同,如医学大数据分析就需要医学领域的知识。

数据科学家不仅需要掌握数据科学本身的理论、方法、技术和工具,而且需要掌握特定领域的知识与经验(或领域专家需要掌握数据科学的知识)。

在组建数据科学项目团队时,必须重视领域专家的参与,因为来自不同学科领域的专家在数据科学项目团队中往往发挥着重要作用。

总之,数据科学并不是以一个特定理论(如统计学、机器学习和数据可视化)为基础发展起来的,而是以包括数学与统计学、计算机科学与技术、数据工程与知识工程、特定学科领域的理论在内的多个理论相互融合后形成的。

1.2　医学大数据

1.2.1　医学大数据的定义

医学领域是人类重点关注的领域之一,医学的发展与人类的健康息息相关,提高生命质量和延长生命长度都要依靠医学的进步。医学领域包括医疗、药物、卫生、遗传等多个方面,每天产生的数据在 EB 级以上,因而医学数据是典型的大数据,所以所有与人健康相关的数据均可以认为是医学大数据。采集、分析并挖掘医学大数据中的高价值信息对于利用信息技术开展医学研究、理解发病机制、提升临床医疗诊断水平、发现新药物、开展基因分析与各类生物实验等具有重要的意义。

1.2.2　医学大数据的特点

同其他领域的大数据一样,医学大数据的基本特征也可以归纳为几个"V",下面着重介绍医学大数据中常用的 6 个"V":规模性(volume)、高速性(velocity)、多样性(variety)、准确性(veracity)、价值性(value)和可视化(visualization)。

1. 规模性

规模性是指数据的体量浩大,通常在 TB 级(2^{10} GB)到 ZB 级(2^{40} GB)之间。随着数据存储技术快速发展、数据存储价格显著下降,以及数据获取便捷性的提高,医学大数据产生的速度越来越快。据估计,目前每两年产生的医学大数据总量相当于过去所有数据量的总和。到 2020 年,医学大数据的总量已经达到 2011 年数据总量的 50 多倍,约 44 ZB (相当于 44 万亿 GB)。举一个较为直观的例子:一页纸包含数据量约为 1 KB,1 GB 相当于 600 万本书提供的数据量,而一个常规三级医院每年产生的医疗相关数据量大约为 100 TB (10^5 GB,也就是 6 000 亿本书)。目前的医学大数据仅有一小部分已用于研究,仍有大量的数据有待开发利用。

2. 高速性

高速性是指大数据通常以数据流的形式动态、快速产生,具有时效性。因此,大数据的存储和获取也必须解决"数据延迟"的问题,以实现其时效性。目前大数据的获取及查询一般通过点对点直接访问数据源,或访问定期更新和重组的数据来进行。"即时算法"或将成为未来实现数据高速性的一种方式,即利用实时数据流,随时停止运算,随时返回有价值的结果。医学大数据的存储和分析速度是影响性能的一个指标,在医学研究及临床应用中至关重要。

3. 多样性

多样性是指大数据包含各种类型和形式的数据(结构化和非结构化数据),且数据间存在复杂关联。既往大多数电子健康档案(EHR)数据是在事先设定的结构化电子表格或数据库中构建的。这些高度组织的结构化数据,如年龄、药物剂量、各类生理生化指标、组学数据等,易于处理和分析。相反,非结构化数据没有预先定义呈现模式,可以是文本形式,也可以是非文本形式如影像数据,也可能来自社交媒体如博客、推文等。各类数据结构各异,存储形式也各不相同。虽然非结构化数据较难处理与分析,但包含了可能影响健康的各类社会和环境因素,如诊疗信息、社会经济状况等,可以帮助研究者获取个体相关的完整信息。大多数数据库管理系统可以通过各种技术对不同类型数据进行链接,即使在缺乏唯一个体标识的情况下,依然可基于可用的人口学数据开发复杂的概率算法链接不同数据。

4. 准确性

准确性是指大数据通常为客观记录与收集,反映真实世界的情况,但由于大数据普遍存在缺失、错误、模糊、延时,数据存在高噪声现象。另外,由于绝大多数健康相关数据最初产生的目的并不是直接用于医学研究或指导临床实践,如医疗索赔数据的最初目的是医疗计费与支付,网络博客最初的目的是社交。将这些数据应用于研究时其准确性尤其受到关注。在使用前需要从多个方面对数据的准确性进行评价,包括明确数据来源及可获得性;结合研究目的评估当前数据是否满足使用;评价数据的真实性,了解收集数据的意义和背景,并通过交叉验证尽可能从不同角度分析现有数据的可信度。

5. 价值性

医学大数据拥有巨大的潜在价值,可以提高医疗质量与结局,并贯穿医疗实践的始终。目前医学大数据的应用领域主要包括预测及识别高风险个体、群体健康管理、药物及医疗器械安全性监测、疾病精准分型及个体化诊治、临床决策支持、临床质量监督及绩效评价、医疗质量监督、公共卫生干预和加速生物医学研究。总体来说,医学大数据的应用也分为三个阶段:描述分析、预测分析和处方分析。基于处方分析,医学大数据应用的广度与深度可接近无限延伸,应用前景广阔。

6. 可视化

随着数据体量及复杂性的增加,在利用医学大数据进行研究、交流及指导临床实践时,基于高密度数据的分析结果,越来越需要利用可视化来清晰地展示复杂的生物信息。在生物医学领域,可视化已经在基因组学、表观基因组学、转录组学、蛋白组学、宏基因组学,以及增强现实辅助手术中有了大量应用。通过数据及分析结果的可视化,促进研究者对原始数据及研究的综合探索和整合,帮助理解复杂的生物系统。

1.2.3 医学大数据的应用

医学大数据在健康、医学和临床研究中应用广泛,主要面向慢病管理、医院管理决策辅助、健康管理、保险、医药研发、智慧养老、药企市场营销和基因大数据八大领域,如传染性疾病和慢性疫病的监测就是医学大数据技术应用最成功的场景之一。BigData@heart (https://www.bigdata-heart.eu/)就是医学大数据在心血管领域应用的一个典型例子。BigData@heart 于 2017 年 3 月创立,是由欧盟 19 个财团协同支持的一项医学创新项目。它由学术团体、患者组织、制药企业以及教育机构共同组成,目标是发展大数据驱动的医学转化研究平台,利用真实世界产生的证据来驱动药物研发及个体化医疗。该项目容纳了 2 500 万欧洲个体的生物医学和组学数据,并与多个欧洲大型医学数据库(包括 EHR、临床注册数据和大型流行病学队列数据等)连接。医学大数据研究结果将用于规范疾病定义,降低临床试验花费与风险,开发疾病预测模型,优化临床决策,协助药物研发,开展个性化医疗,更新临床指南,最终提高全体人群的健康水平等方面,如图 1.5 所示。

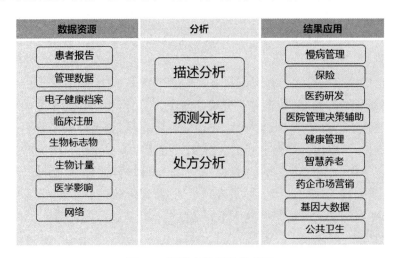

图 1.5 医学大数据及其应用

1. 医学大数据应用的三个阶段

大数据在医学领域的应用也分为三个阶段:描述分析、预测分析和处方分析。描述分析是基础,预测分析是核心,处方分析是大数据应用的未来。例如健康管理,描述分析是指借助物联网、智能医疗器械、智能穿戴设备,实时收集居民的体征数据、心理数据、运动数据、营养数据,甚至基因大数据;预测分析指通过分析计算,预测人的健康状况或可能出现的亚健康问题;处方分析则通过判断现状,明确给出健康管理的意见或注意事项。在不断产生的新数据基础上,持续预测,利用处方分析(如机器学习和人工智能技术等),选择最健康生活方式预防疾病,实现健康管理。

1)描述分析

描述分析回答的问题是已经发生了什么,是将医学大数据转化为支持临床决策的首要步骤,同时也是医学大数据最基本的应用模式。例如在医院管理决策辅助应用中,管理者利用对数据的描绘,能了解某地区某月门诊就诊量、出院病例 30 天再入院情况、新诊断糖尿病人数等。这些信息可以帮助管理者制定相应政策,合理安排卫生资源,开展群体健康管理。

2)预测分析

预测分析回答的是将来可能发生什么,这是目前医疗卫生领域的热门话题。2009 年初,*Nature* 发表利用 Google 搜索数据预测流感流行的研究,这项研究是目前大数据应用于医学领域被引用最多的一个例子。网络搜索数据反映了人群的医学信息获取行为。Google 模型相比疾病预防控制中心基于病例登记的流感监测系统,其预测速度更快,结果更准。随后更多利用数据挖掘整合不同类型数据进行疾病风险预测的研究相继报道。如 2017 年,研究者综合利用患者 25 项临床生理指标和冠状动脉 CT 血管成像(coronary computed tomographic angiography, CCTA)44 个参数,利用机器学习的方法构建冠心患者 5 年总死亡率预测模型,预测结果较传统方法更为准确。利用医学大数据建立疾病预测模型,准确识别高风险或高花费个体,快速实施有效干预,将大幅提高医疗效率,改善患者结局。

3)处方分析

处方分析是基于目前状况和未来可能情形进行建议和关键决策,是医学大数据应用的理想模式。假设某医院暴发院内感染,大数据处方分析不仅能够识别可能受感染的患者,而且还能自动筛选可能导致感染传播的护士,同时更新该院消毒管理体系,避免类似情况再度发生。处方分析在预测未来可能性的前提下更进一步,提供了后期行动的最优选择。这是开展智能医疗服务,最终实现医学大数据与医疗决策融合的终极模式。处方分析是大数据在医疗卫生领域应用的未来,实现这一应用的前提是各类数据无缝连接和有效分析。基于处方分析,医学大数据应用的广度与深度接近无限延伸,应用前景广阔。

2. 医学大数据的应用领域

医学大数据可以提高医疗质量与结局,贯穿医疗实践始终。目前医学大数据的应用领域主要包括以下 9 个方面。

1)慢病管理

慢病的管理行为通常在院外发生,通过智能终端、数据管理系统、移动医疗设备和医疗健康应用软件,实现多项检测数据的网络接入,同时对患者的行为习惯、用药记录进行智能的监护和跟踪。通过数据监控,可以了解患者当前的体征状况,是否遵医嘱按时吃药。慢病管理类型的医疗大数据企业,其数据可能来自临床医疗机构,也可能来自患者所使用的智能设备。根据患者的当前体征数据、行为数据,结合慢病大数据,为患者提供定制化用药及治疗方案。通过对慢病患者进行院外管理,可以延长他们的生命,减少并发症。

2)保险

保险机构非常依赖医疗大数据,通过大量的疾病发病率、治疗效果、费用等数据的帮助,才能规划合适的保险产品,降低保险公司成本。特别是最近热门的健康险,更需要依托医疗大数据和智能化的管理系统,将保险机构、医院、药房的数据进行整合,对目标人群进行精细管理,有效控制医保费用。

3）医药研发

通过医疗、医药大数据,利用人工智能深度学习能力的算法系统,对研发药物中各种不同的化合物以及化学物质进行分析,预测药品研发过程中的安全性、有效性、不良反应等,可以有效地降低药品研发成本,缩短研发周期,降低药品价格。常见医药数据库包含临床数据、药物疾病信息、临床医学实验数据、研发情报、医药专利信息、市场销售数据等类别。

4）医院管理决策辅助

顾名思义,"医院管理"是指以医院为对象的管理科学,它根据医院工作的客观规律,运用现代的管理理论和方法,对人、财、物、信息、时间等资源,进行计划、组织、协调、控制,充分利用医院的现有资源,实现医疗效用最大化。通过对医院的临床数据、运营数据、物资数据进行挖掘,解决医院管理中的各种问题,提高设备的使用效率,降低医院运营成本。医院管理运营中,已经较早通过数据分析实现了商务智能(bussiness intelligence,BI)。医疗信息化系统中,BI已经是一个非常重要的部分,将医院信息化系统中的多源数据抽取、清洗后关联整合,建立医疗BI决策系统。通过数据分析,实现人资、成本、绩效、医保、药事、门诊、住院、手术等多项管理,实时监控医院的运营状态,并可为医院的发展方向和运营做出决策提供支持的依据。医疗大数据在医院管理应用上主要有两个方向,分别是优化医疗资源配置和弥补医院管理漏洞。第一种是优化医疗资源配置:人工智能根据医院的情况,做出实时的工作安排,其目的在于优化医院的服务流程,最大限度利用好现有的医疗资源。第二种是弥补医院管理漏洞:通过大数据分析总结医院存在的问题,并给出解决方案,降低医院成本,提高医院的营收。

5）健康管理

之前所描述的医疗大数据应用大多与疾病相关,是对患者的疾病体征、治疗方案等进行搜集的数据。而健康大数据还关注健康人的体检数据、心理数据、运动数据、营养数据以及基因大数据。通过数据的分析实现对健康人的管理,让人不生病、少生病,是医疗大数据应用的终极方向。借助物联网、智能医疗器械、智能穿戴设备,实时收集居民的健康大数据,通过对体征数据的监控,实现健康管理。

6）智慧养老

智慧养老和慢病管理领域是相结合的,不过智慧养老也关注健康的老年人。养老领域的企业在大数据方面的应用仍比较粗浅,大部分企业是通过智能穿戴设备或者其他传感器收集老年人的体征数据、状态,然后通过数据评估和监管老年人的身体状况。

7）药企市场营销

通过对医疗大数据、医药大数据进行深度挖掘,可以从产业纵向及横向整合医院、药品生产、批发、零售全产业链资源,为医药行业提供集药品分销、零售品牌连锁、运营指导、医保对接等全方位的数字化市场营销方案。

8）基因大数据

基因测序技术的发展让基因测序成本迅速降低，数据也得到大量积累。海量的基因数据让医学界了解了相当多人类的祖源、个体特征、罹患疾病的可能性、基因缺陷、病变基因等知识。人类对基因数据的研究虽然还只是沧海一粟，但也已经在疾病筛查、疾病诊断、精准治疗等方面开始展现出实力。在基因检测行业中，上游是测序仪器、耗材的研发和生产商，被美国 Illumina 等公司所垄断，中游是提供测序服务和基因分析的公司，下游是为用户解读测序数据报告输出的公司。大多数基因数据被保留在提供测序服务和解读数据服务的公司中。基因公司更像是一家数据公司，而不是医疗企业，是通过数据的分析和比对提供报告。

9）公共卫生

医学大数据可以帮助理解健康相关行为，加速由知识到行为的转化，应用于公共卫生。例如在传染病领域，美国 CDC 创建的埃博拉反应模型（Ebola response modeling tool），通过预测采用不同应急干预措施的结果，帮助公共卫生管理部门制定疾病控制策略，影响全球对埃博拉疫情的响应。在慢性病领域，有研究者通过比较不同传统香烟替代产品的网络搜索频率，估计电子香烟在吸烟人群中受欢迎的程度，了解大众的吸烟相关行为习惯。另有研究者通过比较空气质量与医院就诊数据评估空气污染对人群健康的影响。另外，将医学大数据和大众媒体数据进行有效整合，可以更有效地传递公共卫生信息（如吸烟或锻炼等信息）。未来，健康记录会跟随个体终身，除传统健康相关信息（如疾病史、家族史等）外，还包括其他来源的个人数据（如教育、收入、居住环境、饮食习惯、锻炼情况、娱乐形式等）。届时，大数据将提供以个人为中心的健康社会决定模型平台。基于个人的社交群体范畴，能更有效地针对目标人群，开展各种公共卫生干预（如控制体重、健康饮食等）。

1.2.4　医学大数据面临的挑战

医学大数据有巨大的应用前景，但大数据在医学领域的应用仍处于起步阶段。如何构建稳定的数据生态系统，如何考虑研究中的伦理问题，如何促进研究组间的广泛合作，如何对医学大数据研究进行充分评价，都是医学大数据应用中所面临的问题。只有解决了这些问题，才能实现在医学领域对大数据的充分挖掘和利用。

1. 数据的标准化与共享

目前医学领域各类大数据散落分布在各类机构中，比如医院、保险公司、制药企业、政府部门等系统，由于他们使用的商业化医院信息系统不同，数据结构和标准有所差异，而且不同医疗系统通常也不需要交换数据，这就造成了医疗数据孤岛现象严重，数据共享困难重重。基于这样的医疗环境，目前研究者只能使用现有数据进行研究，而无法与其他数据整合后进行研究，因此使得医疗数据的利用率普遍不高，大大限制了医学大数据的研究效能。发展医学大数据，需要政府加大基础网络设施的建设，并且鼓励各医疗机构建立医学大数据的相关技术体系，建立完善的统一标准的医学术语系统，畅通资源共享渠道，进而利用数据间的共同特征，将不同来源的数据进行连接。

2. 保障数据安全可控

医学大数据还有个特点,就是如何保护隐私的问题。医学大数据与个人隐私密切相关,在医学大数据的应用和发展过程中,数据安全一直是关注的焦点,即使十分谨慎,患者隐私数据泄露的风险仍然存在,去个人标识成为医学大数据研究的一个必然选择。目前,已有多家医药企业成立了临床研究数据协作组,共享去个人标识的临床研究数据。即使共享去个人标识数据,也需要国家在法律法规层面明确相关立法,保障医学大数据的合理合法使用,使得大数据在应用的过程中权责明晰,不让数据利益相关人的权利受到损害。在医学大数据的使用中,要明确相关的程序和监管责任,明确各环节的管理义务。

3. 缺乏高素质水平的专业人才队伍

目前我国医疗卫生信息化水平与国外发达国家存在较大的差距,其中最主要的原因是缺乏高素质水平的专业人才队伍。我国在医学大数据的应用上还在初始阶段,整个医疗领域缺乏医疗业务水平强、现代技术过硬的复合型人才。

4. 医学大数据应用需求尚未充分挖掘

医学大数据的挖掘分析,需要有需求的引导,目前医学大数据应用的需求还未充分展现出来,如在卫生管理和卫生决策中的应用仍未充分发掘。在政府层面,需要制定配套制度并完善相关法律,由政府主导梳理和建立健康医疗数据目录,并对大数据进行分级、分类、分地域和分专业编制,将横向大数据和关于个人的纵向大数据整合,并进行针对居民的个性化医疗服务,以及针对医疗研究的横向大数据的应用,不断拓宽医学大数据的应用范围。

1.3 医学大数据分析的环境配置

使用 Python 语言进行大数据分析,需要配置 Python 集成开发环境,安装与数据分析相关的第三方库。

1.3.1 集成开发环境

使用 Python 进行编程开发,需要配置 Python 编程环境,假设已经安装好 Python 环境并配置好了环境变量。本书使用 Anaconda 环境进行开发,下面介绍配置 Anaconda 集成开发环境。

Anaconda 是一个 Python 的发行版,包括了 Python 和很多常见的软件库,还有一个包管理器 conda,支持 Windows、Linux、MacOS 等操作系统。安装了 Anaconda,就相当于安装了 Python、conda,同时也安装了 NumPy、SciPy、Pandas 等 180 多个科学包及其依赖项,极大地简化了 Python 集成开发环境的配置。

如图 1.6 所示,在 Anaconda 官网获取并下载相应版本的安装程序。然后根据安装提示安装该应用程序。

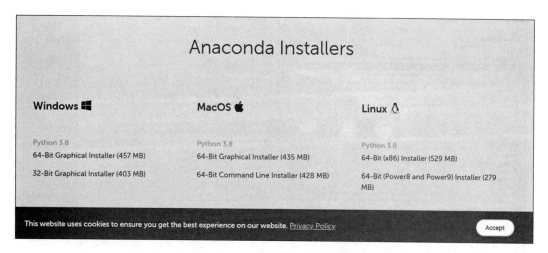

图 1.6　Anaconda 下载页面

　　接下来配置 conda 环境变量,右击桌面上的计算机图标,选择属性,打开控制面板页面,如图 1.7 所示。

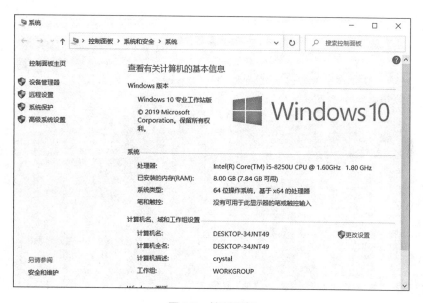

图 1.7　控制面板

　　在此页面选择高级系统设置,打开系统属性页面,在高级选项卡中单击环境变量,进入环境变量页面,如图 1.8(a)所示。单击用户变量中的 Path 变量,进入编辑环境变量页面,如图 1.8(b)所示,把 Anaconda 的安装路径、Script 路径以及 Library\bin 路径添加到环境变量中。

　　Anaconda 安装完成以后,在开始菜单单击 Anaconda Navigator,打开 Anaconda,若 Anaconda Navidator 启动成功,则说明 Anaconda 安装成功。

　　接下来,测试 conda 环境是否已经安装完成,打开命令提示符,输入 conda,如图 1.9 所示。

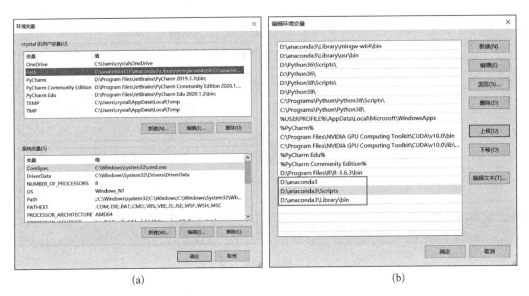

(a)   (b)

图 1.8   编辑环境变量

(a) 进入环境变量界面；(b) 编辑环境变量界面

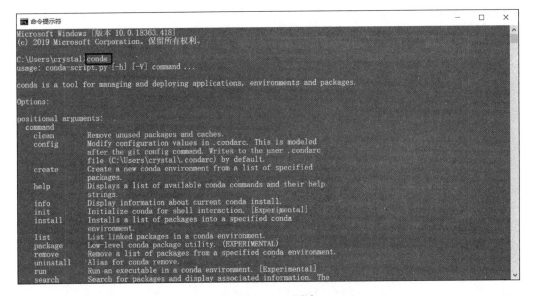

图 1.9   conda 测试

Anaconda 安装完成以后，就可以使用它自带的 Jupyter Notebook 来进行交互式应用程序的开发。单击开始菜单启动 Anaconda 下的 Jupyter Notebook 选项，浏览器会自动启动，默认地址是 http://localhoat:8888/tree，并出现如图 1.10 所示的页面。

随后单击右上角的 New 按钮，新建一个程序文件，输入一行代码 print("Hello World!") 运行结果如图 1.11 所示。可以看到，Jupyter Notebook 的运行结果是即时显式的，即编辑完代码以后，就可以立刻运行，查看结果。从交互层面来看，Jupyter Notebook 的交互能力远远强于 PyCharm。

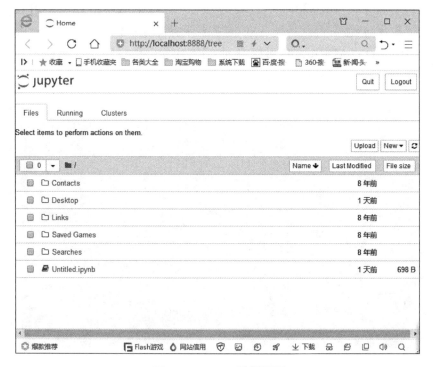

图 1.10　Jupyter 编辑页面

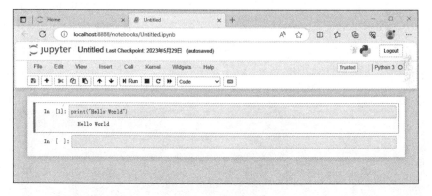

图 1.11　运行结果

1.3.2　创建 Python 虚拟环境

由于 Python 可以应用于人工智能、科学计算、数据分析、图形图像计算、云计算等多个领域,但是每个领域使用的第三方库不尽相同,也就是说开发相应程序使用的 Python 环境不同。例如,在同一个本地环境上,需要开发两个应用程序,其中一个程序开发需要使用的 Python 版本是 2.7,另一个程序需要使用的 Python 版本是 3.5,为了避免版本不同给项目开发带来的不便,需要创建 Python 虚拟环境。

Python 虚拟环境可以把不同的项目独立开来,项目之间互不干扰,提供相对简洁、独立的开发环境,解决 Python 版本问题或者是第三方库的版本问题。使用 conda 创建 Python 虚拟环境,需要先查看当前存在的虚拟环境,使用命令 conda info-e 或者 conda env list(见图 1.12)。从图 1.12 中可以看到,当前计算机有两个 Python 环境:base 基础环境和后来创建的 learn 环境。

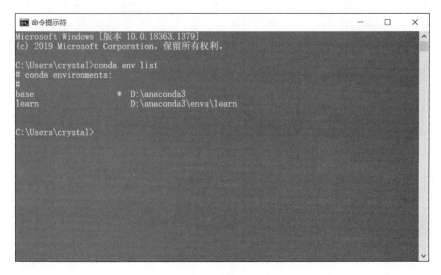

图 1.12   查看虚拟环境

随后我们创建一个虚拟环境用来学习 NumPy 包,命名为 learn-np,在命令行输入 conda create -n learn-np python=3.7,从该命令可以看出,在创建虚拟环境的同时,可以同时指定 Python 的版本以及安装一些基础包。如图 1.13 所示。该虚拟环境的安装文件可以在 Anconda 的安装目录下的 envs 文件夹中找到。

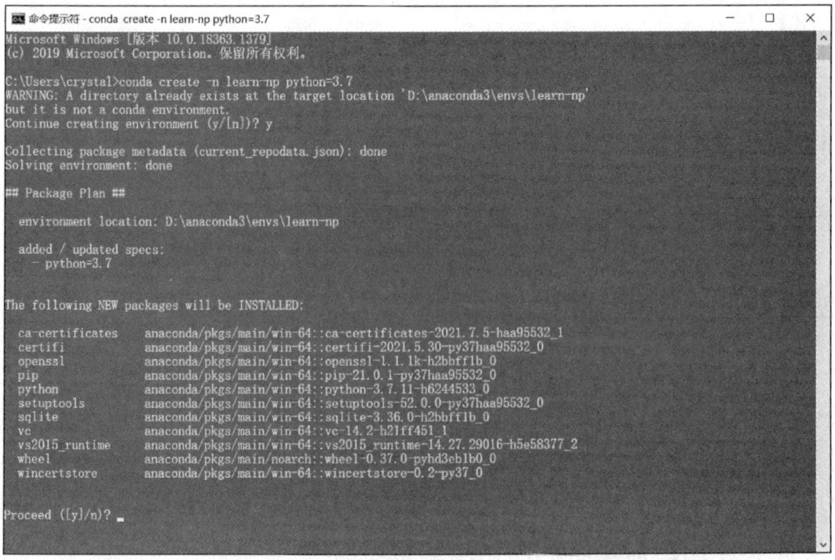

图 1.13   安装虚拟环境

　　虚拟环境安装好后需要激活,激活虚拟环境使用的命令是 conda activate learn-np,如图 1.14 所示,此时使用的是刚才创建好的虚拟环境 learn-np,可以使用 pip 命令安装第三方库。虚拟环境的关闭比较简单,只需要使用命令 conda deactivate 命令即可。

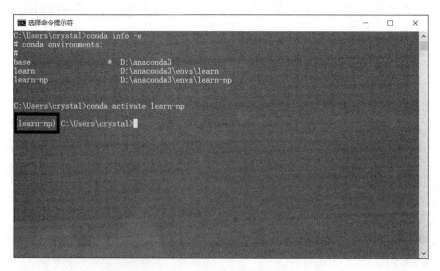

图 1.14　激活虚拟环境

　　创建好的虚拟环境默认情况下在 Jupyter Notebook 中是不存在的,想要使用自建的虚拟环境创建项目,需要把这个新建的虚拟环境加载到 Jupyter Notebook 中,首先使用 conda activate learn-np 命令激活目标虚拟环境,然后为该环境添加 kernel,使用 pip install ipykernel 添加内核,安装完成后,使用语句 python-m ipykernel install--name=learn-np,将该环境加入内核中,输出 Installed kernelspec learn-np in C:\ProgramData\jupyter\kernels\learn-np 语句表示成功,打开 Jupyter Notebook,如图 1.15 所示,单击右上方的 new 按钮,会出现自建的 learn-np 虚拟环境。

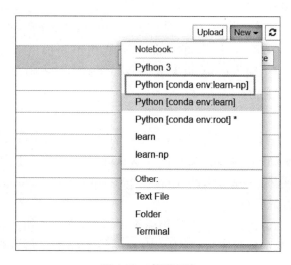

图 1.15　虚拟环境

1.3.3　第三方库的安装

Python 之所以发展得如此迅猛，这与它丰富的资源是分不开的，大量的适用于各个领域的第三方库的出现，使它的功能逐渐丰富，应用也越来越全面。下面以 NumPy 的安装为例进行介绍。

1. 在线安装

通过 Windows+R 组合键，输入 cmd，打开命令提示符，输入 pip install numpy，如图 1.16所示。

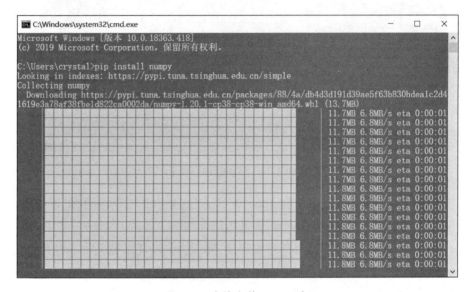

图 1.16　在线安装 NumPy 包

这种方式是通过 Python 自带的 pip 工具安装的。如果计算机上已经安装了 Anaconda，也可以使用 conda 安装第三方库，首先通过开始菜单打开 Anaconda 文件夹下的 Anaconda Prompt 选项，输入 conda list 命令，则会显示 anaconda 已经安装好的库，如图 1.17 所示。

在 conda 环境下，安装第三方库的命令和在 Python 环境下是一样的，只是需要在 Anaconda Prompt 窗口下输入语句，以安装 keras 库为例，输入命令 pip install keras，如图 1.18 所示，即可安装成功。

2. 离线安装

离线安装需要先下载好 NumPy 的安装包，Python 语言的第三方库的安装包是一个后缀名为 whl 的压缩文件，NumPy 安装包可以通过 Python 官方模块网站 PyPi 进行下载，如图 1.19 所示。选择 numpy-1.20.1-cp38-cp38-win_amd64.whl 这个版本下载，并放到本地磁盘上，假设存放到桌面上。

接下来安装这个 NumPy 包，首先使用命令提示符，将路径切换到 numpy 存放的目录，即计算机桌面上，然后执行语句 pip install numpy-1.20.1-cp38-cp38-win_amd64.whl，完成 numpy 包的离线安装。如图 1.20 所示。

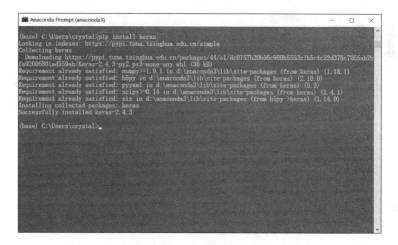

图 1.17　conda list 命令显示已安装库

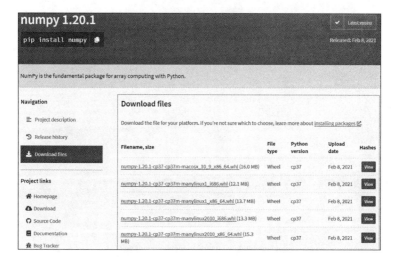

图 1.18　安装 keras 库

图 1.19　NumPy 安装包下载页面

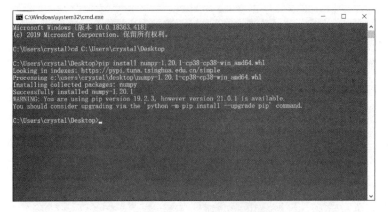

图 1.20　NumPy 包离线安装

 本章小结

　　本章主要介绍了大数据的概念,并且着重介绍医学大数据及其研究的特点,以及潜在的应用价值,并讨论医学大数据在实际应用中面临的挑战。本书使用 Python 环境进行数据分析,重点讲述如何安装 Python 开发环境以及 Python 的使用。

实训 1　Jupyter Notebook　　　习题 1
　　　　工具的使用

第 2 章　Python 数据处理基础

学习目标

(1) 掌握 Python 语言的基础语法。
(2) 描述流程控制结构并使用流程控制语句编写程序。
(3) 辨别函数的概念并运用函数编写程序。

思政目标

Python 语言的基础语法是程序员必须遵守的规则，编写 Python 程序需要严格遵守它的语法规则。所谓"无规矩不成方圆"，引导学生培养"规则意识"。

学习编程语言，需要掌握最基本的数据结构、语法要素，本章主要介绍编写 Python 程序的一些基础知识，为后续章节的学习提供知识储备。

2.1　数据类型

Python 语言提供的数据类型有基本数据类型，包括数字、字符串。此外，还有内置数据类型，包括元组与列表、字典与集合。Python 丰富的数据类型代表可以定义不同类型的变量，数据类型越丰富，定义变量的类型就越全面，从而对数据的处理能力也就越强。

2.1.1　基本数据类型

1. 数字
Python 中的数字类型主要有 int(整型)、float(浮点型)、bool(布尔型)、complex(复数)，数字在 Python 中属于不可变类型。

2. 字符串
在 Python 中用引号引起来的内容就是字符串，字符串是最常用到的一种数据类型。其中单引号和双引号没有区别，都是表示一个字符串。但是如果需要跨行表示一个字符串，需要用三单引号或三双引号。

在 Python 语言中,提供了多种操作来处理字符串,使得对字符串的处理变得简洁方便。例如,有字符串 s1="人生苦短,",字符串 s2="我学 Python!"。代码如下所示:

In:	s1="人生苦短," s2="我学 Python!" s1[0]	
Out:	'人'	
In:	s3=s1+s2　　　　　　　　#字符串拼接 print(s3)	
Out:	'人生苦短,我学 Python!'	
In:	len(s2)　　　　　　　　#len()求字符串长度	
Out:	9	

思考:如何快速逆序获取字符串?

除以上操作外,Python 还提供了可供用户直接调用的字符串处理方法,常见的字符串处理方法如表 2.1 所示。

表 2.1　字符串处理方法

函　　数	描　　　　　述
index()	查找一个字符串在另一个字符串中出现的位置
find()	查找指定字符在字符串中的位置
count()	计算一个字符串在另一个字符串中出现的次数
strip()	删除字符串两边的空白
split()	以指定字符分割字符串
partition()	以指定字符分割字符串,返回一个三元组
join()	以指定字符链接字符串
replace()	以指定的字符或字符串替换指定的字符或字符串
capitalize()	字符串首字母大写
upper()	字符串字母全部改为大写
lower()	字符串字母全部改为小写
swapcase()	字符串中大小写互换
startswith()	判断字符串是否以指定字符开头,结果返回 True 或 False

续　表

函　　数	描　　　　　述
endswith()	判断字符串是否以指定字符结尾,结果返回 True 或 False
isdigit()	判断字符串是否全部由数字组成,若全部是数字,返回 True,否则返回 False
isalpha()	判断字符串是否全部由字母组成,若全部是字母,返回 True,否则返回 False
isalnum()	判断字符串是否全部由字母或数字组成,若只包含字母或数字,返回 True,否则返回 False

2.1.2　列表与元组

1. 列表

列表是用来存储一组数据的一种数据结构,用"[]"来创建一个列表,列表中的元素可以是数字、字符串,也可以是另一个列表。

列表中的数据是有序排列的,可以通过元素在列表中的排列位置(即索引)来访问列表中的元素。注意,列表的索引是从 0 开始的。示例代码如下:

In:	weeks = ["Sun","Mon","Tues","Wed","Thur","Fri","Sat"] weeks[0]
Out:	'Sun'
In:	weeks[1:3]　　　　#列表切片
Out:	['Mon', 'Tues']
In:	weeks[-1]　　　　#反向索引,最后一个元素的位置是-1
Out:	'Sat'
In:	weeks[-4:-1]　　　#反向索引,最后一个元素的位置是-1,不包括-1 位置上的元素
Out:	['Wed', 'Thur', 'Fri']

列表对 + 和 * 的操作符与字符串相似。+ 号用于组合列表,* 号用于重复列表,如表 2.2 所示。

表 2.2　列表操作

表　达　式	结　　果	描　　述
len([1,2,3])	3	求列表长度
[1,2,3]+[4,5,6]	[1,2,3,4,5,6]	列表拼接

续　表

表　达　式	结　　果	描　　述
[Hi] * 4	[Hi, Hi, Hi, Hi]	列表重复
3 in [1,2,3]	True	判断元素是否在列表中
for x in [1,2,3]: print x	1,2,3	列表迭代

除此之外,还可以对列表元素进行更新,增加和删除列表元素、列表反转、列表排序等操作,具体如表 2.3 所示。

表 2.3　列表操作方法

方　　法	描　　述
append()	在列表末尾添加新的对象
count()	统计某个元素在列表中出现的次数
extend()	将列表元素添加到当前列表的末尾
index()	返回具有指定值的第一个元素的索引
insert()	在指定位置添加元素
pop()	删除指定位置的元素
remove()	删除具有指定值的项目
reverse()	颠倒列表的顺序
sort()	对列表进行排序

【例 2.1】　有一组心脏跳动频率的数据:65,64,65,64,58,55,57,58,60,68,68,66,62,63,61,61,当频率小于 60 时,称为心动过缓,计算小于 60 的个数。示例代码如下:

| In: | ```hr = [65,64,65,64,58,57,58,60,68,68,66,62,63,61,61,55]
count = 0
for i in hr: #使用循环遍历列表,依次获取列表中的元素
    if i<60:
        count+=1
print("频率小于 60 的人数:",count)``` |
|---|---|
| Out: | 频率小于 60 的人数:4 |

2. 元组

元组是与列表相似的一种数据结构,也是由一组数据组成,不同的是列表中元素的值

是可以改变的，但元组中元素的值是不能改变的；列表使用方括号"[]"创建，而元组使用一对圆括号"()"创建。代码如下：

In：	tuple1 = (1,2,3,"a","b") tuple1
Out：	(1,2,3,'a','b')

由于元组中的数据不能修改，所以元组中的元素不能更新、增加和删除，但可以使用del 删除整个元组。代码如下：

In：	del tuple1

元组的访问也与列表类似，通过索引访问元组中的元素；同样，元组的切片与列表的切片类似。元组中的元素虽然不能修改，但是元组同样可以使用"+"拼接元组，与列表元素拼接相似。

由于元组中的元素不能改变，所以对元组的操作受到了很多的限制，Python 提供了list()方法把元组转换成列表。代码如下：

In：	tup1 = ("apple","orange","banana","grape","mango","pear") list1 = list(tup1) type(list1)
Out：	list

思考： 在 Python 语言中，元组能完成的操作，列表都能完成，设计元组这种数据结构是否多此一举？

2.1.3　字典与集合

1. 字典

字典是 Python 中非常重要的一种数据结构，它是由若干组键值对（key，value）组成的数据，语法格式如下：

dic = {key1：value1，key2：value2，key3：value3，…，keyn：valuen}

例如：

In：	dic = {"班级"："20 金融 1 班"，"学号"："2020001"，"姓名"："小明"} dic
Out：	{'班级'：'20 金融 1 班'，'学号'：'2020001'，'姓名'：'小明'}

1) 访问字段元素

由于字典中的元素是无序的,所以不能通过索引访问,字典元素是通过字典的键来访问的。代码如下:

In:	`dic = {"班级":"20金融1班","学号":"2020001","姓名":"小明"}` `dic["班级"]`
Out:	`'20金融1班'`

2) 字典元素的更新、添加与删除

字典元素的更新是通过修改键所对应的值来完成;给字典添加新的元素就是新增一对键值对,通过赋值语句完成键值对的映射。代码如下:

In:	`dic = {"班级":"20金融1班","学号":"2020001","姓名":"小明"}`
	`dic["班级"]="20金融2班"`　　　　　　　♯把金融1班改成金融2班
	`dic`

Out:	`{'班级':'20金融2班','学号':'2020001','姓名':'小明'}`
In:	`dic["数学"] = 90`　　　　　　　　　　♯增加字典元素 `dic`
Out:	`{'班级':'20金融2班','学号':'2020001','姓名':'小明','数学':90}`

In:	`♯使用del删除字典中的键值对`
	`del dic["数学"]`　　　　　　　　　♯del删除一个键值对
	`dic`

Out:	`{'班级':'20金融2班','学号':'2020001','姓名':'小明'}`

除了del删除字典条目以外,还可以使用pop()删除字典中的键值对,pop()函数在删除指定的键的同时会返回该键对应的值。代码如下:

In:	`dic = {"班级":"20金融1班","学号":"2020001","姓名":"小明"}`
	`dic1 = dic.pop("学号")`
	`dic1`

Out:	`'2020001'`
In:	`dic`
Out:	`{'班级':'20金融1班','姓名':'小明'}`

In:	`dic = {'班级':'20金融2班','学号':'2020001','姓名':'小明'}`
	`dic.clear()`　　　　　　　　　　　♯清空字典
	`dic`

Out：	{}
In：	♯删除字典对象,如果再输出 dic 这个字典,就会报错。 del dic dic
Out：	NameError　　　　　　　　　　　　　　　　Traceback (most recent call last) <ipython—input—179—6fa43fe19ec3> in <module> 　　　　1 ♯删除字典对象,如果再输出 dic 这个字典,就会报错。 　　　　2 del dic ————> 3 dic NameError：name 'dic' is not defined

3）查找字典元素

成员运算符 in 可以用来查找字典中指定的键是否存在,并返回一个逻辑值。若查找的键存在,返回 True,否则返回 False。代码如下:

In：	dic = {"班级":"20 金融 1 班","学号":"2020001","姓名":"小明"} "姓名" in dic
Out：	True

成员运算符只可以判断字典中某一个键是否存在,并获取该键对应的值,除了前边介绍的直接访问字典的键之外,还可以使用 get()函数。代码如下:

In：	dic.get('姓名')
Out：	'小明'

4）字典的遍历

访问字典中所有的元素,需要对字典整体进行操作,字典的遍历包括遍历 key、遍历 value 和遍历键值对。

以字典 dic = {"班级":"20 金融 1 班","学号":"2020001","姓名":"小明"}为例,字典的遍历如表 2.4 所示。

表 2.4　字典的遍历

遍历方式	实　例	结　果
遍历键	for keys in dic.keys()： 　　print(keys)	班级 学号 姓名

续 表

遍历方式	实 例	结 果
遍历值	for values in dic.values()： 　　print(values)	20 金融 1 班 2020001 小明
遍历键值对	for k,v in dic.items()： 　　print("{}:{}".format(k,v))	班级：20 金融 1 班 学号：2020001 姓名：小明

【例 2.2】 某段时间内部分国家新冠肺炎的确诊数量和治愈数量的数目如表 2.5 所示，请根据确诊数量和治愈数量计算治愈率，治愈率＝治愈数量/确诊数量。

表 2.5 新冠肺炎确诊治愈表

国 家	确 诊 数 量	治 愈 数 量
美国	3 499 771	1 075 882
巴西	1 966 748	1 255 564
印度	1 696 887 655	612 815
英国	292 552	539
俄罗斯	752 797	531 692
孟加拉国	196 323	106 963
秘鲁	337 724	242 474
墨西哥	317 635	199 129
西班牙	257 494	150 376
巴基斯坦	257 911	178 737

分析表中的数据发现，表中的每一行是一个国家的数据，而第 2、第 3 列对应着每个国家的不同属性，所以，使用包含字典的存储数据。代码如下：

```
In:    citys = {"美国":{"确诊数量":3499771,"治愈数量":1075882},
            "巴西":{"确诊数量":1966748,"治愈数量":1255564},
            "印度":{"确诊数量":1696887655,"治愈数量":612815},
            "英国":{"确诊数量":292552,"治愈数量":539},
            "俄罗斯":{"确诊数量":752797,"治愈数量":531692},
            "孟加拉国":{"确诊数量":196323,"治愈数量":106963},
```

```
            "秘鲁":{"确诊数量":337724,"治愈数量":242474},
            "墨西哥":{"确诊数量":317635,"治愈数量":199129},
            "西班牙":{"确诊数量":257494,"治愈数量":150376},
            "巴基斯坦":{"确诊数量":257911,"治愈数量":178737},
        }
citys1 = {}                              #citys1 字典存放治愈率
for city,num in citys.items():
    listnum = []                         #列表存放每个国家的确诊数量和治愈数量
    for conform,cure in num.items():
        listnum.append(cure)
    curerate = listnum[1]/listnum[0] * 1.0 * 100
    curerate = "{:.2f}%".format(curerate)
    citys1[city]=curerate
print(citys1)
```

| Out: | {'美国': '30.74%', '巴西': '63.84%', '印度': '0.04%', '英国': '0.18%', '俄罗斯': '70.63%', '孟加拉国': '54.48%', '秘鲁': '71.80%', '墨西哥': '62.69%', '西班牙': '58.40%', '巴基斯坦': '69.30%'} |

2. 集合

集合是 Python 的另外一种数据结构,它由一组无序且不重复的元素组成。同时,集合中的元素必须是不可变类型数据。集合是由一对"{}"创建的。

In:	```set1 = {1,2,3,4,5}``` ```set1```
Out:	{1,2,3,4,5}
In:	```set2 = {2,3,4,5,5,3}``` ```set2```
Out:	{2,3,4,5}

集合 set2 创建时包含了重复的元素,但是集合 set2 在创建完成后会自动去重,所以,集合 set2 只保留了不重复的元素。

集合元素的添加、删除操作如表 2.6 所示。

表 2.6　集合操作方法

操　作	描　　　述	实　例
add()	向集合中添加元素	set1.add(6)
remove()	将指定元素从集合中删除,如果要删除的数据不存在,会报错	set1.remove(3)

操　作	描　　　　述	实　例
pop()	从集合中随机删除一个元素并返回,不带参数	set1.pop()
discard()	将指定元素从集合中删除,如果要删除的数据不存在,不会报错	set1.discard(5)
clear()	清空集合元素	set1.clear()

2.2　流程控制

前边讲到的程序都是顺序执行的,也就是按照语句的顺序依次向下执行,但是在实际问题中,需要对程序中语句的执行顺序进行控制,这就是程序的流程控制。程序的流程控制结构有三种:顺序结构、选择结构和循环结构。本章重点学习选择结构和循环结构。

2.2.1　选择结构

选择结构包括单分支选择结构、双分支选择结构和多分支选择结构,如表 2.7 所示。

表 2.7　选择结构的形式和功能

选择结构的类型	语法格式	功　　　能
单分支选择结构	if 条件表达式: 　语句块	先计算条件表达式的值,如果条件表达式的值为 True,则执行语句块;如果条件表达式的值为 False,则不执行语句块,继续执行后边的语句

双分支选择结构	if 条件表达式:
	　语句块 1
	else:
	　语句块 2
		先计算条件表达式的值,如果条件表达式的值为 True,则执行语句块 1;如果条件表达式的值为 False,则执行语句块 2

多分支选择结构	if 条件表达式:
	　语句块 1
	elif:
	　语句块 2
	……
	elif:
	　语句块 n
	else:
	　语句块 n+1
		先计算条件表达式的值,如果条件表达式 1 的值为 True,则执行语句块 1;如果条件表达式的值为 False,则继续判断条件表达式 2,如果条件表达式 2 的值为 True,则执行语句块 2,也就是说,哪一个条件表达式的值为 True 时,就执行该条件表达式后的语句块,若所有条件表达式的值都为 False,则执行最后的语句块 n+1

2.2.2 循环结构

循环结构是重复执行一段代码的结构,循环目的是把大量重复的操作封装成一段代码块,简化程序结构,减少不必要的重复工作,提高效率。常见的有 for 循环和 while 循环,如表 2.8 所示。

表 2.8 循环结构的形式和功能

循环结构类型	语法格式	功　　能
for 循环结构	for 变量 in 序列: 　循环语句	先判断变量是否是序列中的元素,如果结果为 True,则执行循环语句,进入下一次循环,继续判断变量是否是序列中的元素;如果结果为 False,则退出循环
while 循环结构	while 表达式: 　循环语句	先计算表达式的值,如果结果为 True,则执行循环语句,进入下一次循环,继续判断表达式的值;如果表达式的值为 False,则退出循环

为了对循环的控制更加灵活、方便,在有些情况下,需要在循环中插入 break 和 continue 语句来结束循环。

(1) break 语法格式如下:

break

功能:退出循环体语句,转到循环体语句后面的语句继续执行。如果有多层循环,只退出一层,即只退出包含它的循环体。

(2) continue 语句的语法格式如下:

continue

功能:退出本次循环,跳过当前循环剩余的语句,转到下一次循环的起始位置开始执行。

有时为了实现程序功能,break 和 continue 可以结合使用。

【例 2.3】 输入 0～100 之间的一个整数,用户进行猜谜,并且只有三次机会。若猜中,则输出"恭喜你,猜对了!!!"若猜的数字比输入的数字大,输出"猜大了",否则输出"猜小了"。代码如下:

```
In:    import random
       a = random.randint(0,101)          ♯使用 random()函数随机生成一个整数
       count = 3
       while True:
           x= int(input("请输入一个数:"))
           if count<=1:
              print("您的机会用完了!!!")
              break
```

```
    if x==a：
        print("恭喜你,猜对了！！！")
        break
    if x>a：
        print("猜大了!")
        count-=1
        continue
    if x<a：
        print("猜小了!")
        count-=1
continue
```

Out：　　请输入一个数:4
　　　　　猜小了!
　　　　　请输入一个数:50
　　　　　猜小了!
　　　　　请输入一个数:90
　　　　　猜大了!
　　　　　您的机会用完了！！！

2.3　函数

函数在 Python 语言中的使用非常广泛。在前边程序中介绍的 input()、print()等都是 Python 的函数,它们是内置函数,是可以直接调用的函数。除内置函数外,Python 语言还允许用户自定义函数,把若干行完成特定功能的语句组织成一段代码块,达到可重复使用的目的,增强提高程序的易读性和可维护性,还可以提高代码开发效率。本节介绍的是用户自定义函数的使用。

2.3.1　函数的定义和调用

函数定义的一般语法格式如下：
def　函数名([参数列表])：
　　函数体
在 Python 语言中,函数只定义没有任何意义,它并不会执行,只有当函数被调用的时候才会执行。函数调用的语法格式如下：
函数名([实参列表])
说明：
实参是在函数调用执行时实际传给函数的数据。如果有多个实参,需要用逗号隔开,且实参列表必须与函数定义时的形式参数列表一一对应。

【例 2.4】 求 n 以内所有素数之和。代码如下：

```
In：  def primeSum(n)：
          sum1 = 0
          for i in range(2,n+1)：
            for j in range(2,i)：
              if i%j == 0：
                  break
            else：
                sum1 = sum1+i
          return sum1
      sum = primeSum(100)
      print("100 以内素数之和是：",sum)
```

```
Out：  100 以内素数之和是：1 060
```

2.3.2　函数的参数

1. 位置参数

位置参数要求在函数调用时，实际参数按位置传递给形式参数。在传递过程中，实际参数和形式参数按照参数的对应位置一一传递，并且要求实际参数的个数与形式参数的个数相等。

2. 默认值参数

针对位置参数少传一个报错的问题，我们可以设置默认值参数，即在函数定义时，直接给形式参数指定一个默认值。在函数调用时这个参数就是可选项，这样即使调用函数时没有给拥有默认值的形参传递参数，该参数仍可以直接使用定义函数时设置的默认值。

【例 2.5】 求两个数中的大数。代码如下：

```
In：  def pos_fun(a,b=9)：
          if(a<b)：
            temp = a
            a = b
            b = temp
          print(a)
      pos_fun(4)
```

```
Out：  9
```

由于另外一个参数 b 在函数声明时已经定义，所以函数调用时，只需要传递参数 a 的值即可，即数字 4 作为实际参数传递给形参 a，参数 b 的值是它的默认值 9。

需要注意的是，在函数调用时，如果又重新给参数 b 赋值，b 将会取新值，例如，调用函数 pos_fun(4,2)，程序是输出结果是 4 而不是 9。

3. 名称传递参数

位置参数和默认值参数都是按照位置顺序传递参数,其实在函数调用时,可以通过设置形式参数具体的实参值进行参数传递。这种按照名称指定传入的参数称为名称参数,也称为关键字参数。

使用名称传递参数具有三个优点:参数意义明确;传递的参数与顺序无关;如果有多个可选参数,则可以选择指定某个参数值。

【例 2.6】 基于期中成绩和期末成绩,按指定的权重计算总评成绩。代码如下:

| In: | ```
def sum_fun(mid_score,end_score,rate=0.4):
    score = mid_score * rate + end_score * (1-rate)
    print(score)
sum_fun(90,80)
sum_fun(mid_score = 90,end_score = 80,rate = 0.5)
sum_fun(rate = 0.5,end_score = 80,mid_score = 90)
``` |
|---|---|
| Out: | 84.0
85.0
85.0 |

语句 sum_fun(90,80)是默认值参数,语句 sum_fun(mid_score = 90,end_score = 80,rate = 0.5)和语句 sum_fun(rate = 0.5,end_score = 80,mid_score = 90)是等价的,其中参数的位置是可以变化的,在函数调用时,只需要按参数名称指定参数的具体值即可。

4. 可变参数

当函数需要处理的参数的个数不确定时,可以使用可变参数。可变参数主要有两种参数类型:元组和字典。

1) 元组参数

在函数定义时,使用 * param 表示传递多个参数;在函数调用时,这些收集的参数组成一个元组。

【例 2.7】 使用可变参数输出数据。代码如下:

| In: | ```
def sum( * param):
    sum = 0
    for i in param:
        sum = sum +i
    return sum
print(sum(1,2,3,4,5,6,7,8,9,10))
``` |
|---|---|
| Out: | 55 |

2) 字典参数

在函数定义时,使用 ** param 表示传递多个参数;在函数调用时,这些收集的参数组成一个字典。

【例 2.8】　使用可变参数求各科成绩之和。代码如下：

```
In：    def sum( ** param)：
            print(param)
            sum = 0
            for value in param：
                sum = sum +param[value]
            return sum
        print(sum(语文=78,数学=90,英语=80))
Out：   {'语文':78, '数学':90, '英语':80}
        248
```

2.3.3　lambda( )函数

Python 使用 lambda 创建匿名函数,lambda()函数是一种简便的、可以在同一行定义函数的方法。它广泛用于需要函数对象作为参数或函数比较简单并且只使用一次的场合。

lambda()函数的定义语法格式如下：

lambda 参数 1,参数 2,……：＜函数语句＞

其中函数语句的结果为函数的返回值,且只能是一条语句。例如"lambda x,y:x * y",将生成一个函数对象,函数的参数形式为 x 和 y,函数的返回值为 x 与 y 的乘积。代码如下：

```
In：    f = lambda x,y：x * y
        print(type(f))
Out：   function
In：    f(12,2)
Out：   24
```

本章小结

本章重点介绍了 Python 语言的基础知识,包括数据类型、流程控制、列表与元组、字典与集合、函数等。掌握这些基础知识是后续学习使用 Python 进行数据分析的基础。

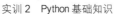

实训 2　Python 基础知识　　　　习题 2

第 3 章 NumPy 数值计算基础

📅 **学习目标**

（1）阐释 NumPy 模块。

（2）理解 NumPy 常用的基本操作。

（3）辨别 NumPy 的医学应用。

（4）理解 NumPy 文件操作。

📰 **思政目标**

多维数组对象是从多个维度对数据进行整合，可以整体参与运算，从而简化了对列表等对象运算的循环过程。在案例实现的过程中，有多种方法可以实现，应选择简单且最优的方式实现，由此引导学生具有精益求精、自主创新的科学精神。

NumPy 模块是用于实现科学计算的第三方库，NumPy 模块不仅支持高维度数组或矩阵运算，还提供了丰富的数学运算函数，同时提供了一些图像处理函数。本章主要介绍 NumPy 库的具体使用方法。

3.1 NumPy 模块基础

NumPy(numerical Python)模块是 Python 的第三方库，主要用于数学与科学计算。NumPy 库提供了多维数组对象及各种例程。使用 NumPy 库可以轻松进行如下计算：

（1）数组的算术和逻辑运算。

（2）形状处理、排序。

（3）傅里叶变换。

（4）与线性代数相关的操作。

许多 Python 库和科学计算的软件包都使用 NumPy 数组作为操作对象，或者将传入的 Python 数组转化为 NumPy 数组，例如 Pandas 库、Matplotlib 库、Scikit-learn(机器学习)库等，因此，在 Python 中操作数据离不开 NumPy 库。

3.1.1　NumPy 库的特点

NumPy 库的许多优秀特质使它成为数据分析工作不可或缺的工具。例如，NumPy 的并行化运算能力，将函数直接作用于数据对象，每个元素都参与相应运算，将大大简化 Python 中的循环操作；NumPy 具有丰富的数学函数和统计函数，可直接对数组或矩阵进行快速运算；NumPy 是在开放的 BSD 许可下发行的，由一个活跃、响应迅速且多样化的社区维护。关于 NumPy 库的详细介绍，可参考 NumPy 的官方网站 https://numpy.org/。

3.1.2　使用前的准备工作

在正式使用 NumPy 开始工作前，还要做一些准备工作。首先要进行安装，安装后当前开发环境永久具备了 NumPy；其次，使用前引入 NumPy 库。

1. 安装 NumPy 库

NumPy 库作为第三方库，Python 官方的标准环境 Python 3.x 版本不具备该库，需要手动安装。本书使用的开发环境为 Anaconda3 版本，该软件简化了包的管理，自带 NumPy 库，可省略安装步骤，引入后，即可直接使用。

2. 引入 NumPy 库

NumPy 安装成功后，使用语句"import numpy"引入，为了简化后续程序编写，在引入 NumPy 库时简化名称为 np，即"import numpy as np"。

3.1.3　NumPy 库的数据类型

NumPy 库支持的数据类型非常丰富，远多于标准的数据类型——数值（number）类型。该类型包含三种不同类型：整型（int）、浮点型（float）和复数型（complex）。科学计算过程涉及的数据多，对数据的存储和处理性能要求高，数据类型也很多样化。NumPy 支持的数据类型如表 3.1 所示。

表 3.1　NumPy 支持的数据类型

数 据 类 型	类 型 描 述
bool	布尔类型，值为 True 或 False
int	默认整数，与 C 语言 int 类似，通常为 int32 或者 int64
int8	整数，取值范围（$-2^7 \sim 2^7-1$）
int16	整数，取值范围（$-2^{15} \sim 2^{15}-1$）
int32	整数，取值范围（$-2^{32} \sim 2^{32}-1$）
int64	整数，取值范围（$-2^{63} \sim 2^{63}-1$）
uint8	无符号整数，取值范围（$0 \sim 2^8-1$）

续　表

数 据 类 型	类 型 描 述
uint16	无符号整数,取值范围$(0\sim2^{16}-1)$
uint32	无符号整数,取值范围$(0\sim2^{32}-1)$
uint64	无符号整数,取值范围$(0\sim2^{64}-1)$
float16	半精度浮点数,以规格化数存储,1 位符号位,5 位指数位,10 位位尾数位
float32	单精度浮点数,以规格化数存储,1 位符号位,8 位指数位,23 位位尾数位
float64/float	双精度浮点数,以规格化数存储,1 位符号位,8 位指数位,23 位位尾数位
complex64	复数,实部和虚部分别用 32 位浮点数表示
complex128/complex	复数,实部和虚部分别用 64 位浮点数表示

在 NumPy 库中,创建数组函数 numpy.array()中参数 dtype 指定数据类型,通常使用"dtype=numpy.int32"。其中,"int32"代表当前使用的数据类型,可指定为表 3.1 中的任意一种数据类型,也可通过属性 dtype 获取已存在的数组的数据类型。假设数组名为"Arr",使用方法"Arr.dtype","dtype"的具体使用方法见下节。

3.2　NumPy 多维数组

在 Python 中数据操作之所以离不开 NumPy 库,是因为 NumPy 提供了一种非常重要的数据结构——N 维数组(N-dimensional array,简写为 ndarray)。因此在学习 NumPy 基本操作之前,首先需要了解数组对象的一些概念。

3.2.1　N 维数组对象(ndarray)属性

ndarray 是 NumPy 库的核心对象,表示 N 维数组,该数组中所有元素的数据类型都属于同一数据类型,且每个数组对象只有一个数据类型。该类型是创建数组时通过 dtype 参数指定。ndarray 对象除了 dtype 属性以外,还有几个比较重要的属性,如表 3.2 所示。

表 3.2　ndarray 对象的属性

属 性 名 称	描　　述
axes	轴,数组的层级,轴的标号从 0 开始
ndim	秩,数组的维度,也称 rank

续　表

属 性 名 称	描　　　述
size	大小，数组的大小即数组元素的个数
shape	形状，数组的形状，对于二维数组指几行几列，可通过 reshape 参数改变
dtype	类型，数组中元素的类型
itemsize	元素大小，数组中每个元素占用的字节数
flags	数组的内存信息
real	实部，若元素为复数，表示的是由实部组成的数组
imag	虚部，若元素为复数，表示的是由虚部组成的数组
data	数组元素的存储区域，一般不直接使用该参数获取数据，通过索引获取

【例 3.1】　创建数组，体会 ndarray 对象的各个属性。代码如下：

In：
```
#创建数组
import numpy as np
Arr1＝np.array([[1,2,3,4],[4,5,6,7]])
Arr2＝np.array([[[1,2,3],
        [4,5,6]],
        [[2,4,7],
         [8,4,3]],
        [[2,5,7],
         [1,5,3]]])
print("数组的维度分别为：",Arr1.ndim,Arr2.ndim)
print("数组的大小分别为：",Arr1.size,Arr2.size)
print("数组的形状分别为：",Arr1.shape,Arr2.shape)
print("数组的类型分别为：",Arr1.dtype,Arr2.dtype)
print("数组的元素大小分别为：",Arr1.itemsize,Arr2.itemsize)
print("数组 Arr1 的内存信息：","\n",Arr1.flags)
print("数组 Arr1 的实部：","\n",Arr1.real)
print("数组 Arr1 的虚部：","\n",Arr1.imag)
print("数组的存储区域分别：","\n",Arr1.data,"\n",Arr2.data)
```

Out：
```
数组的维度分别为：2 3
数组的大小分别为：8 18
数组的形状分别为：(2,4) (3,2,3)
数组的类型分别为：int32 int32
数组的元素大小分别为：4 4
数组的内存信息：
  C_CONTIGUOUS：True
  F_CONTIGUOUS：False
```

OWNDATA：True
WRITEABLE：True
ALIGNED：True
WRITEBACKIFCOPY：False
UPDATEIFCOPY：False

数组的实部：
[[1 2 3 4]
 [4 5 6 7]]
数组的虚部：
[[0 0 0 0]
 [0 0 0 0]]
数组的存储区域分别：
　　<memory at 0x000001725BB6D630>
　<memory at 0x000001724D6D8228>

数组维度可通过参数 ndim 获得，axes 轴的个数与 ndim 对应，数组 Arr1 两个维度的标记顺序如图 3.1(a)所示，数组 Arr2 三个维度的标记顺序如图 3.1(b)所示。

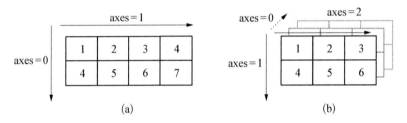

图 3.1　数组轴的方向

(a) 二维数组；(b) 三维数组

size 表示数组中包含的元素个数，reshape 表示数组的形状，结果以元组表示，元组内元素表示为每个维度的长度。

数据类型对象 dtype 是 numpy.dtype 类的实例，用来描述数组元素的内存区域，一般出现在创建数组时，用于指定数组的数据类型；如不指定，默认为 int32。对于已知的数组，类型可由"数组名.dtype"获得。itemsize 表示每个元素占用的字节数，该值取决于 dtype 的设置。例如：dtype=np.int32，itemsize=4 个字节。

flags 表示数组在内存中与存储相关的信息。C_CONTIGUOUS 与 C 语言的风格一样按行存储，numpy 数组是按行存储；F_CONTIGUOUS 与 Fortran 语言的风格一样，按列存储；OWNDATA 表示是否独自享有存储区；WRITEABLE 表示内存区域是否可写入读；ALIGNED 表示数据和所有元素均已针对硬件进行了适当对齐；UPDATEIFCOPY 数组是其他数组的一个副本，当这个数组被释放时，原数组的内容将被更新；real 和 imag 分别表示复数的实部和虚部。

data 表示数据存储的区域，地址值一般用十六进制数表示，对于数组的访问很少使用该参数,一般使用数组索引访问,该参数可用于验证两个数组是否共享存储区。

3.2.2　数组创建函数

NumPy 库提供了很多内置创建数组的函数,如 array()、empty()、zeros()、ones()、asarray()、fromiter()、arange()、linspace()等。NumPy 提供了 random 子模块,该模块提供了创建随机数数组。下面将介绍几种常用数组创建方法。其他数组创建函数,可参考官方网站。

1. array()函数

创建 ndarray 函数只需调用 numpy 库中的 array 函数即可,语法和格式使用如下:

numpy.array(object, dtype = None, ∗, copy = True, order = None, subok = False, ndmin = 0)

array 函数参数的说明如表 3.3 所示。

表 3.3　array 函数参数说明

属 性 名 称	描　　　述
object	数组、序列或嵌套的序列
dtype	可选,数组元素的数据类型,可设置类型见表 3.1,默认为 int
copy	bool 值,可选,默认为 True,是否复制该对象
order	可选,指定数组内存布局,C 为按行布局,F 为按列布局,A 为任意,默认 A
subok	bool 值,可选,是否传递子类,默认为 False,返回的数组强制为基类数组
ndim	可选,指定数组应具有的最小维度,取值为 int

【例 3.2】　使用 array 函数创建某人一天的基础体温数据,由键盘输入体温数据。代码如下:

| In: | ```
temp_list=eval(input("请输入数据:"))
temp=np.array(temp_list)
print("体温数据为:\n",temp)
print("数组的维度:",temp.shape)
``` |
| --- | --- |
| Out: | 请输入数据:[36.1,36.2,36.3,36.0,36.2,36.5]
体温数据为:
[36.1 36.2 36.3 36.0　36.2 36.5]
数组的维度:(6,) |

创建该数组所用的对象可以是列表,也可以是元组,本例中使用的是列表,读者可尝试使用元组作为输入对象,观察输出结果。
```

若输入的数据为嵌套的列表或嵌套的元组时,可创建多维数组,可使用如下输入方法:

Out:	请输入数据:[(36.2,36.3,36.4),(36.1,36.2,36.2),(36.3,36.2,36.3)] 体温数据为: [[36.2 36.3 36.4] 　[36.1 36.2 36.2] 　[36.3 36.2 36.3]] 数组的维度:(3,3)

本次输入数据为列表和元组的嵌套,最终创建的数组的维度与元组的个数及元组中元素个数相关。

数组和列表都可以存储数据,但两者有所区别:

(1) 存储数据时,数组可以替代列表,数组支持向量化操作,即运算操作可作用于整个数组,列表需循环进行运算操作。

(2) NumPy 库设计了针对数组的操作和运算,数组的存储效率要优于嵌套的列表。

(3) 数组计算时,数组切片操作在不复制基础数据的情况下取数组子集,即 NumPy 数组的切片是原对象的视图,两者共享存储空间,数据的改动相互影响。然而列表中的切片是对数据进行了复制,切片后得到的对象是一个新的对象,与原对象相互独立,互不影响。

【例3.3】　例 3.2 中创建的体温数据由于温度计存在误差,误差为−0.1,需要对数据进行修正(分别使用列表和数组来实现)。代码如下:

| In: | ```
temp＝temp−0.1　#数组修正
for i in range(0,len(temp_list)):　　#列表循环修正
    temp_list[i]＝temp_list[i]−0.1
print("修正后的数据:")
print(temp)
print(temp_list)
``` |
|---|---|
| Out: | 修正后的数据:
[36.　 36.1 36.2 35.9 36.1 36.4]
[36.0,36.1,36.2,35.9,36.1,36.4] |

2. 创建特殊数组

通常数组元素开始都是未知的,但数组的大小可知,NumPy 库提供了一些占位符创建特殊数组,如 zeros()、ones()、empty()函数。zeros()函数创建特定大小,内容全 0 的数组;ones()函数创建特定大小,内容全 1 的数组。empty()函数创建特定大小,内容随机的数组。三个函数的使用方法相同,特殊数组参数如表 3.4 所示。
```

表 3.4　特殊数组参数表示

属 性 名 称	描　　　述
shape	空数组的形状,可用整数、整数元组、整数列表表示
dtype	所需的输出数组类型,可选
order	C 为按行的 C 风格数组,F 为按列的 Fortran 风格数组

【例 3.4】　根据以上函数创建特殊数组,体会使用方法。代码如下:

```
In：    Arr_empty=np.empty([2,3],dtype=int)
        Arr_zero=np.zeros([4],dtype=int)
        Arr_one=np.ones((3,4),dtype=int)
        print("空数组:\n",Arr_empty)
        print("全 0 数组:\n",Arr_zero)
        print("全 1 数组:\n",Arr_one)
```

```
Out：    空数组：
        [[538970725   538976288   541138976]
         [2003134838  543584032   543190368]]
        全 0 数组：
        [0 0 0 0]
        全 1 数组：
        [[1 1 1 1]
         [1 1 1 1]
         [1 1 1 1]]
```

3. 由已知数据创建数组

在实际应用中,大多数情况都是已知数据,需将数据组织为数组结构。NumPy 库提供了多个使用已有数据创建数组的函数。

asarray()函数能够实现该功能,该函数写法与 array()函数类似,使用方法也类似,但并不完全相同。在不改变数据类型的前提下,array()函数会复制出一个副本,占用新的内存,而 asarray()函数则不会。但通过 dtype 参数改变数据类型时,asarray()函数会复制副本并占用新的内存空间。

asarray()函数使用格式:numpy.asarray(a, dtype = None, order = None),参数如表 3.5 所示。

表 3.5　asarray 参数表示

属 性 名 称	描　　　述
a	任意形式的输入参数,比如列表、列表的元组、元组、元组的元组、元组的列表

属 性 名 称	描　　述
dtype	所需的输出数组类型,可选
order	C 为按行的 C 风格数组,F 为按列的 Fortran 风格数组

【例 3.5】　现有一组糖尿病患者年龄数据,请使用 asarray()函数创建年龄数组。代码如下:

```
In:    age1＝[40,58,41,45,60,55,57,66,67]
       age_array1＝np.asarray(age1)
       print("age_array1＝",age_array1)
       age2＝(40,58,41,45,60,55,57,66,67)
       age_array2 = np.asarray(age2, dtype = float, order = 'F')
       print("age_array2",age_array2)
```

```
Out:   age_array1＝ [40 58 41 45 60 55 57 66 67]
       age_array2 [40. 58. 41. 45. 60. 55. 57. 66. 67.]
```

糖尿病数据存储在文件中,在实际使用时,需要通过文件读取函数实现一次性读取数据。

fromiter()函数,从可迭代对象中建立数组对象,并返回一维数组。迭代对象可通过 range()函数创建,可以是迭代器,还可以通过循环产生。函数的具体使用方法如下:

numpy.fromiter(iterable, dtype, count = −1),参数如表 3.6 所示。

表 3.6　fromiter 参数表示

属 性 名 称	描　　述
iterable	任何可迭代对象
dtype	返回数组的数据类型
count	需要读取的数据数量,默认为−1,读取所有数据

【例 3.6】　fromiter 函数创建特殊数组。代码如下:

```
In:    x = range(5)
       a = np.fromiter(x,dtype＝int)
       print(a)
       y＝"123456" ♯字符串
       b＝np.fromiter(y,dtype＝int)
       print(b)
```

```
Out:   [0 1 2 3 4]
       [1 2 3 4 5 6]
```

4. 创建序列数组

arange()函数,通过指定开始值、终值和步长来创建一维数组,数组元素不包括终值。

linspace()函数,也可用来创建数值序列。linspace()函数通过指定开始值、终值和元素个数(默认 50 个)来创建一维数组,参数(endpoint)指定是否包含终值。两者存在差异,但 linspace()函数使用更为广泛。

【例 3.7】　创建序列数组。代码如下:

| In: | ```
f1＝np.arange(10,30,5)    ♯初值为 10,终值为 30(不包括 30),步长为 5
print(f1)
f2＝np.arange(10)         ♯仅用一个参数,代表终值,开始值是 0,步长为 1
print(f2)
f3＝np.linspace(10,30,5)  ♯初值为 10,终值为 30(包括 30),元素个数为 5
print(f3)
``` |
| --- | --- |
| Out: | [10 15 20 25]
[0 1 2 3 4 5 6 7 8 9]
[10. 15. 20. 25. 30.] |

5. 创建随机数组

Python 标准 random 库提供了产生随机数的方法,类似地,NumPy 库提供了一个 random 子块。random 模块可以模拟产生数据集,并快速测试模型。

简单来说,随机数就是随机种子根据一定的算法计算出来的数值。因此,随机数的产生与算法和随机种子相关,只要算法和随机种子一样,那么多次产生的随机数就相同。若用户没有设置随机种子,那么随机种子的默认情况来自系统时钟。算法与系统相关,不同的操作系统产生的结果不同。随机种子函数的具体说明如表 3.7 所示。

表 3.7　随机种子函数

函 数 名	函 数 名	函 数 说 明
RandomState()	定义种子类	伪随机数生成器
seed([seed])	定义全局种子	参数为整数或者矩阵

seed()函数中的参数 seed 是一个整数,在有效范围内,可以随机设置,范围一般为 $0 \sim 2^{32}-1$,只要这个参数 seed 相同,那么取出的随机数就相同。如果不设置,则每次会产生不同的随机数。特别注意若使用 seed()函数产生两组相同的随机数,则需要设置两次种子数且参数 seed 种子数要相同。

RandomState()函数是一个伪随机数生成器,该函数产生的随机数并不是真的随机,因此是伪随机数。伪随机数是由一些确定的算法计算出来的大小在[0,1]之间的均分分布的随机数序列。虽然该函数产生的数据不是真正的随机数,但产生的数据具有类似于随机数的统计特征。
```

【**例 3.8**】　RandomState()函数产生相同的伪随机数。代码如下：

```
In：   for i in [1,2,3]：
          RS = np.random.RandomState(234)
          arrayA = RS.uniform(0,1,(2,3))
          print (arrayA)
```

```
Out：  i = 1
       [[0.83494319 0.11482951 0.66899751]
        [0.46594987 0.60181666 0.58838408]]
       i = 2
       [[0.83494319 0.11482951 0.66899751]
        [0.46594987 0.60181666 0.58838408]]
       i = 3
       [[0.83494319 0.11482951 0.66899751]
        [0.46594987 0.60181666 0.58838408]]
```

【**例 3.9**】　RandomState()函数产生不同的伪随机数。代码如下：

```
In：   for i in [1,2,3]：
          RS = np.random.RandomState(234+i)
          arrayA = RS.uniform(0,1,(2,3))
          print ('i = %s' % (i))
          print (arrayA)
```

```
Out：  i = 1
       [[0.31836656 0.20502072 0.87043944]
        [0.02679395 0.41539811 0.43938369]]
       i = 2
       [[0.68635684 0.24833404 0.97315228]
        [0.68541849 0.03081617 0.89479913]]
       i = 3
       [[0.24665715 0.28584862 0.31375667]
        [0.47718349 0.56689254 0.77079148]]
```

以上案例指出，种子数相同，产生的伪随机数相同；种子数不同，产生的伪随机数则不同。

【**例 3.10**】　seed()函数产生随机数。代码如下：

```
In：   np.random.seed(10)
       arrayA=np.random.rand(10)
       print("数组 1：",arrayA)
       arrayB=np.random.rand(10)
       print("数组 2：",arrayB)
       np.random.seed(10)
       arrayC=np.random.rand(10)
       print("数组 3：",arrayC)
```

Out：	数组 1：[0.77132064 0.02075195 0.63364823 0.74880388 0.49850701 0.22479665

数组 1：[0.77132064 0.02075195 0.63364823 0.74880388 0.49850701 0.22479665
0.19806286 0.76053071 0.16911084 0.08833981]
数组 2：[0.68535982 0.95339335 0.00394827 0.51219226 0.81262096 0.61252607
0.72175532 0.29187607 0.91777412 0.71457578]
数组 3：[0.77132064 0.02075195 0.63364823 0.74880388 0.49850701 0.22479665
0.19806286 0.76053071 0.16911084 0.08833981]

在例 3.10 中，seed(10)只作用一次，即在它下方的第一个产生随机数的函数使用该随机种子，第二个随机生成函数则不使用，只有再次使用 seed 函数设置相同的随机数时，才能再次产生一组重复的随机数。

通过 random 子模块可以创建随机数数组，random 子模块包含多种产生随机数的函数。创建随机数组的函数有 rand( )函数、randint( )函数、random( )函数等。表 3.8 简单列举了几个函数的调用方法和参数。使用 NumPy 产生随机数的更多方法可以参考官方文档。

表 3.8　随机数生成函数

函 数 名	使 用 方 法	函 数 功 能
rand( )	rand(x, y, z)	产生一个给定形状的数组，数组中的值服从[0,1)之间的均匀分布
randint( )	randint(low, high = None, size = None, dtype='l')	返回一个在区间[low, high)中离散均匀抽样的数组，size 指定形状，dtype 指定数据类型
random( )	random(size=none)	产生指定形状的数组，size 指定形状
uniform( )	uniform(low=0.0, high=1.0, size=None)	返回一个在区间[low, high)中均匀分布的数组，size 指定形状
randn( )	randn(d0, d1, …, dn)	返回一个指定形状的数组，数组中的值服从标准正态分布
randint( )	randint(low, high = None, size = None, dtype='l')	返回一个在区间[low, high)中离散均匀抽样的数组，size 指定形状，dtype 指定数据类型

【例 3.11】　创建随机数组，体验函数的使用方法。代码如下：

| In： | ```
a=np.random.rand(2,3,2)
print(a)
b=np.random.randint(2,10,size=(2,2,3))
print(b)
``` |
|---|---|

| Out： | [[[0.95820866 0.41713197]
[0.76606955 0.36271089]
[0.22936955 0.59558983]] |
|---|---|
```

$$[[0.74313281\ 0.34740909]$$
$$[0.81622668\ 0.51483111]$$
$$[0.95675853\ 0.90997433]]]$$

$$[[[3\ 8\ 3]$$
$$[9\ 3\ 4]]$$
$$[[5\ 4\ 7]$$
$$[7\ 4\ 7]]]$$

【例3.12】　使用random函数产生随机数组。代码如下：

| In： | ```
a=np.random.random(5) ♯参数为一个数字,创建一位数组
b=np.random.random() ♯创建无参数随机数组
c=np.random.random((2,3)) ♯创建指定形状的随机数组
print('数组 a 的内容:\n',a)
print('数组 b 的内容:\n',b)
print('数组 c 的内容:\n',c)
``` |
|---|---|
| Out： | 数组 a 的内容：
[0.94875738 0.0219159 0.65960874 0.39962786 0.90941507]
数组 b 的内容：
0.5974849940318057
数组 c 的内容：
[[0.40430167 0.30156171 0.24639773]
[0.24412973 0.52432101 0.24801053]] |

3.2.3　数组元素的获取

数组可整体参与运算,但在实际使用中,希望单独使用某个或者某些元素,这就需要对数组元素进行获取,也称为索引或切片,本小节将介绍数组元素的获取方法。

1. 普通索引方式

与序列一样,数组可以进行索引和切片操作,且索引和切片方式与序列的索引切片方式类似,开始序号从 0 开始,可以在不同维度进行,用逗号隔开不同维度索引值。索引通常是指使用下标号码获取数组中的一个元素,切片通常是指通过一组下标获取一组数据。二维数组索引或切片仅需确定两个维度索引值即可。

【例3.13】　数组元素的索引与切片。代码如下：

| In： | ```
room = np.array([[0,1,2,3],
                 [4,5,6,7],
                 [8,9,10,11],
                 [12,13,14,15]])
print(room[1:3,]) ♯第 1—2 行
``` |
|---|---|

```
print(room[:,1:3]) #第 1—2 列
print(room[0,0]) #某个元素
```

Out：　[[4　5　6　7]
　　　　 [8　9 10 11]]

　　　　[[1　2]
　　　　 [5　6]
　　　　 [9 10]
　　　　 [13 14]]

　　　　0

　　三维数组可看作是三个维度上数据的堆积,如图 3.2 所示,三维数组的索引值需确定三个维度值,具体索引方式可参考官方文档。

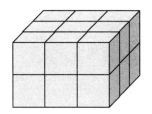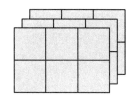

图 3.2　数组的三维表示

　　NumPy 提供了和序列一样的索引方式,即通过整数下标方式获得元素,还提供了更多的高级索引方式,例如,由整数数组方式索引、布尔索引和花式索引等。

2. 整数数组方式索引

【例 3.14】　整数数组索引,获取数组中对角线位置处的元素。代码如下:

```
In：　x = np.array([[1,2,3],[4,5,6],[7,8,9]])
　　　y = x[[0,1,2],[0,1,2]]
　　　print (y)
```

Out：　[1　5　9]

　　数组方式索引是指通过列表对或元组对形式获取元素,需要获得元素的下标索引值分别存放在不同的列表或元组中。列表对或元素对中相同位置元素是一组,作为一个元素的下标所用。

【例 3.15】　获取 4×3 数组中的四个对角位置的元素,并以数组形式返回。代码如下:

```
In：　x = np.array([[1,2,3],[4,5,6],[7,8,9],[10,11,12]])
　　　print (x)
　　　print ('\n')
```

```
rows = np.array([[0,0],[3,3]])
cols = np.array([[0,2],[0,2]])
y = x[rows,cols]
print ("四对角位置元素是:")
print (y)
```

Out: [[1   2   3]
     [4   5   6]
     [7   8   9]
     [10 11 12]]
     四对角位置元素是:
     [[1   3]
     [10 12]]

【例3.16】 可以借助切片":"或"…"与索引数组组合。代码如下:

In:
```
a = np.array([[1,2,3,4], [5,6,7,8],[9,10,11,12]])
b = a[0:2,0:2]
c = a[1:3,[1,2]]
d = a[...,1:]
print(b)
print(c)
print(d)
```

Out: [[1 2]
     [5 6]]
     [[6   7]
     [10 11]]
     [[2   3   4]
     [6   7   8]
     [10 11 12]]

3. 布尔索引

布尔索引通过布尔运算(如比较运算符)来获取符合指定条件的元素的数组。

【例3.17】 糖尿病数据集中,查看年龄在50岁以下数据集。代码如下:

In:
```
age=[40,58,41,45,60,55,57,66,67]
age_array=np.asarray(age)
print("原数据集:")
print(age_array)
print("符合条件的数据集:")
print (age_array[age_array<50])
```

Out: 原数据集:
     [40 58 41 45 60 55 57 66 67]
     符合条件的数据集:
     [40 41 45]

4. 花式索引

花式索引是指利用整数数组进行索引。花式索引根据索引数组的值作为目标数组的某个轴的下标来取值。对于使用一维整型数组作为索引,如果目标是一维数组,那么索引的结果就是对应位置的元素;如果目标是二维数组,那么就是对应下标的行。

【例 3.18】 花式索引方式查看元素。代码如下:

| In: | ```
x=np.arange(32).reshape((8,4))
print(x, '\n')
print (x[[4,2,1,7]], '\n')
print (x[[-4,-2,-1,-7]])
``` |
| --- | --- |
| Out: | ```
[[ 0  1  2  3]
 [ 4  5  6  7]
 [ 8  9 10 11]
 [12 13 14 15]
 [16 17 18 19]
 [20 21 22 23]
 [24 25 26 27]
 [28 29 30 31]]

[[16 17 18 19]
 [ 8  9 10 11]
 [ 4  5  6  7]
 [28 29 30 31]]

[[16 17 18 19]
 [24 25 26 27]
 [28 29 30 31]
 [ 4  5  6  7]]
``` |

在例 3.14 中,可以按照坐标获取多个元素,现在要求先按照要求选取行,再按顺序选取列,最终获得矩形数组。此要求可按照步骤完成,如例 3.19 所示。

【例 3.19】 按要求获得矩形数组,行下标为 $1,5,7,2$,列标为 $0,3,1,2$。代码如下:

| In: | ```
x=np.arange(32).reshape((8,4))
print(x[[1,5,7,2]][:,[0,3,1,2]])
``` |
| --- | --- |
| Out: | ```
[[ 4  7  5  6]
 [20 23 21 22]
 [28 31 29 30]
 [ 8 11  9 10]]
``` |

本例中第一次行索引为 $x[1,5,7,2]$,第二次索引为在第一次索引结果的基础上再次索引数组。获取过程如图 3.3 所示。

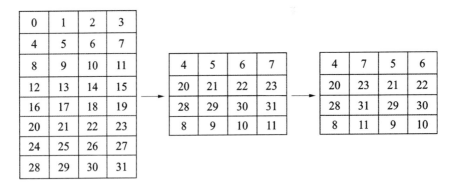

图 3.3　嵌套索引过程

在 NumPy 中,以上元素下标对可通过笛卡儿积实现,即 numpy.ix_()函数,将数组
[1,5,7,2]和数组[0,3,1,2]做笛卡儿积,实现方式可进行简化,如例 3.20 所示。

【例 3.20】　使用笛卡儿积方式获取元素。代码如下:

In:	x＝np.arange(32).reshape((8,4)) print (x[np.ix_([1,5,7,2],[0,3,1,2])])
Out:	[[4 7 5 6] [20 23 21 22] [28 31 29 30] [8 11 9 10]]

np.is_()函数接收两个数组,产生笛卡儿积的映射关系得到下标为(1,0)、(1,3)、(1,1)、
(1,2)、(5,0)、(5,3)、(5,1)、(5,2)、(7,0)、(7,3)、(7,1)、(7,2)、(2,0)、(2,3)、(2,1)、(2,2),
依次获取这组下标的元素。

3.2.4　数组的常用操作

1. 数组的数学运算

数组与标量、数组之间、数组自身的运算,是对每个元素都执
行批量的算术运算操作,这个过程叫作矢量化。矢量化数组运算
性能比传统方式的运行性能更高效,数据量越大优势越明显。大
小相等的两个数组之间,任何算术运算都会将其运算应用到数组
中的每个元素中,这个过程可称为元素级操作,如图 3.4 所示。
几乎所有的数学运算函数都可应用到数组中。

【例 3.21】　数组与标量间的计算。代码如下:

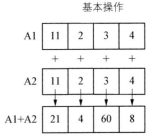

视频 3.2　NumPy
基本操作

图 3.4　数组的计算过程

In:	arr ＝ np.array([1,2,3,4,5]) print(arr＋4) print(arr＊5)

| | ```
print(arr—3)
print(arr/2.0)
``` |

Out：　$[5\ 6\ 7\ 8\ 9]$
　　　$[5\ 10\ 15\ 20\ 25]$
　　　$[-2\ -1\ \ 0\ \ 1\ \ 2]$
　　　$[0.5\ 1.\ \ 1.5\ 2.\ \ 2.5]$

【例 3.22】　数组与数组的运算。代码如下：

In：
```
Arr1 = np.array([[1,2,3], [4,5,6]])
Arr2 = np.array([[1.0,1.1,1.2],[2.0,2.1,2.2]])
print("Arr1 形状：",Arr1.shape)
print("Arr2 形状：",Arr2.shape)
print("和：","\n",Arr1+Arr2)
print("差：","\n",Arr1—Arr2)
print("积：","\n",Arr1 * Arr2)
print("商：","\n",Arr1/Arr2)
```

Out：　Arr1 形状：(2，3)
　　　Arr2 形状：(2，3)
　　　和：
　　　$[[2.\ \ 3.1\ 4.2]$
　　　$\ [6.\ \ 7.1\ 8.2]]$
　　　差：
　　　$[[0.\ \ 0.9\ 1.8]$
　　　$\ [2.\ \ 2.9\ 3.8]]$
　　　积：
　　　$[[\ 1.\ \ \ \ 2.2\ \ \ 3.6]$
　　　$\ [\ 8.\ \ \ 10.5\ 13.2]]$
　　　商：
　　　$[[1.\ \ \ \ \ \ \ \ \ \ 1.81818182\ 2.5\ \ \ \ \ \ \ \ \ ]$
　　　$\ [2.\ \ \ \ \ \ \ \ \ \ 2.38095238\ 2.72727273]]$

2. 数组的广播机制

NumPy 广播指的是在算术运算期间处理不同形状的数组的能力。广播的规则如下：

(1) 输出数组的形状是输入数组形状在各个维度上的最大值。

(2) 向形状最长的数组看齐，形状中不足的部分都通过在前面加 1 补齐。

(3) 输入数组的某个维度和输出数组的对应维度的长度相同，或者其长度为 1 时，这个数组能进行计算，否则出错。

(4) 当输入数组的某个维度的长度为 1 时，沿着此维度运算时，都用此维度上的第一组值。

数组与数组运算，当形状不同时，利用以上广播机制在三个维度进行广播填充，数组广播机制如图 3.5 所示。
```

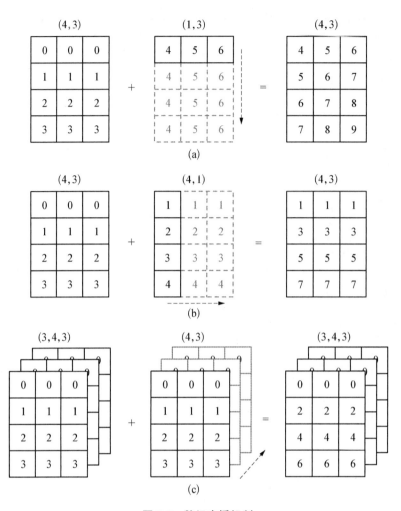

图 3.5　数组广播机制

（a）纵向广播；（b）横向广播；（c）第三方向广播

3. 基本统计函数

统计函数可直接应用于整个数组,如果在参数中指定了某个轴,则按照指定轴应用函数。常见统计函数如表 3.9 所示。

表 3.9　常见统计函数

函 数 名	函 数 说 明
min	数组元素沿指定轴的最小值
max	数组元素沿指定轴的最大值
cumsum	沿某个轴方向求累加和
sum	沿某个轴方向求和

续　表

函 数 名	函 数 说 明
median	数组 a 中元素的中位数
mean	沿轴计算数组中的平均值
average	根据在另一个数组中给出的各自的权重计算数组中元素的加权平均值
var	计算数组元素中的方差

【例 3.23】　基本统计函数的应用。代码如下:

```
In：   Array6=np.array([[0,1,2],
        [3,4,5]])
      print(Array6.sum())
      print(Array6.sum(axis=0))
      print(Array6.sum(axis=1))
      print(Array6.max())
      print(Array6.max(axis=1))
      print(Array6.max(axis=0))
      print(Array6.cumsum(axis=0))
```

```
Out：  15
      [3 5 7]
      [3 12]
      5
      [2 5]
      [3 4 5]
      [[0 1 2]
       [3 5 7]]
```

在本例中所有统计函数均指定了轴,则按照轴的方向统计计算,如图 3.6 所示。

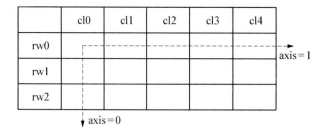

图 3.6　轴的方向与计算

【例 3.24】　某肿瘤医院收集了一个阶段内某几种靶向药对肿瘤患者的治疗效果,并根据治疗效果的评价体系给出了评分(总分 10 分)。靶向药共计 4 种：A、B、C、D,样本数量共计 10 条,如表 3.10 所示。请分析哪位患者对靶向药最敏感,哪类靶向药对患者最有效。

表 3.10   靶向药的样本数量

患者编号	A	B	C	D
01	3	4	6	5
02	4	5	4	2
03	5	4	7	3
04	7	3	3	2
05	8	3	2	5
06	3	4	5	6
07	5	4	5	4
08	6	7	5	2
09	3	4	6	7
10	6	5	6	8

分析：将表格信息创建为一个二维数组，每一行信息为一个患者的 4 种靶向药评分，根据数组特性可按照轴的方向求和，横向求和为某患者的所有评分，纵向求和为某种靶向药的评分。运行程序如下：

```
In：    Score=np.array([[3, 4, 6, 5],
                [4, 5, 4, 2],
                [5, 4, 7, 3],
                [7, 3, 3, 2],
                [8, 3, 2, 5],
                [3, 4, 5, 6],
                [5, 4, 5, 4],
                [6, 7, 5, 2],
                [3, 4, 6, 7],
                [6, 5, 6, 8]])
        print(Score.sum(axis=0))
        print(Score.sum(axis=1))

Out：   [50 43 49 44]
        [18 15 19 15 18 18 18 20 20 25]
```

从计算结果可知，编号为 10 的患者对靶向药最为敏感，A 号靶向药的治疗效果最好。

4. 数组的形态变换

数组是组织数据的一种手段，不同的数据集可以用一维、二维、三维，甚至更高维度的数组来组织，对于数组的形态变换操作非常必要。数组的形状取决于每个轴上的元素个数，给定了每个轴上元素的个数，一个数组的形状基本固定。可以通过函数改变数组的形

状,NumPy 中提供了两类函数可实现该功能:

一类是不改变原来数组的形状:ravel()函数,将多维数组转换为一维数组;transpose()函数,将数组转置;reshape()函数改变数组形状函数。

另一类是改变原来数组形状:shape()和 resize()函数。

【例 3.25】 数组的形状操作。代码如下:

| In: | ```
print("———获得数组的形状———")
x=np.floor(10 * np.random.random((3,4)))
print(x)
print(x.shape)
print("————ravel 函数结果———")
print(x.ravel())
print("————shape 函数结果———")
x.shape=(6,2)
print(x)
print("———transpose 函数作用后原数组——")
print(x)
``` |
|---|---|
| Out: | ———获得数组的形状———
[[1. 7. 2. 3.]
 [9. 4. 4. 2.]
 [4. 0. 7. 6.]]
(3, 4)
————ravel 函数结果———
[1. 7. 2. 3. 9. 4. 4. 2. 4. 0. 7. 6.]
————shape 函数结果———
[[1. 7.]
 [2. 3.]
 [9. 4.]
 [4. 2.]
 [4. 0.]
 [7. 6.]]
———transpose 函数作用后原数组——
[[1. 7.]
 [2. 3.]
 [9. 4.]
 [4. 2.]
 [4. 0.]
 [7. 6.]] |

3.3 NumPy 库在医学大数据中的应用

传统的科学计算主要基于矩阵进行计算,矩阵是线性代数中的一个重要概念,它是一个按照长方阵列排列的复数或实数集合,有行和列的维度概念。NumPy 中的二维数组可
```

以完美地表示矩阵,而 NumPy 中的 linalg 模块专门用于线性代数运算。本节第一部分内容将详细地讲述 NumPy 的线性代数应用。

在微积分里有泰勒展开的概念,也就是用一个无穷级数来表示一个可微的函数。任何可微的函数都可以用一个 N 次多项式来逼近,NumPy 中提供了多个处理多项式的方法。本节第二部分内容将详细讲述 NumPy 的多项式应用。

图像是一个由像素组成的二维矩阵,矩阵中的每个元素是像素点的 RGB 值,因此图像可以用 NumPy 中的多维数组表示。将图像读入 NumPy 数组对象后,可以对它们执行任意数学操作,如取反、加法、减法等。本节第三部分内容将详细讲述 NumPy 的图像数组操作。

3.3.1   线性代数实现中药配置

NumPy 的线性代数应用主要是通过 linalg 模块实现的,该模块提供了一些常用的线性代数应用,如表 3.11 所示。

表 3.11   常用线性代数运算函数

函 数 名	函 数 说 明
diag	得到方阵中的对角线元素或将一维数据转化为对角矩阵
dot	用于矩阵间的乘法运算或矩阵与标量之间的运算
trace	计算矩阵的迹,即对角线之和
det	计算矩阵行列式
eig	计算矩阵的特征值和特征向量组成元组
eigvals	计算矩阵特征值
inv	求矩阵的逆矩阵
solve	求解线性方程组

【例 3.26】   线性代数相关函数的使用。代码如下:

```
In:    A= np.array([[0,1],[2,3]])
       B = np.array([[11,12],[13,14]])
       print("矩阵内积:\n",A.dot(B))
       detA = np.linalg.det(A)
       print("矩阵 A 行列式:\n",detA)
       invA = np.linalg.inv(A)
       print("矩阵 A 的逆矩阵:\n",invA)
       eyeA=A.dot(invA)
       print("验证 A 与 A 的互逆矩阵是否为单位矩阵:\n",eyeA)

Out:   矩阵内积:
       [[13 14]
        [61 66]]
```

矩阵 A 行列式：
－2.0
矩阵 A 的逆矩阵：
[[－1.5　0.5]
 [1.　　0.]]
验证 A 与 A 的互逆矩阵是否为单位矩阵：
[[1.0.]
 [0.1.]]

【例3.27】　假设 $\boldsymbol{A}$ 为 n 阶方阵，满足 $\boldsymbol{Ax}=m\boldsymbol{x}$，则称 m 为特征值，非 0 向量 $\boldsymbol{x}$ 是矩阵 $\boldsymbol{A}$ 属于特征值 m 的特征向量。代码如下：

| In： | ```
A = np.array([[1,0,0],
        [0,2,0],
        [0,0,3]]
        )
eigvalues,eigvectors=np.linalg.eig(A)
print(eigvalues)
print("———————————————")
print(eigvectors)
``` |
|---|---|
| Out： | [1. 2. 3.]
———————————————
[[1. 0. 0.]
 [0. 1. 0.]
 [0. 0. 1.]] |

特征值可以理解为矩阵在该特征向量方向上的缩放因子，而特征向量则是在矩阵变换过程中保持方向不变的向量。给定一个矩阵，就可以找到对应的特征向量和特征值。

有线性方程组 $\boldsymbol{Ax}=\boldsymbol{B}$，其中 $\boldsymbol{A}$ 为系数矩阵，$\boldsymbol{B}$ 为一维或二维的数组，x 是未知变量，可用 solve() 函数求解未知变量 x。

【例3.28】　有方程组如下，先求未知数 x、y、z。

$$\begin{cases} 3x+2y+z=6 \\ 2x+2y+2z=4 \\ 4x-2y-2z=2 \end{cases}$$

分析：上述公式可转化为线性方程组 $\boldsymbol{Ax}=\boldsymbol{B}$ 形式，系数矩阵 $\boldsymbol{A}$ $\begin{bmatrix} 3 & 2 & 1 \\ 2 & 2 & 2 \\ 4 & -2 & -2 \end{bmatrix}$，常数矩阵为 $\begin{bmatrix} 6 \\ 4 \\ 2 \end{bmatrix}$，未知数矩阵 $\boldsymbol{X}$ 为 $\begin{bmatrix} x \\ y \\ z \end{bmatrix}$。
```

In：	A = np.array([[3, 2, 1], [2, 2, 2], [4, −2, −2]]) B = np.array([[6], [4], [2]]) X = np.linalg.solve(A, B) print("X=\n", X)
Out：	X= [[1.] [2.] [−1.]]

【例 3.29】 某中医院药剂科用 9 种中草药(A、B、C、D、E、F、G、H、I),根据适当的比例配制成了 7 种特效药,各用量成分如表 3.12 所示。

(1) 某药店要购买这 7 种特效药,但药剂科的第 3 号药和第 6 号药已经卖完,请问能否用其他特效药配制出这两种脱销的药品?

(2) 现在药剂科想用这 7 种特效药配制 3 种新药,表 3.13 给出了 3 种新药的成分比例,请问是否能配制? 如何配制?

表 3.12   7 种中药成分表

中药名	1 号	2 号	3 号	4 号	5 号	6 号	7 号
A	10	2	14	12	20	38	100
B	12	0	12	25	35	60	55
C	5	3	11	0	5	14	0
D	7	9	25	5	15	47	35
E	0	1	2	25	5	33	6
F	25	5	35	5	35	55	50
G	9	4	17	25	2	39	25
H	6	5	16	10	10	35	10
I	6	5	16	10	10	35	10

表 3.13   研发新药中药成分表

中　药	新 1 号	新 2 号	新 3 号
A	40	162	88
B	62	141	67

续　表

中　药	新 1 号	新 2 号	新 3 号
C	14	27	8
D	44	102	51
E	53	60	7
F	50	155	80
G	71	118	38
H	41	68	21
I	14	52	30

分析：

(1) 3 和 6 号中药需要配制，即需使用 1、2、4、5、7 号中药按比例配置，则能确定系数矩阵的列为 5，为了构成 $Ax=B$ 线性方程组，则需选取 5 行数据，构成 5 阶方阵，5 行数据可使用随机函数选取。

(2) 新研制了 3 种新的中药，需使用其他 7 号进行配制，同样构造 $Ax=B$ 的线性方程组。代码如下：

```
In:    import random
       #创建成分表矩阵
       A=np.array([[10,2,14,12,20,38,100],
               [12,0,12,25,35,60,55],
               [5,3,11,0,5,14,0],
               [7,9,25,5,15,47,35],
               [0,1,2,25,5,33,6],
               [25,5,35,5,35,55,50],
               [9,4,17,25,2,39,25],
               [6,5,16,10,10,35,10],
               [8,2,12,0,0,6,20]
               ])
       #创建新中药成分表矩阵
       B=np.array([[40,162,88],
               [62,141,67],
               [14,27,8],
               [44,102,51],
               [53,60,7],
               [50,155,80],
               [71,118,38],
               [41,68,21],
               [14,52,30]]
               )
```

```
col=[0,1,3,4,6]    ♯系数矩阵列下标,col 表示
row=random.sample(range(9),5)
a=A[row,][:,col]    ♯系数矩阵
b=A[row,][:,[2,5]]    ♯常数矩阵
print("方程组的解")
X=np.linalg.solve(a,b)    ♯X 为是否能构成的解
print(np.round(X))
row1=random.sample(range(9),5)    ♯随机选取 5 行
c=A[row1,][:,col]
d=B[row1,]
Y=np.linalg.solve(c,d)
print(np.round(Y,1))
```

Out： 方程组的解
[[1.　0.]
 [2.　3.]
 [0.　1.]
 [0.　1.]
 [−0.　0.]]
[[1.　3.　1.4]
 [3.　4.　−0.3]
 [2.　2.　0.4]
 [0.　0.　0.4]
 [−0.　1.　0.6]]

（1）通过结果可以得到,3 号和 6 号药均可通过已有药品配制,其中:

3 号药=1 号药+2 * 2 号药

6 号药=3 * 2 号药+4 号药+5 号药

（2）通过结果可以得到,1 号新药和 2 号新药可通过已有药品配制,其中:

1 号新药=1 号药+3 * 2 号药+2 * 4 号药

2 号新药=3 * 1 号药+4 * 2 号药+2 * 4 号药+7 号药

3.3.2　多项式获取医学数据指标

微积分是高等数学中的概念,积分和微分都需要对多项式进行操作,在 NumPy 中提供了有关多项式的运算函数,poly * 系列是实现多项式运算的主要函数集,如表 3.14 所示。

表 3.14　poly * 系列函数集

函　数　名	函　数　说　明
polyld(A)	根据系数数组产生多项式
polyval(p,k)	求解多项式 p 在 k 处的值

续　表

函 数 名	函 数 说 明
polyder(p,m=1)	求多项式的 m 阶导数,默认 1 阶导数
polyint(p,m=1)	求多项式的 m 重积分,默认 1 重积分
polyadd(p1,p2)	求两个多项式的和,$p_1 + p_2$
polysub(p1,p2)	求两个多项式的差,$p_1 - p_2$
polymul(p1,p2)	求多项式的乘积,$p_1 \times p_2$
polydiv(p1,p2)	求多项式的商,p_1 / p_2,结果为元组
polyfit(x,y,k)	多项式拟合,x 和 y 是两组拟合数据,k 为多项式的最高次幂
p.roots	p 为多项式,求解多项式 $p = 0$ 的根

【例 3.30】　假设某生物制剂经过多次试验得出药-时曲线为 $f(t) = 4t - t^2$,请计算:

(1) 血液中该制剂浓度最大或最小时刻及浓度。

(2) 求 t 在 $[1,4]$ 下 AUC 大小(药-时曲线与时间轴围成的面积称为血药浓度—时间曲线下面积,简称药—时曲线下面积,用 AUC 表示,是评价制剂生物利用度和生物等效性的重要参数)。

分析:(1) 问题 1 实际是求极值问题,即只要函数的一阶导数为 0,得到的结果即为最大值或最小值点。

(2) 问题 2 实际是求曲线与坐标轴的面积,即积分问题 $\int_1^4 (4t - t^2) \mathrm{d}x$。根据牛顿-莱布尼茨公式,如果 $f(x)$ 是区间 $[a,b]$ 上连续函数,且 $F'(x) = f(x)$,则 $\int_a^b f(x) \mathrm{d}x = F(b) - F(a)$。

程序实现如下:

```
In：    A=np.array([-1,4,0])
        f=np.poly1d(A) ♯创建系数为 A 的多项式
        fder1=np.polyder(f) ♯求多项式 f 的一阶导数
        fder2=np.polyder(f,2) ♯求多项式的二阶导数
        t_max=fder1.roots
        print("浓度极值时刻",t_max) ♯求解一阶导数为 0 的时刻,即极值点
        max=np.polyval(f,t_max) ♯求极值
        if(np.polyval(fder2,t_max)<0):
          print("该时刻为最大浓度,浓度为：",end=" ")
        else:
          print("该时刻为最小浓度,浓度为：",end=" ")
        print(np.polyval(f,t_max))
        tl=1
```

```
t2＝4
fint1＝np.polyint(f) ♯求多项式的一重积分
AUC＝np.polyval(fint1,t2)－np.polyval(fint1,t1)
print("AUC:",np.around(AUC))
```

Out: 浓度极值时刻［2.］
        该时刻为最大浓度,浓度为:［4.］
        Auc:9.0

说明:本例中的血药浓度计算公式不具备医学参考价值,重点讲述计算方法。

利用导数解决医药学中的最大值和最小值问题,例如本例导数求血液浓度极值问题。在医药学领域中,有许多指标具有一定的累加性。因此,通过积分的计算来研究具有累加性的指标问题具有非常重要的意义。例如血药浓度—时间曲线下面积、药物有效度的测定、血液中胰岛素的平均浓度的测定,血液中显影剂的浓度变化等。

polyfit(x,y,k)函数用于多项式拟合,其中 x, y 分别为拟合的两组数据,k 为多项式中最高次幂。

【例3.31】 拟合函数的使用。代码如下:

```
In:    import numpy as np
       import matplotlib.pyplot as plt
       x = np.arange(0,1000)
       y = np.sin(x * np.pi/180)
       yint1= np.polyfit(x,y,8)
       yfit1=np.polyval(yint1,x)
       yint2= np.polyfit(x,y,11)
       yfit2=np.polyval(yint2,x)
       plt.plot(x,y,label='original values',color='r')
       plt.plot(x,yfit1,label=' fitting=8',color='b')
       plt.plot(x,yfit2,label=' fitting=13',color='g')
       plt.xlabel(' x axis')
       plt.ylabel(' y axis')
       plt.legend(loc=4) ♯ 指定 legend 在图中的位置,类似象限的位置
       plt.title(' polyfitting')
       plt.show()
```

Out:

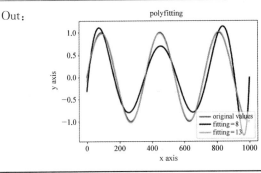

本例中借助的是正弦数据获得拟合曲线,通过例子发现多项式最高次幂参数 k 的取值越大拟合曲线越接近实际曲线。在医学应用中,可以对临床实验数据进行多项式拟合,根据拟合后多项式曲线对数据线性评价,保证实验结果的准确性和可靠性。

3.3.3　医学影像图的简单变化

1. 图像的数组表示

图像是一个由像素组成的二维矩阵,矩阵中的每个元素是像素点的 RGB 值,因此图像可以用 NumPy 中的多维数组表示。将图像通过调用 array()函数读入 NumPy 数组对象后,可以对它们执行任意数学操作,如取反、加法、减法等。

在 Python 中有很多用于图像读取的函数,这里使用 NumPy 库对图像进行处理,使用 PIL 库中的 Image 模块来读取。

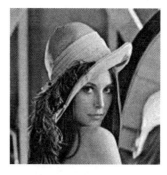

图 3.7　lena.jpg

【例 3.32】　简单读取图像数据,如图 3.7 所示。代码如下:

In:	``` from PIL import Image from numpy import * ♯使用 open 函数打开图像,并用 array 函数转换为数组 im = array(Image.open('lena.jpg')) print(im.shape,im.dtype) ```
Out:	(512,512,3) uint8

结果中,shape 由元组返回,表示图像数组的大小(行、列、颜色通道),dtype 字符串返回,表示数组元素的数据类型。

由于图像元素可转换为数组,数组中的元素可以使用下标访问。位置坐标 i、j 和颜色通道 k 的像素值。

【例 3.33】　切取 lena.jpg 中的眼睛部分。代码如下:

In:	``` im = array(Image.open('lena.jpg')) im_eye=im[250:280,250:360,:] imshow(im_eye) ```
Out:	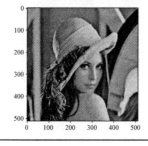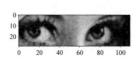

2.图像的灰度化处理

将图像读入 NumPy 数组对象后,可对其执行任意的数学操作,最简单的例子就是图像的灰度变换、反相等操作。

【例3.34】 图像灰度化处理。代码如下:

```
In:   from pylab import *
      im1 = array(Image.open('脑部.jpg'))
      im2 = array(Image.open('脑部.jpg').convert('L'))
      im3-255-im2 #将图像进行反相处理
      im3=Image.fromarray(im3) #生成进行反相处理后的图
      print(im1.shape)
      print(im2.shape)
      print(im3.shape)
      imshow(im1) #显示原始图像
      imshow(im2) #显示灰度图
      imshow(im3) #显示反相图
```

```
Out:  (517, 500, 3)
      (517, 500)
      (517, 500)
```

本例中借助 PIL 库中的 convert(' L')函数对图片进行灰度处理,图中每个像素用 8 个 bit 表示,0 表示黑,255 表示白,其他数字表示不同的灰度。由于灰度图像没有颜色信息,所以在形状元组中,它只有两个数值。

3.图像直方图均衡化

直方图均衡化表示的是该图像的灰度分布。简单地讲,直方图均衡化是指将一幅图像的灰度直方图扁平,使变换后的图像中每个灰度值的概率都相同。

【例3.35】 图像直方图均衡化处理。代码如下:

```
In:   def histeq(im,nbr_bins=256):
          imhist,bins = histogram(im.flatten(),nbr_bins,density=True)
          cdf = imhist.cumsum()
          cdf = 255 * cdf / cdf[-1] # 归一化(由 0~1 变换至 0~255)
          # 使用累积分布函数的线性插值,计算新的像素值
          im2 = interp(im.flatten(),bins[:-1],cdf)
          return im2.reshape(im.shape),cdf
      from PIL import Image
```

```
from NumPy import *
from pylab import *
im1 = array(Image.open('癌细胞.jpg'))
im2 = array(Image.open('癌细胞.jpg').convert('L'))
im3,cdf=histeq(im2)
im3=Image.fromarray(uint8(im3))
imshow(im3)
```

Out：

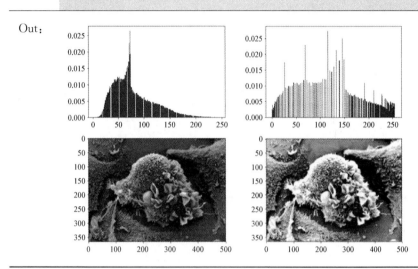

图像的直方图能直观地反映灰度的集中范围,若一幅图灰度值分布近似于均匀分布,则这幅图具有较高的对比度,图像的细节更为丰富。直方图均衡化通常是对图像灰度值进行归一化的方法,且增强图像的对比度,使细节更清晰。

3.3.4　NumPy 文件对体温数据的存取

NumPy 主要用于数学与科学计算,而计算科学需要面对大量数据,前面章节讲述的数组创建方法已不再适用,因此 NumPy 库提供了专门的文件操作方法。NumPy 中常见的三对文件读写函数如表 3.15 所示。

表 3.15　常用的文件操作函数

函　数　名	参　数　说　明
savetxt()	把一个一维或者二维 ndarray 数组写入一个指定的文本文件
loadtxt()	从指定的文本文件中读取数据,并返回一个数组
ndarray.tofile()	把数组写入指定文件
fromfile()	从指定文件读取数据,返回一个一维数组

续　表

函　数　名	参　数　说　明
save()	把数组以二进制格式写入一个扩展名为.npy 的文件
load()	从扩展名为.npy 的文件中读取数据,并返回一个原始形状的数组

1. 写入文件

(1) savetxt(fname,data,fmt,delimiter)函数,将数组内容写入指定的文本文件(见图 3.8),参数说明如下。

fname:文件名或者文件句柄。

data:被写入文件的数组。

fmt:格式字符串,缺省为"%.18e"。

delimiter:分隔符,缺省时为空格。

【例 3.36】　将例 3.3 修正后的体温数据写入文件中,并以日期命名。

In:	np.savetxt("temp_20210720.txt",temp,fmt="%.1f") np.savetxt("D:\\temp_20210720.csv",temp,fmt="%.1f",delimiter=',')

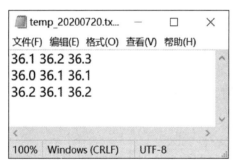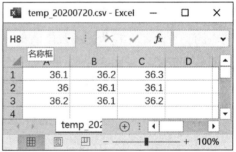

图 3.8　数组写入文件

(2) ndarray.tofile(fname,sep,format)函数,将数组内容以二进制格式写入指定的文件,参数说明如下。

ndarray:被写入文件的数组名。

fname:文件名或者文件句柄。

sep:数据之间的分隔符,默认为空时,写入文件为二进制。

delimiter:分隔符,缺省时为空格。

format:数据类型,缺省时数据类型为字符串型。

【例 3.37】　将例 3.3 修正后的体温数据写入文件中,并以日期命名。

In:	temp.tofile("temp_20210720.dat",format="%.1f")

tofile()函数将数组中的数据以二进制格式写入文件中,写入后的文件需通过特定工具打开,或者通过读取函数 fromfile()读取。通过 tofile()函数保存的数据,不保存原数组的形状和类型信息,如果需要完全返回则需要通过 reshape 函数重新塑造。

（3）save(fname,data)函数,将数组内容以二进制格式写入指定的文件,扩展名为.npy,参数说明如下。

fname：文件名或者文件句柄。

data：被写入文件的数组。

【例 3.38】 将例 3.3 修正后的体温数据写入文件中,并以日期命名。

In：	np.save("temp_20210720.npy",temp)

save()函数将数组中的数据以二进制格式写入文件中,写入后的文件也需通过特定工具打开,或者通过读取函数 load()函数读取。

2. 读取文件

（1）loadtxt(fname,dtype,delimiter)函数,参数的使用方法与 savetxt()函数类似。

【例 3.39】 将例 3.36 中文件内容读取并显示。

In：	temp1＝np.loadtxt(' temp_20200720.txt',dtype＝np.float) temp2＝np.loadtxt(' D:\\temp_20200720.csv',dtype＝np.float,delimiter=',') print(temp1) print(temp2)
Out：	[[36.1 36.2 36.3] [36. 36.1 36.1] [36.2 36.1 36.2]] [[36.1 36.2 36.3] [36. 36.1 36.1] [36.2 36.1 36.2]]

loadtxt()函数与 savetxt()函数是最常用的一对读取函数,loadtxt()函数在读取文件时,需了解文件的分隔符及数据类型。

（2）fromfile(fname,dtype,count,sep)函数,参数使用方法与 tofile()函数类似。

【例 3.40】 将例 3.37 中文件内容读取并显示。

In：	data1＝np.fromfile("temp_20210720.dat",dtype＝np.float) data2＝data1.reshape(3,3) print(data1) print(data2)
Out：	[36.1 36.2 36.3 36. 36.1 36.1 36.2 36.1 36.2] [[36.1 36.2 36.3] [36. 36.1 36.1] [36.2 36.1 36.2]]

（3）load(fname)函数，参数使用与 save()函数类似。

【例 3.41】 将例 3.38 中文件内容读取并显示。

In：	data＝np.load("temp_20210720.npy") print(data)
Out：	[[36.1 36.2 36.3] 　[36.　36.1 36.1] 　[36.2 36.1 36.2]]

load()函数与 save()函数是一对读取函数，由于 save()函数在将数据写入文件时保留了数组的形状信息，因此 load()函数可以依据文件中的形状信息原样还原。注意在使用时需要指定文件的类型为.npy，该类文件是 NumPy 库的文件类型，缺乏兼容性，因此这对函数使用较少。

本章小结

本章主要介绍了功能强大的 NumPy 库，该库包含了丰富的函数，用于解决数组运算问题，让复杂的数组计算变得更加简单，如简化列表循环操作让数组整体参与运算、自动触发广播机制让不同形状的数组也能参与运算，实现了数学中的复杂运算公式等。本章由简入深讲述了 NumPy 库的使用。首先，简单地介绍使用前的准备工作、NumPy 库中的数据类型及多维数组的属性，重点讲述多维数组的创建方法；其次，讲述了数组运算的常用数学元素函数和统计函数，并通过一些简单案例展示具体使用的细节；最后，讲述了 NumPy 库的专业应用，即线性代数应用、多项式的应用、图像应用及文件读取等。本章旨在通过 NumPy 库丰富的功能实现线性代数、多项式等在医学领域的应用。

实训 3　NumPy 库的使用

习题 3

第 4 章 Matplotlib 数据可视化

📅 **学习目标**

（1）阐释 Matplotlib 库的基本功能。
（2）理解 Matplotlib 绘图的基础。
（3）理解 Matplotlib 常用的绘图函数。

📄 **思政目标**

图形对分析结果的表达更加直观和简单，将数据结果以适当的形式展示后，其沟通效果更强，在学术展示时应尽量做到精益求精。同时应强调，绘图只是、从图形的角度去客观展示数据，所以不得随意篡改数据以达到较好的展示效果，从而引导学生崇尚学术诚信的科学精神。

Matplotlib 库主要用于将已经统计处理后的数据进行可视化图表绘制及分析工作，而完成绘图工作主要用 pyplot 模块。本章主要介绍 Matplotlib 库的具体使用方法。

4.1 初识 Matplotlib 库的基础

Matplotlib 是一个在 Python 下实现的类似于 MATLAB 的 Python 第三方库，其用 Python 实现了 MATLAB 的功能，也是 Python 中最出色的绘图库。Matplotlib 库功能很完善，其编程风格与 MATLAB 相似，同时也集成了 Python 的简单明了的风格。Matplotlib 可以很方便地设计和输出二维以及三维的数据。Matplotlib 库不仅能解决日常的绘图工作，其输出的图片质量也能够达到科技论文中的印刷质量。

通常情况下，Matplotlib 图像可分为三层结构：

（1）底层容器层，包括画板、画布、图表。

（2）辅助显示层，包括坐标轴、图例、标题等元素。

（3）图像层，包括柱状图、饼状图等小型图。

Matplotlib 是 Python 的一个绘图库，它与 NumPy、Pandas 共享数据科学三剑客的美誉，也是很多高级可视化库的基础，通常配合 NumPy 和 Pandas 一起使用。

4.1.1 Matplotlib 库的特点

Matplotlib 库是 Python 中绘制二维、三维图表的数据可视化工具。主要特点如下：Matplotlib 库中有非常多的可视化绘图类；Matplotlib 库与 NumPy 库都是科学计算生态系统 SciPy 中的一个组成部分，两个库无缝连接；Matplotlib 提供了两个便捷的绘图子模块，即 pyplot 和 pylib。详细内容可参考 Matplotlib 的官方网站 https://Matplotlib.org/。

4.1.2 Matplotlib 库的引入

Matplotlib 作为第三方库，调用前需手动安装，并且依赖 NumPy 库。本书使用的开发环境为 Anaconda3 版本，该软件简化了包的管理，自带 Matplotlib 库，可简化此步骤，引入后，直接使用即可。

Matplotlib 安装成功后，主要使用 pyplot 模块。使用语句"import matplotlib.pyplot"引入模块，为了简化后续程序编写，可以将 pyplot 模块名称简化为"plt"，引入语句为"import matplotlib.pyplot as plt"。

4.1.3 Matplotlib 绘图基础

Matplotlib 的 pyplot 模块绘图一般遵循以下 5 个步骤：

第一步，创建一个图纸（Figure）；

第二步，在图纸上创建一个或多个绘图（Ploting）区域；

第三步，在绘图区域上描绘点线等标记；

第四步，添加标签（线或坐标轴上）；

第五步，其他各种操作（保存图表或显示图表），本章中例题将按照此步骤作图。

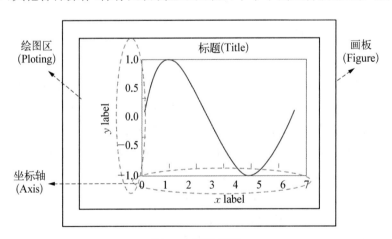

图 4.1　图形元素

图 4.1 中所有能看到的元素都属于绘图对象，即标题、轴标签、刻度。Figure 是指整个图形（包括所有的元素，比如标题、线等），Axes（坐标系）包起来的区域是指数据的绘图

区域,Axis(坐标轴)指坐标系中的一条轴,包含大小限制、刻度和刻度标签。一个 Figure(图)可以包含多个 axes(坐标系),但是一个 axes 只能属于一个 Figure。一个 axes(坐标系)可以包含多个 axis(坐标轴),若包含 2 个即为 2D 坐标系,包含 3 个即为 3D 坐标系。

4.2 Matplotlib 二维绘图

2D 图形的绘制是使用率最高的绘图方式,在正式开始学习前,先从最基础的图形绘制(正弦曲线和余弦曲线)开始,按照绘图步骤,创建 figure、plot 绘图,添加标签等顺序详细介绍 Matplotlib 库中的 pyplot 模块。

4.2.1 图表元素

使用 matplotlib.pyplot 模块绘制正弦曲线和余弦曲线。

【例 4.1】 绘制正弦曲线和余弦曲线。代码如下:

```
In:    import numpy as np
       import matplotlib.pyplot as plt
       import matplotlib
       matplotlib.rcParams['font.family']=' SimHei'
       matplotlib.rcParams['axes.unicode_minus']=False
       plt.figure(figsize=(8,4)) #创建一个图纸,大小为 800×400 像素
       x=np.arange(0,4 * np.math.pi,0.01) #创建初始值为 0,终值为 4 * pi,步长为 0.01
       y=np.sin(x)
       z=np.cos(x)
       #调用 plot 函数绘制正弦曲线,线条为实线
       plt.plot(x,y,label=" $sin(x) $",color="red",linewidth=3)
       #调用 plot 函数绘制余弦曲线
       plt.plot(x,z,"b——",label=" $cos(x) $")
       plt.xlabel("x 轴标签")   #设置 x 轴标题
       plt.ylabel("y 轴标签:sin(x) and cos(x)") #设置 y 轴标题
       plt.title("图表标题") #设置图表标题
       plt.ylim(-1,1) #设置 y 轴范围
       plt.grid(True) #显示网格
       plt.legend()
       plt.savefig("4-1.png")
```

Out:

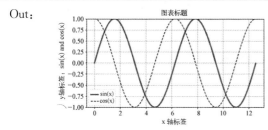

本例中所用函数为最基本的绘图函数,图中包含了基本的图形元素。本节将详细介绍这些函数及图形元素的显示方法。

1. 设置全局字体

Matplotlib 绘图的全局字体默认使用自带的字体,不支持中文字体,同时也不支持数字带负号,在不设置的情况下,中文和负号将无法正常显示,所以需单独进行设置,如例 4.1 中的第 3~5 行。

rcParams 是 Matplotlib 库中的配置参数,通过该参数可以修改一些绘图默认属性,如窗体大小、分辨率、线条宽度、颜色、样式、坐标轴、文本、字体和网格属性等。这些全局参数是通过"键-值"对,即字典形式存储,用户可直接修改字典中的配置,修改会反映到之后的绘制图形中。本小节将重点讲述关于中文字体的设置问题,其他的全局参数详细内容介绍可参考 Matplotlib 的官方网站。

在例 4.1 中"font.family"表示的是全局字体的键名,"SimHei"表示黑体,通过赋值,即"matplotlib.rcParams['font.family']=' SimHei'"方式修改字典中的键值对。常见的中文字体如表 4.1 所示,不同字体设置结果如图 4.2 所示。

表 4.1   常见中文字体

标 识	描 述
SimHei	黑体
Kaiti	楷体
Microsoft	微软雅黑
STSong	华文仿宋
AR PL UMing CN	宋体

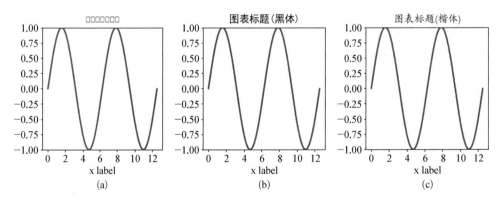

图 4.2   不同字体显示

(a) 不设置中文显示;(b) Simhei 字体;(c) Kaiti 字体

2. figure()函数

功能:调用该函数创建绘图对象。

格式：figure(num＝None，figsize＝None，dpi＝None，facecolor＝None，edgecolor＝None，frameon＝True)。

参数 figsize 指定绘图对象的宽度和高度以元组的形式指定，单位为 in(1 in＝2.54 cm)；dpi 指定绘图对象的分辨率，即每英寸多少个像素。facecolor 表示窗口的背景颜色，edgecolor 表示窗口的边框颜色，frameon 表示是否绘制窗口的图框，默认显示。

在例 4.1 中，绘图对象的宽度为 $8 \times 100 = 800$ 像素，高度为 $4 \times 100 = 400$ 像素。

3. plot( )函数

功能：在当前绘图对象中进行绘图，实际在 Axes 对象上绘图，若当前 figure 中没有 Axes，则创建充满整个图标区域的 Axes 对象。

格式：plt.plot(x，y，"b－－"，label＝"标签"，color，linewidth，＊＊＊)。

x，y 数组传递给 plot 绘图，其中 x 可省略，当 x 省略时，默认取 y 数据集的索引。通过第三个参数字符串指定曲线的颜色和线型；label 设置曲线的标签，在图例中显示。color 设定曲线颜色，linewidth 设定曲线宽度。关于线条的参数，color 和线条样式表示如表 4.2 所示。

表 4.2　关于线的参数说明

参　数	描　述	参　数	描　述
b	蓝色	w	白色
g	绿色	—	实线
r	红色	——	虚线
m	紫红色	—.	点画线
y	黄色	:	点线
k	黑色	＊	星形

4. 设置绘图对象的各个属性

属性包括 x 轴、y 轴、图表等标题文字，设置 x 和 y 轴的范围，是否显示图例及网格线等。

xlabel、ylabel：分别设置 x 轴和 y 轴的标题文字。

title：设置图表标题。

xlim、ylim：分别设置 x 轴和 y 轴的范围。

lenged：显示图例。

grid(True)：显示网格。

5. 图形的保存和图形的输出设置

功能：将当前对象保存成图像文件，图像的格式由扩展名确定。

格式：plt.savefig("图片名"，dpi＝None)，dpi 指图形的分辨率。

6. 其他设置

plt.cla：关闭 plt 绘制的图形。

plt.close(0)：关闭 0 号图表。

plt.close("all")：关闭所有图表。

视频 4.1　Matplotlib 绘制折线图

4.2.2　常用图表的绘制

使用 Matplotlib 库中的 pyplot 模块可以绘制多种可视化的图表,其中最常见的是折线图、条形图及饼状图等。

1. 折线图

折线图是由直线或曲线将数据点连接起来所组成的图表,折线图主要通过 y 轴的数据点,随着自变量 x 轴数据变化绘制的曲线,通常用于观察随着时间变量的趋势,如走势图、病毒感染人数趋势图等。plot 函数是绘制二维图形的最基本函数,该函数不仅可以绘制点或线,还可以绘制曲线或折线。

使用格式 pyplot.plot(x,y,linewidth,color,linestyle,marker,markerfacecolor),详细参数说明如表 4.3 所示。

表 4.3　折线图的相关参数设置

参 数 名 称	描　　述
x	x 轴数据,列表类型的数据
y	y 轴数据,列表类型的数据
linewidth	图中线的宽度
color	图中线的颜色
linestyle	图中线的类型,默认"—"
marker	设置折线点的类型
markerfacecolor	设置折线点实心颜色
markersize	设置折线点的大小

【**例 4.2**】　统计某医药公司销量排名前十的价格走势图。代码如下：

```
In：    x=['1', '2', '3', '4', '5', '6', '7', '8', '9', '10'] #设置 x 轴,排名
        y=[71.0,94.1,47.1,72.4,86.1,79.0,71.0,73.3,55.0,39.1]
        plt.plot(x,y,linewidth=3,color='r',marker='o',markerfacecolor='blue',markersize=8)
        plt.xlabel('排名')
        plt.ylabel('价格')
        plt.title("前十名价格走势图")
```

```
plt.grid()
plt.show()
```

Out：

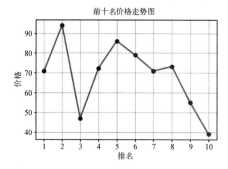

【例4.3】　某医学中心测量了海狸每 10 分钟的体温数据共计 20 条，分析数据中某天体温的趋势情况。数据集（beaver1.csv），数据集中包含 6 列数据（序号、日期、时间、体温、是否活动）。

数据存放在文件中，可以借助第 3 章文件读取。数据在文件中以字符形式存储，需对数据进行转换。代码如下：

In：
```
plt.figure(figsize=(15,4))
data=np.loadtxt('beaver1.csv',dtype=str,delimiter=',',usecols=(2,))
x=data[1:]
data=np.loadtxt('beaver1.csv',dtype=str,delimiter=',',usecols=(3,))
y=np.array((data[1:]),dtype=float)
plt.plot(x,y,linewidth=3,color='r',marker='o',markerfacecolor='blue',markersize=8)
plt.xlabel('时间')
plt.ylabel('体温数据')
plt.title("0840-1150 时间段体温变化")
plt.grid()
plt.show()
```

Out：

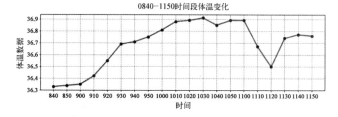

2. 直方图

直方图又称质量分布图，由不等的纵条纹或线段表示数据分布的情况。一般用横轴表示数据所属类别，用纵轴表示数量或占比。直方图可以比较直观地看出产品质量特性的分布状态，便于判断其总体质量分布情况。使用格式：

pyplot.hist(x,bins=None,density=False,color=None,range=None,rwidth=None,label=None)。参数说明如表 4.4 所示。

表 4.4　直方图的相关参数设置

参 数 名 称	描　　　　述
x	数组参数,绘制直方图的数据
bins	指定 bin 的个数,直方图条形的个数
density	指定是否对 y 轴数据进行标准化形成概率密度,默认 False 表示显示点的数量,True 表示显示所占比重
color	指定直方图的填充色
range	直方图数据的上下界,默认包含数据的最大值和最小值
rwidth	设置直方图条形宽度的百分比
label	设置直方图的标签,通过 legend 展示图例

【例 4.4】　简单绘制直方图。代码如下:

```
In:  maplotlib.rcParams['font.sans-serif']=['KaiTi']
     zx=100 ♯设置均值,中心所在点
     sg=20 ♯用于将将每个点都扩大相应的倍数
     x=zx+sg * np.random.randn(20000)
     plt.hist(x,bins=100,color='red',density=False)
     plt.xlabel("x轴")
     plt.ylabel("y轴")
     plt.title("直方图(density=False)")
     plt.show()
```

参数 density 可设置,指定是否对 y 轴数据进行标准化,即指定以频数显示还是以频率显示,其中频数指的是数据集中一个值出现的次数,频率是频数除以样本数量。True 表示显示频率,False 表示显示频数。图 4.3 图形展示参数 density 设置不同时的显示效果。

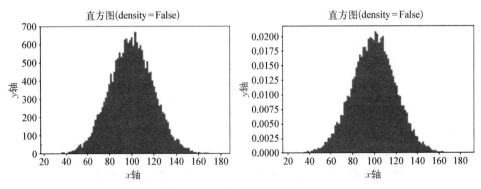

图 4.3　density 参数设置对比图

【例 4.5】 读取糖尿病数据集(diabetes_data_upload.csv),绘制表示年龄分布的直方图。

| In: | ```
data=np.loadtxt('diabetes_data_upload.csv',dtype=str,delimiter=',',usecols=(0,))
x=np.array(data[1:],dtype = int)  ♯转化为数值型数组
plt.hist(x,bins=50,color='red',density=False)♯画直方图
plt.xlabel("x 轴")
plt.ylabel("y 轴")
plt.title("糖尿病数据年龄分布情况")
plt.show()
``` |
|---|---|

Out:

糖尿病数据年龄分布情况

通过结果可以很清晰地看到,糖尿病患者年龄分布不均匀,年龄"<20"或年龄">80"的人数分布较少。

3. 条形图

条形图是用一个单位长度表示一定数量的图形,根据数量的多少绘制长短不同的直条。这些直条按照一定的顺序排列,可以很容易看出各种数量的多少。使用格式:

pyplot.bar(x,height,width=0.8,color,edgecolor,linewidth),参数含义如表 4.5 所示。

表 4.5　特殊数组参数含义

属 性 名 称	描　　　述
x	x 轴数据,一般采用 arange 产生一个序列
heigth	y 轴数据,柱形图的高度,需要展示的数据
width	条形的宽度,默认为 0.8,可以设置的范围时 0~1 的浮点类型
color	条形图的颜色
edgecolor	条形边框的颜色
linewidth	条形边框的宽度

【例 4.6】 绘制糖尿病数据集(diabetes_data_upload.csv)中性别占比为垂直方向的条形图。

| In: | ```
data=np.loadtxt('diabetes_data_upload.csv',dtype=str,delimiter=',',usecols=(1,))
x=["Male","Female"]
``` |
|---|---|

```
y = np.zeros(2,dtype = int)
♯分别统计男女数量
for i in data:
    if i=="Male":
        y[0]=y[0]+1
    else:
        y[1]=y[1]+1
plt.bar(x,y,color='blue',width=0.5)♯画直方图
plt.xlabel("性别")
plt.ylabel("人数")
plt.title("糖尿病数据集性别占比情况")
plt.show()
```

Out:

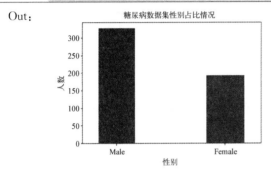

【例4.7】 绘制糖尿病数据集（diabetes_data_upload.csv）中性别占比为水平方向的条形图。

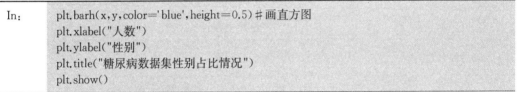

```
In:   plt.barh(x,y,color='blue',height=0.5)♯画直方图
      plt.xlabel("人数")
      plt.ylabel("性别")
      plt.title("糖尿病数据集性别占比情况")
      plt.show()
```

Out:

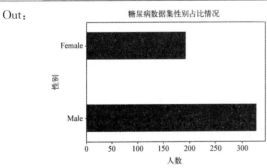

barh 绘制的是水平条形图，使用格式与 bar 函数类似。区别是本例中 x 轴为人数，y 轴为性别分类情况。

一般情况下，坐标分类一般都集中在横坐标，当坐标有两层分类时，一般有两种解决

方法：绘制分类条形图（并列条形图）或堆积条形图。

【**例 4.8**】　绘制并列条形图和堆积条形图。

In:	```
	x=np.random.randint(10,50,20) #x 轴随机生成 20 个数值
	y1=np.random.randint(10,50,20) #y1 轴随机生成 20 个数值
	y2=np.random.randint(10,50,20) #y2 轴随机生成 20 个数值
	r=0.5
	plt.bar(x,height=y1,width=0.5,color="red",label="$y1$")
	plt.bar(x+r,height=y2,width=0.5,color="blue",label="$y2$")
	plt.legend() #显示图例
	plt.title("并列的条形图")
	plt.show()
	``

Out：

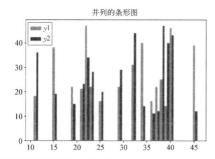

In:	```
	plt.ylim(0,100)
	plt.bar(x,height=y1,width=0.5,color="red",label="$y1$")
	#设置一个在底部,底部就是 y1 的显示结果,y2 在上边继续累加
	plt.bar(x,height=y2,bottom=y1,width=0.5,color="blue",label="$y2$")
	plt.legend() #显示图例
	plt.xlabel("x 轴")
	plt.ylabel("y 轴")
	plt.title("层叠的条形图")
	plt.show()
	``

Out：

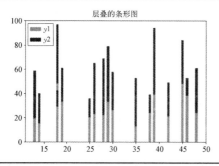

【**例 4.9**】　请分析糖尿病对人体的影响，仅分析分类标签为 positive 的数据，即是否多尿、多饮、多食、视觉模糊，字段表示分别为：Polyuria、Polydipsia、Polyphagia、visual blurring（2、3、6、8 列）。

In:
```
data=np.loadtxt('diabetes_data_upload_positive.csv',dtype=str,delimiter=',',usecols=(2,))
Polyuria=data[1:]
data=np.loadtxt('diabetes_data_upload_positive.csv',dtype=str,delimiter=',',usecols=(3,))
Polydipsia=data[1:]
data=np.loadtxt('diabetes_data_upload_positive.csv',dtype=str,delimiter=',',usecols=(6,))
Polyphagia=data[1:]
data=np.loadtxt('diabetes_data_upload_positive.csv',dtype=str,delimiter=',',usecols=(8,))
visualblurring=data[1:]
x=["Polyuria","Polydipsia","Polyphagia","visualblurring"]
x1=np.array([0.3,1.3,2.3,3.3])
y1 = np.zeros(4,dtype = int)
y2 = np.zeros(4,dtype = int)
y1[0]=len([i for i in Polyuria if i=='No'])
y1[1]=len([i for i in Polydipsia if i=='No'])
y1[2]=len([i for i in Polyphagia if i=='No'])
y1[3]=len([i for i in visualblurring if i=='No'])
y2[0]=len([i for i in Polyuria if i=='Yes'])
y2[1]=len([i for i in Polydipsia if i=='Yes'])
y2[2]=len([i for i in Polyphagia if i=='Yes'])
y2[3]=len([i for i in visualblurring if i=='Yes'])
plt.bar(x,height=y1,width=0.3,color="red",label="$No$")
plt.bar(x1,height=y2,width=0.3,color="blue",label="$Yes$")
plt.legend()  #显示图例
plt.title("并列的条形图")
plt.show()
```

Out:

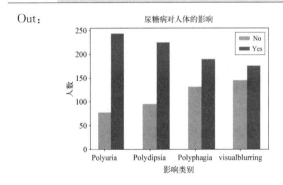

通过绘制出来的条形图,可以看到糖尿病对人的影响非常明显,不同症状表现的人数对比明显,能够得出结论:糖尿病对人体的影响"三多一少"症状。

条形图和直方图都可表示数据的分布情况,图形展示也比较相似,都是以柱形来展示,但实际上所表达的含义却大为不同。条形图用柱子来表示各种类别的数量或者频率,柱子表示类别,其宽度是固定的;直方图用柱子的面积表示各组的数量,用高度表示每组的数量或频率,用宽度表示间距,宽度和高度都有意义;直方图的柱子通常是连续排列的,而条形图则是分开排列;条形图可用于展示分类数据,而直方图可用于展示数据型数据。

4. 散点图

散点图用在回归分析中,表示数据点在直角坐标系平面上的分布情况。散点图表示因变量随自变量而变化的大致趋势。通过点的分布情况,可判断数据之间是否存在某种关联,通常用于比较聚合的数据,可快速得到离群点。具体使用方法如下:

pyplot.scatter(x,y,c=color,s=scale,alpha,edgecolors),参数如表 4.6 所示。

表 4.6　散点图参数表示

属 性 名 称	描　　　　述
x, y	输入的数据,x 轴和 y 轴,可接受列表型数据
c	散点的颜色,当该参数的数据集是列表时,表示每个点的颜色
s	散点的大小,当该参数的数据集是列表时,表示每个点的大小
alpha	散点的透明度
edgecolors	散点周围的颜色

【例 4.10】　随机产生坐标点,绘制散点图。

```
In:     n=100
        colors=['red', 'blue', 'green']
        for color in colors:  #使用三种颜色进行绘图
            x,y=np.random.rand(2,n)          #散点坐标位置随机产生
            scale=100 * np.random.rand(n)    #散点大小随机产生
            plt.scatter(x,y,c=color,s=scale,label=color,alpha=0.6,edgecolors="white")
        plt.title("随机点的分布情况")
        plt.xlabel("x")
        plt.ylabel("y")
        plt.legend()
        plt.grid(True)
        plt.show()
```

Out: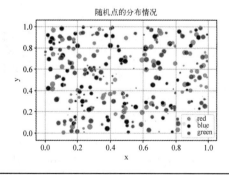

散点图一般用两组数据构成多个坐标点,考察坐标点的分布,判断两变量之间是否存在某种关联,总结坐标点的分布模式。将序列显示为一组点,值由点在图表中的位置表示,类别由图表中的不同标记表示,通常用于跨类别的聚合数据。

【例4.11】 分析胃溃疡数据集(UCI.csv)中基本 HCL 浓度和每小时基本胃液量的分布情况(按评估等级)、基本 HCL 浓度 Conc2、每小时基本胃液量 Gastric2、手术后评估等级 visick。

In：
```
data=np.loadtxt('UCI.csv',dtype=str,delimiter=',',usecols=(11,8,9))
x=data[1:]
count=len(x)
color=["red","blue","green","gray"]
for i in range(count):
    a=float(x[i][1])     ♯读取 Conc1 列
    b=float(x[i][2])     ♯读取 Gastric1 列数据
    cr=int(x[i][0])      ♯读取性别列
    plt.scatter(a,b,c=color[cr-1],alpha=0.6,edgecolors="white")
plt.plot(50,500)
plt.title("胃溃疡分布情况散点图")
plt.xlabel("Conc2")
plt.ylabel("Gastric2")
plt.grid(True)
plt.show()
```

Out：

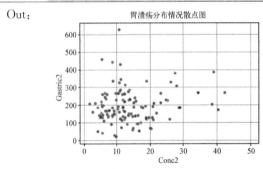

本例中,HCL 浓度和每小时基本胃液量并不是术后评估的决定因素,但通过图可看到一些比较离散的点,这些患者应持续关注。

5. 饼状图

饼状图,将各项大小不同的数据,按照比例显示在一个饼状的图表中,图表中的每个数据项具有唯一的颜色或图案。饼状图比较清晰地反映出部分与部分、部分与整体之间的比例关系,易于比较,常用于统计学模型。具体使用方法如下:

视频 4.2　Matplotlib 绘制饼图

pyplot. pie (x, explode, labels, colors, autopct, pctdistance, shadow ＝ False, labeldistance＝1.1, startangle＝None, radius＝None, counterclock＝True, wedgeprops＝None),参数如表 4.7 所示。

表 4.7 饼状图参数表示

属 性 名 称	描 述
x	绘制饼状图的数据,饼图中每个部分的大小,非负值
explode	设置饼状图中凸出
label	设置饼状图各部分标签文本
labeldistance	饼状图标签文本距离圆心的位置
autopct	设置饼状图内文本的显示方式
shadow	是否设置阴影
startangle	起始角度,默认 0 逆时针
colors	饼状图内各部分的颜色

【例 4.12】 根据各国家疫情统计汇总数据,简单绘制饼状图。

```
In:  x=[12.1,624.2,3558,580.1,142.9,442.2]
     lab=["China","Swiss","USA","UK"," Canada ","Spain"]
     exp=[0,0.03,0,0.03,0,0.03]
     plt.axes(aspect=1)
     plt.pie(x,labels=lab,autopct="%1.2f%%",explode=exp,shadow=True)
     plt.title("Pie Graph")#设置图表标题
     plt.show()
```

Out：

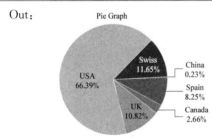

6. 箱型图

箱型图是可以看出一组数据分散情况的统计图,可显示出最大值、最小值、中位数及上四分位数和下四分位数,能提供有关数据位置和分散情况的关键信息。箱型图利用数据中的 5 个统计量的位置构成形状如箱子的图形,根据箱体形状可看出数据是否对称、分散情况等信息。具体使用方法如下:

pyplot.boxplot(x,notc=None,sym=None,vert=None,positions=None,widths=None,pacth_artist=None,showcaps=None,showfliers=None,boxprops=None,medianprops=None,capprops=None,*,data=None),参数如表 4.8 所示。

表 4.8   箱型图参数表示

属 性 名 称	描　　　　述
x	绘制箱型图的数据
notch	箱型中是否显示凹口
sym	设置异常点的形状
vert	设置箱体是横向还是纵向
positions	设置箱体的位置
widths	设置箱体的宽度
patch_artist	是否填充箱体的颜色
showcaps	是否显示最大值或最小值的横线
showfliers	是否显示异常值
boxprops	设置箱体的属性,边框色,填充色
medianprops	设置中位数的属性,如线的颜色、宽度
capprops	设置最值的属性,线的颜色、宽度

如图 4.4 所示,图形展示类似于箱体,最上方横线表示数据集中的最大值,箱体两侧的线条表示上四分位数和下四分位数。箱体中横线表示中位数,最下方横线表示最小值,图中的点表示数据集中存在不合理的值,又称离群点。

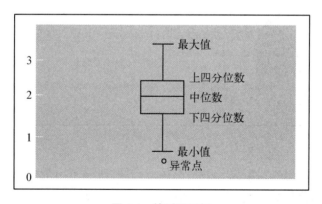

图 4.4   箱型图示例

【例 4.13】　两种药品的销售量分布图。代码如下:

```
In:    data=[[100,500,300,400,800],[80,150,340,210,500]]#模拟 AB 药品销售量
       labels=['药品 A', '药品 B']
```

```
plt.boxplot(data,labels＝labels)♯绘制箱型图
plt.title('某年药品 A、B 销售量')
plt.show()
```

Out：

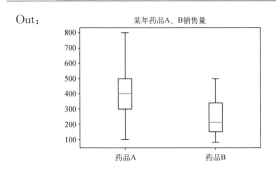

本例结果如图所示，两种品牌的药品销售量区别非常明显：A 药品的销售量比药品 B 的销售量分布更均匀；药品 A 的销售量明显高于 B 药品的销售量。

【例 4.14】 对比胃溃疡数据集中，类别为 1、2、3、4，被组胺刺激后每小时的胃液量分布情况。代码如下：

In：

```
data＝np.loadtxt('UCI.csv',dtype＝str,delimiter＝',',usecols＝(9,11))
x＝[]
y＝[]
z＝[]
m＝[]
data＝data[1:]
count＝len(data)
for i in range(count)：
    if data[i][1]＝＝'1'：
        x.append(float(data[i][0]))
    elif data[i][1]＝＝'2'：
        y.append(float(data[i][0]))
    elif data[i][1]＝＝'3'：
        z.append(float(data[i][0]))
    else：
        m.append(float(data[i][0]))
data＝[x,y,z,m]  ♯组合成箱型图数据
labels＝['class_1', 'class_2', 'class_3', 'class_4']
plt.boxplot(data,labels＝labels,patch_artist＝True, boxprops＝{'color':'orangered',
'facecolor':'pink'})        ♯绘制箱型图
plt.title('Diabetes Data—Gastric')
plt.ylabel('The number of Gastric')
plt.xlabel('category')
plt.savefig("4—16.png")
plt.show()
```

Out：

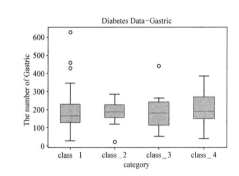

如图所示，不同组间的区别非常明显，类别为"class_2"的每小时胃液容量分布更为均匀；类别为"class_4"的每小时胃液容量分布最广，且数据是偏正的；类别为"class_1""class_2"和"class_3"的数据中存在异常值。

4.2.3　多图表布局

在做实验数据对比时，通常需要将多个图表展示在一起，即实现多图表显示在一个窗体。实现多图标布局可以通过三种方式实现：添加子图、创建多个子图、添加子区域。具体使用何种方式实现多图标布局依赖绘图人员的经验或展示需求。

1. 添加子图

添加子图是指在已有图形基础上使用函数 figure.add_subplot()函数添加。

使用方法：subplot(nrows, ncols, plot_number)，其中 nrows 和 ncols 表示将画布分成(nrows×ncols)个小区域，每个小区域可以单独绘制图形；plot_number 表示将图绘制在第 plot_number 个子区域。实现步骤如下：

（1）调用 pyplot.figure()创建图形画布对象。

（2）调用 figure.add_subplot()函数向画布中添加子图，一次只能添加一个子图。

【例 4.15】　绘制包含两个子图的图形。代码如下：

```
In：    x=np.arange(0,4 * np.math.pi,0.01) #创建初始值为 0,终值为 4 * pi,步长为 0.01
        fig=plt.figure(figsize=(8,6)) #设置图形画布大小
        x1=fig.add_subplot(211) #添加子图 x1,211 代表 2 行 1 列第一个位置
        plt.title("子图 1-正弦图")
        x1.plot(x,np.sin(x))
        x2=fig.add_subplot(212) #添加子图 x2,212 代表 2 行 1 列第二个位置
        plt.title("子图 2-余弦图")
        x2.plot(x,np.cos(x),color=' red')
        plt.savefig("4-17.png")
        plt.show()
```

Out：

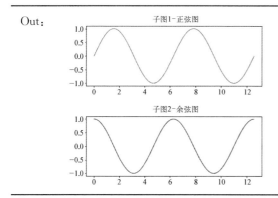

在本例中，通过两条语句"x1＝fig.add_subplot(211)"和"x2＝fig.add_subplot(212)"实现在一个窗体内显示两个小图。参数"211"和"212"表示，前两位数字"21"表示将画布分割为 2 行 1 列的布局，第三位数字表示画布中子图的填充顺序，按照从左到右、从上到下的顺序依次填充。

【例 4.16】　某医学中心，测量了海狸每 10 分钟的体温数据，分析某天海狸上、下午体温的变化情况。代码如下：

In：
```
x＝np.arange(0,21,1)
data＝np.loadtxt('beaver.csv',dtype＝str,delimiter＝',',usecols＝(3,))
data＝np.array((data[1:]),dtype＝float)
y1＝data[0:21]       #提取上午体温
y2＝data[21:42]      #提取下午体温
fig＝plt.figure(figsize＝(10,8))       #设置图形画布大小
x1＝fig.add_subplot(211)       #添加子图 x1,211 代表 2 行 1 列第一个位置
plt.title("上午体温数据")
x1.plot(x,y1)
x2＝fig.add_subplot(212)       #添加子图 x2,212 代表 2 行 1 列第二个位置
plt.title("下午体温数据")
x2.plot(x,y2,color='red')
plt.savefig("4—18.png")
plt.show()
```

Out：

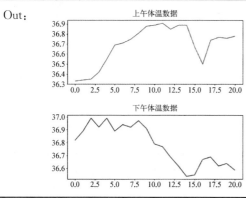

通过曲线图对比发现,海狸上午体温数据呈上升趋势,下午体温数据呈下降趋势,这是两种完全不同的发展趋势。

【例 4.17】 subplot 函数不规则划分。代码如下:

```
In:     t1＝np.arange(0,5,0.2)
        t2＝np.arange(0,5,0.02)
        plt.figure(figsize＝(8,4))
        plt.subplot(221)
        plt.plot(t1,np.sin(t1),'bo',t2,np.sin(t2),'r——')
        plt.subplot(222)♯选择右上角区域为子绘图区
        plt.plot(t2,np.cos(2 * np.pi * t2),'r——')
        plt.subplot(212,facecolor=' y')
        plt.plot([1,2,3,4],[1,4,9,16])
        plt.savefig("4—19.png")
        plt.show()
```

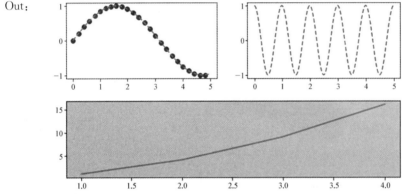

Out:

在本例中,将窗口分割成 2×2 布局,$t1$ 和 $t2$ 的正弦图占用了第 1 行的 1、2 位置,顺序从左到右,第三个 $t2$ 的余弦图占用了第 2 行的 3、4 位置,实现一个图占用 3 和 4 两个位置,需要重新对窗口进行划分按照 2×1 布局,前两个图占用了新布局的第 1 个位置,第三个图占用新布局中的第 2 个位置,结果如图所示。

2. 创建多个子图

pyplot.subplots 函数可实现一次性创建多个子图,与 pyplot.subplot 相比,减少了多次调用,具体使用方法如下:

fig,ax＝plt.subplots(nrows,ncols＝m,figsize)

其中 nrows 和 ncols 将画布分成若干个子区域,figsize 表示图像的大小,函数返回一个元组,第一个值为图像,第二个值为数组,表示坐标系。

【例 4.18】 绘制包含四个子图的图形。代码如下:

```
In:     x＝np.arange(0,4 * np.math.pi,0.01)♯创建初始值为 0,终值为 4 * pi,步长为 0.01
        fig,axes＝plt.subplots(2,2)♯创建 2 行 2 列数据
```

```
x1＝axes[0,0]      #子图 1 位置
x2＝axes[0,1]      #子图 2 位置
x3＝axes[1,0]      #子图 3 位置
x4＝axes[1,1]      #子图 4 位置
x1.plot(x,np.sin(x))
x2.plot(x,np.cos(x))
x3.plot(x,np.tan(x))
x4.plot(x,np.arctan(x))
print(axes)
plt.savefig("4－20.png")
plt.show()
```

Out：　　[[＜matplotlib.axes._subplots.AxesSubplot object at 0x00000228536AABA8＞
　　　　　＜matplotlib.axes._subplots.AxesSubplot object at 0x00000228536ECE10＞]
　　　　[＜matplotlib.axes._subplots.AxesSubplot object at 0x000000228537lF4A8＞
　　　　　＜matplotlib.axes._subplots.AxesSubplot object at 0x0000022853744B00＞]]

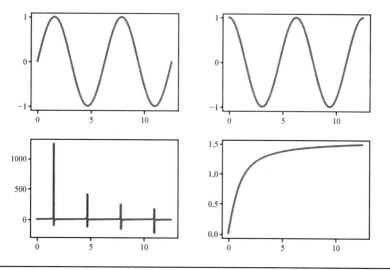

　　axes 是一个二维数组,表示绘图对象所在地址值,每个绘图的具体坐标可通过访问数组元素,即语句“print(axes[i][j])”查看,i、j 表示窗口中的第 i 行、第 j 列位置。

3. 添加子区域

　　在已有图形画布的任意位置添加一个新的区域,并且该区域的大小可以任意设置,新的区域悬浮于已有图像之上。通过函数 figure.add_axes()实现,使用方法如下：

　　figure.add_axes([left, bottom, width, height])

　　其中四个参数 left、bottom、width、height 是列表形式出现,定义了要添加到画布中子图的左下角坐标、宽度、高度,四个数表示的都是相对于整个画布宽度和高度的百分比,如图 4.5 所示。实现步骤如下：

　　(1) 调用 pyplot.figure()创建图形画布对象。

　　(2) 调用 figure.add_axes()函数向画布中添加子区域。

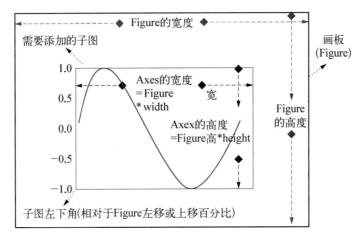

图 4.5　子图添加示意图

【例 4.19】　在画布中添加子区域。代码如下：

| In： | ```
fig＝plt.figure()
x＝[1,2,3,4,5,6,7,8]
y＝[2,4,6,8,10,8,6,4]
#设置子区域 x1 绘图位置与大小
left,bottom,width,height＝0.1,0.1,0.8,0.8
x1＝fig.add_axes([left,bottom,width,height])
x1.plot(x,y,'b')
x1.set_title('子图 1')
#设置子区域 x2 绘图位置与大小
left,bottom,width,height＝0.15,0.6,0.2,0.2
x1＝fig.add_axes([left,bottom,width,height])
x1.plot(x,y,'y')
x1.set_title('子图 2')
plt.show()
``` |
|---|---|

Out：

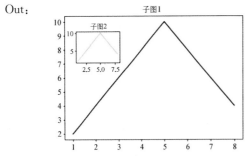

【例 4.20】　选择合适的图形展示,某医药公司处方药和非处方药的销售份额及详细药品的份额比情况。处方药包含 A、B、C、D,非处方药包含 E、F、G。代码如下：
```

In：
```
fig=plt.figure(figsize=(8,4))
lab1=["处方","非处方"]
lab_c=["A","B","C","D"]
lab_f=["E","F","G"]
sales1=[450,950]
sales_c=[100,80,120,150]
sales_f=[300,300,350]
exp=[0.03,0.03]
left,bottom,width,height=0.2,0.2,0.8,0.8
x1=fig.add_axes([left,bottom,width,height])
x1.pie(sales1,labels=lab1,autopct="%1.2f%%",explode=exp)
x1.set_title('整体销售情况')
left,bottom,width,height=0.15,0.8,0.25,0.25
x1=fig.add_axes([left,bottom,width,height])
x1.pie(sales_f,labels=lab_f,autopct="%1.2f%%")
x1.set_title('非处方药销售份额情况')
left,bottom,width,height=0.82,0.8,0.25,0.25
x1=fig.add_axes([left,bottom,width,height])
x1.pie(sales_c,labels=lab_c,autopct="%1.2f%%")
x1.set_title('处方药销售份额情况')
plt.show()
```

Out：

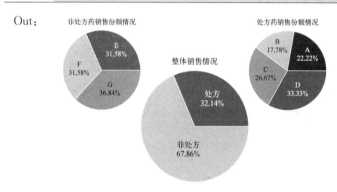

4.3　Matplotlib 三维绘图

3D 图形在数据分析、数据建模、图形和图像处理等领域有着广泛的应用。在 Python 中实现 3D 绘图首先是创建三维坐标轴对象 Axes3D，而实现三维坐标系的创建可通过两种方式实现：第一种利用关键字"projection=3d"；第二种在 Matplotlib 库中内置了一个 mplot3d 子模块，通过该子模块即可实现 3D 图表。使用 mplot3d 绘制 3D 图表时仍需要借助 figure 函数进行展示，因此 pyplot 子模块需要导入。

以下代码是实现创建三维坐标轴系的两种方法。

In：
```
#第一种方式
import matplotlib.pyplot as plt
fig = plt.figure()
ax1 = plt.axes(projection=' 3d')
ax1.plot

#第二种方式
import matplotlib.pyplot as plt
from mpl_toolkits.mplot3d import Axes3D
fig=plt.figure()
ax2 = Axes3D(fig)
ax2.plot
```

Out：

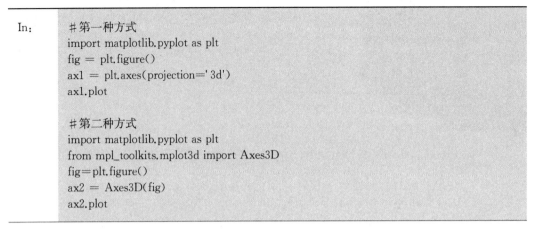

上图是通过两种方式创建的三维坐标轴系，根据创建的三维对象"ax1"或"ax2"绘制相应的图形，例如三维线图、三维点图、三维条形图等。本小节采用第二种方式，即引入 mplot3d 子模块的方式创建三维坐标轴系。

4.3.1　3D 线图

绘制 3D 线图，需在三维坐标系上绘制，三维坐标系已通过上述步骤完成，现需将 xyz 的数据放入坐标系内进行绘图即可。

【例 4.21】　绘制 3D 曲线图。代码如下：

In：
```
import numpy as np
import matplotlib.pyplot as plt
from mpl_toolkits.mplot3d import Axes3D
fig=plt.figure()
ax = Axes3D(fig)
x=np.arange(0,4 * np.math.pi,0.01)
y=np.sin(x)
z=np.cos(x)
ax.plot(x,y,z)
plt.show()
```

本例中的曲线成图过程,第 4~5 行代码是创建三维坐标系,如图 4.6(a)所示。第 6~8 行是创建绘图数据,第 9 行改成"ax.plot(x,y)"仅包含 x 和 y 坐标信息,默认"$z=0$",绘制的是一条水平的正弦曲线,如图 4.6(b)所示。当"$z \neq n$"(n 为固定值)时,关于 x 和 y 的水平曲线在 z 轴上按照 z 的值绘制曲线,如图 4.6(c)所示。图 4.6(c)将曲线沿 z 轴投影到 xy 平面,得到的是 $y=\sin(x)$ 的正弦线;顺时针旋转角度,将曲线沿 y 轴向 xz 平面投影,得到的是 $z=\cos(x)$ 的余弦线。

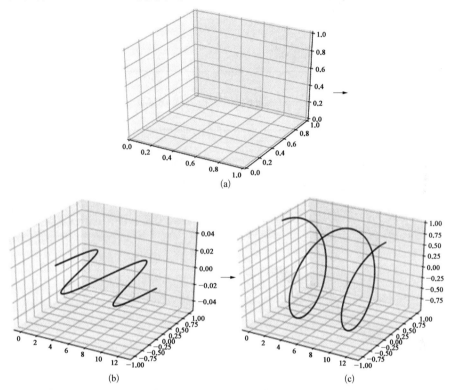

图 4.6　简单 3D 曲线成图过程

4.3.2　3D 曲面图

实现 3D 曲面的绘制,可参考曲线绘制方法,首先应先得到 x 和 y 的平面,然后将此平面按照 z 的数据在 z 轴上弯曲。

【**例 4.22**】　绘制曲面显示在一个水平状态下。代码如下:

```
In:   x=np.arange(−2,2,0.1)
      y=np.arange(−2,2,0.1)
      x,y=np.meshgrid(x,y) #得到 x 和 y 的平面
      z=x*y*0 #得到全 0 的数组 维度和 xy 相同
      ax.plot_surface(x,y,z,color='red') #绘制水平曲面
      ax.set_xlabel('x labels') #设置坐标轴
      ax.set_ylabel('y labels')
```

```
ax.set_zlabel('z labels')
plt.show()
```

Out：

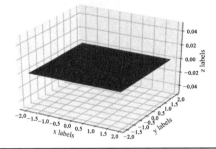

【例4.23】　绘制曲面显示在一个曲面状态下。代码如下：

In：
```
z＝np.sin(x)
ax.plot_surface(x,y,z,cmap='rainbow')♯绘制z轴曲面
ax.set_xlabel('x labels')♯设置坐标轴
ax.set_ylabel('y labels')
ax.set_zlabel('z labels')
plt.show()
```

Out：

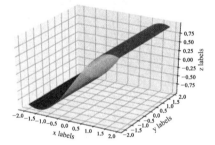

4.3.3　3D条形图

3D条形图在实际中应用比较广泛,是在3D坐标轴系下使用bar方法,使用格式：

Axes3D.bar(left，height，zdir，zs)

其中,left表示条形图的横轴,height表示条形图的纵轴,zdir表示多组条形图排列方向(沿某个轴),zs表示多组条形图在排列方向上的位置。

【例4.24】　统计CO_2数据集中40年的变化情况,以1960年、1970年、1980年、1990年为例,查看每个月CO_2的排放情况。代码如下：

In：
```
data＝np.loadtxt('CO₂.csv',dtype＝str,delimiter=',',usecols=np.arange(0,13))
v＝[]
colors=['red', 'green', 'blue', 'orange']
```

```
year=["1960","1970","1980","1990"]
for i in range(40)：
    if(data[i][0] in year)：
        v.append(data[i])
num=[0,1,2,3]
year=[1960,1970,1980,1990]
for i,z,color in zip(num,year,colors)：
    x=range(1,13)
    y=np.array(v[i][1:],dtype=float)-300  #让图形变化更明显
    ax.bar(x,y,zs=z,zdir='y',color=color,alpha=0.8)
ax.set_xlabel('月份') #设置坐标轴
ax.set_ylabel('年份')
ax.set_zlabel('排放量')
ax.set_yticks(year)
plt.show()
```

Out：

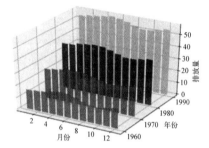

4.3.4　3D 散点图

3D 散点图的应用也十分广泛，当数据有 3 个维度时，可以比较方便地表达。3D 散点图是在 3D 坐标轴系下使用 scatter 方法，代码如下：

　　Axes3D(x，y，z，c=None, depthshade=True)

其中，x、y、z 表示坐标点的位置；x 轴、y 轴、z 轴内容数据可以互换；c 是绘制点的颜色；depthshade 表示是否为散点标记阴影。

【例 4.25】　创建随机三维散点分布图。代码如下：

```
In：   n=1000
       colors=['red', 'blue', 'green']
       for color in colors： #使用三种颜色进行绘图
           data = np.random.randint(0, n, (100, 3))
           x = data[:, 0]
           y = data[:, 1]
           z = data[:, 2]
           scale=100 * np.random.rand(n)   #散点大小随机产生
           ax.scatter(x,y,z,c=color,s=scale)
       plt.show()
```

Out：

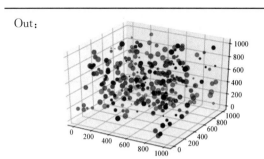

本例中随机生成了一些散点数据，每行包含了 3 个数据，3 个数据分别对应到 x、y、z 轴，因此该点在三维坐标轴系的位置可以被唯一确定。

 本章小结

本章主要介绍了功能强大的 Matplotlib 库，该库包含了丰富的绘图函数，让数据展示更加直观。2D 图形可以从两个维度描述数据的分布情况，实现这一功能的模块是 pyplot。3D 图形从三个维度描述了数据的分布情况，绘制 3D 图形主要使用 Axes3D 模块。本章由浅入深地讲述了 Matplotlib 库的使用。首先，是使用前的准备工作，重点讲述了标准图形包含了哪些元素；其次，讲述了 Matplotlib 使用率最高的模块 pyplot 绘制 2D 图形，重点讲述了一些常用图形的绘制方法；最后，讲述了 Matplotlib 库的 3D 绘图基础，重点通过一些实例进行可视化展示。

实训 4　乳腺癌数据
分析可视化

习题 4

第 5 章　Pandas 读取医学数据文件

📅 **学习目标**

（1）理解 Pandas 的数据结构。
（2）能够使用 Pandas 库进行数据文件的读取。

📰 **思政目标**

数据文件的读取是进行数据分析工作的前提条件，也是数据分析的基础操作。正确利用相关函数对数据文件进行读、写操作，是开始数据分析的第一步，这决定了后续分析工作能否顺利进行。引导学生建立"不积跬步，无以至千里"的理念。

本章通过文件的基础知识，介绍文件和文件的基本操作。以案例形式详细讲解 Pandas 读取医学数据文件的过程。Pandas 是 Python 的一个开源工具包，它提供了高性能、简单易用的数据结构及数据分析函数。

5.1　Pandas 数据结构

视频 5.1　Pandas 读写数据文件　　视频 5.2　Pandas 的数据结构

Pandas 提供了两种类型的数据，分别是 Series 和 DataFrame。其中，Series 数据类型用于保存一维数据，DataFrame 则用于保存二维数据，它们所提供的数据结构使 Python 在进行数据处理和分析时变得非常快速简单。利用导入语句 import pandas as pd 导入 Pandas 库之后，方可调用 Pandas 的函数创建对象，读取数据文件。

5.1.1　Series 基础知识

在 Pandas 中，Series 是一维容器，类似于 Python 内置的列表，有着与一维数组类似的结构，由一组数据及其对应的标签（即索引）组成。这种数据类型表示 DataFrame 的每一列。Series 的本质是一个含有索引的一维数组，包含一个左侧自动生成也可手动指定的 index 和一个右侧的 value 值。其创建的语法格式为

```
pd.Series(data= None,index= None)
```

data 参数用来存放数据；index 参数表示数组索引，与 data 参数一样需具有相同的长度。如创建一组大学生体重调查数据，代码如下：

In：	weight=pd.Series(data=[85,52,74,61],index=['张山山', '李思思', '王武一', '赵柳柳']) weight
Out：	张山山　　85 李思思　　52 王武一　　74 赵柳柳　　61 dtype：int64

5.1.2　DataFrame 基础知识

DataFrame 对象是 Pandas 中最重要的对象，和其他语言中的 DataFrame 对象相似，每列的类型必须相同，而每行允许包含混合类型。使用 DataFrame 的 dtypes 属性或 info 方法查看 DataFrame 中的数据类型信息。DataFrame 对象是一个表格型的数据结构，由行和列组成，每行有一个行索引 index，每列有一个列索引 columns，使用广泛，后续章节中读取的文件数据均为 DtatFrame 对象。其创建的语法格式为

$$pd.DataFrame(data,index,columns,dtype)$$

其中，data 表示数据，index 表示行标签，columns 表示列标签，dtype 表示每列的数据类型。Pandas 提供了丰富的函数操作对 DataFrame 数据进行计算与分析。

继续丰富前面关于大学生健康数据，添加性别、身高及年龄等数据。代码如下：

In：	Data=[['张山山', '男',180,85],['李思思', '女',164,52],['王武一', '男',178,74],['赵柳柳', '女',168,61]]　#创建数据列表 ColumnsName=['姓名', '性别', '身高 cm', '体重 kg']　#创建列标签数据列表 StudentData=pd.DataFrame(data=Data,columns=ColumnsName)　#创建 DataFrame 对象 Age=[20,21,19,20]　#创建年龄数据 StudentData.insert(1, '年龄',Age)　#添加列标签 ColumnsName=['年龄']+ColumnsName　链接列名 StudentData

Out：					
		姓名	年龄	性别	身高cm	体重kg
	0	张山山	20	男	180	85
	1	李思思	21	女	164	52
	2	王武一	19	男	178	74
	3	赵柳柳	20	女	168	61

5.1.3　Index 的基础知识

通过切片操作，Pandas 中的索引可以轻松获取数据集的子集，这为后续从大型数据

中提取子集数据提供了便捷的访问、选取和过滤通道。前面介绍的两种 Pandas 结构都包含了索引，Series 中的 index 属性、DataFrame 中的 index 和 columns 都是 Pandas 中的 Index 对象。在创建 Series 和 DataFrame 时，使用的数组或字典等序列的标签就会转换为 Index。其特点是唯一、有序及可切片。

对 Index 对象可以进行的基本操作包括添加、删除、连接、计算交集、并集、差集等操作，后续章节中的数据维护也将用到这些操作，表 5.1 说明了 Index 对象函数的一些基本操作说明，具体使用将在第 6 章中详细介绍。

表 5.1　Index 对象函的基本操作说明

参　　数	含　　　义
delete	删除索引处的元素，返回新的 Index 对象（可以传入索引的数组）
drop	删除传入的元素，返回新的 Index 对象（可以传入元素的数组）
insert	将元素插入索引处，返回新的 Index 对象
append	连接另一个 Index 对象，返回新的 Index 对象
union	与另一个 Index 对象进行并操作，返回两者的并集
difference	与另一个 Index 对象进行差操作，返回两者的差集
intersection	与另一个 Index 对象进行并操作，返回两者的交集
isin	判断 Index 对象中每个元素是否在参数所给的数组对象中，返回一个与 Index 对象长度相同的布尔数组

5.2　Excel 文件读取

医学数据常以二维表格的形式进行存储，其中 Excel 格式最为常见，Pandas 提供了处理此类数据文件的方法，对其数据进行处理。在 Pandas 中读取 Excel 类型的文件时，需将其转换为 DatFramer 格式。使用 read_excel() 和 to_excel() 函数读取，并写入 Excel 文件。本节重点介绍 read_excel() 函数，其语法格式如下：

```
pd.read_excel(filepath_or_buffer, sheet_name = 0, header = 0, names =
None, index_col = None, usecols = None, squeeze = False,dtype = None,
engine = None, converters = None, true_values = None, false_values =
None, skiprows = None, nrows = None, na_values = None, parse_dates =
False, date_parser = None, thousands = None, comment = None, skipfooter =
0, convert_float = True, ** kwds)
```

表 5.2 列出了 read_excel() 函数常用参数的含义。

表 5.2　read_excel( )函数的参数介绍

参　数	含　义
filepath_or_buffer	设置需要访问的文件的有效路径
sheet_name	指定读取的工作表名称
header	指定作为整个数据集列名的行.如果数据集中没有列名,则需要设置 header＝None.对有表头的数据识别第一行作为 header
names	用于结果的列名列表,如果数据文件中没有列标题行,就需要执行 header＝None
index_col	int or sequence or False, default None 指定数据集中的某 1 列作为索引 (index_col ＝ 1/2)
usecols	指定只读取文件中的某一列数据.例如:只读取前四列,usecols ＝ [0,1, 2,3])
.squeeze	boolean, default False 如果文件值包含一列,则返回一个 Series
dtype	Type name or dict of column —> type, default None 每列数据的数据类型。例如 {'a': np.float64, 'b': np.int32}
skiprows	list—like or integer, default None 需要忽略的行数(从文件开始处算起), 或需要跳过的行号列表(从 0 开始)
nrows	int, default None 需读取的行数(从文件头开始算起)
na_values	scalar, str, list-like, or dict, default None 一组用于替换 NA/NaN 的值。 如果传参,需要制定特定列的空值。默认' N/A', 'NA', 'NULL', 'NaN', ' nan'
skipfooter	跳过末尾 n 行

【例 5.1】　以读取某医院 2018 年销售数据为例,解释各参数含义及作用。

（1）filepath_or_buffer 的存储路径(建议使用英文路径以及英文命名方式)。

In：	filepath_or_buffer ＝ r'D:\ Python_data_analysis \hospital_sale.xlsx' ♯r 是 raw 的首字母,表示按原样输出字符串

（2）sheet_name 要读取的工作表名称。

类型为整型数字、列表名、SheetN,或上述三种组成的列表。整型数字:目标 sheet 所在的位置,以 0 为起始,比如 sheet_name ＝ 'Sheet1'代表第 1 个工作表。

In：	data ＝ pd.read_excel(filepath_or_buffer, sheet_name ＝ 'Sheet1') data.head()

Out:		购药时间	社保卡号	商品编码	商品名称	销售数量	应收金额	实收金额
	0	2018-01-01 星期五	1.616528e+06	236701.0	强力VC银翘片	6.0	82.8	69.00
	1	2018-01-02 星期六	1.616528e+06	236701.0	清热解毒口服液	1.0	28.0	24.64
	2	2018-01-06 星期三	1.260283e+07	236701.0	感康	2.0	16.8	15.00
	3	2018-01-11 星期一	1.007034e+10	236701.0	三九感冒灵	1.0	28.0	28.00
	4	2018-01-15 星期五	1.015543e+08	236701.0	三九感冒灵	8.0	224.0	208.00

SheetN 代表第 N 个 sheet，S 要大写，并注意与整型数字的区别。组合列表：sheet_name ＝ [0,'2018 销售数据','Sheet4']，代表读取三个工作表，分别为第 1 个工作表、名为"2018 销售数据"的工作表和第 4 个工作表。sheet_name 默认为 0，取 Excel 第一个工作表。如果读取多个工作表，则显示表格的字典。对于初学者而言，建议每次读取一个工作表，然后进行二次整合。

（3）header 表示用哪一行作列名。默认为 0，如果设置为[0,1]，则表示将前两行作为多重索引。

In:	data ＝ pd.read_excel(filepath_or_buffer, sheet_name ＝ 'Sheet1',header[0,1]) data.head()

Out:		购药时间	社保卡号	商品编码	商品名称	销售数量	应收金额	实收金额
		2018-01-01 星期五	001616528	236701	强力VC银翘片	6	82.8	69
	0	2018-01-02 星期六	1.616528e+06	236701.0	清热解毒口服液	1.0	28.0	24.64
	1	2018-01-06 星期三	1.260283e+07	236701.0	感康	2.0	16.8	15.00
	2	2018-01-11 星期一	1.007034e+10	236701.0	三九感冒灵	1.0	28.0	28.00
	3	2018-01-15 星期五	1.015543e+08	236701.0	三九感冒灵	8.0	224.0	208.00
	4	2018-01-20 星期三	1.338953e+07	236701.0	三九感冒灵	1.0	28.0	28.00

（4）names 定义最终的列名。一般适用于 Excel 缺少列名，或者需要重新定义列名的情况。注意：names 的长度必须和 Excel 列长度一致，否则会报错。

In:	data ＝ pd.read_excel(filepath_or_buffer, sheet_name ＝ 'Sheet1', 　　names ＝ ['gysj','sbkh','ypbm','spmc','xssl','ysje','ssje']) data.head()　 ♯显示前 5 条记录

Out:		gysj	sbkh	ypbm	spmc	xssl	ysje	ssje
	0	2018-01-01 星期五	1.616528e+06	236701.0	强力VC银翘片	6.0	82.8	69.00
	1	2018-01-02 星期六	1.616528e+06	236701.0	清热解毒口服液	1.0	28.0	24.64
	2	2018-01-06 星期三	1.260283e+07	236701.0	感康	2.0	16.8	15.00
	3	2018-01-11 星期一	1.007034e+10	236701.0	三九感冒灵	1.0	28.0	28.00
	4	2018-01-15 星期五	1.015543e+08	236701.0	三九感冒灵	8.0	224.0	208.00

（5）index_col 用作索引的列。一般作为工作表列名称，如 index_col = ""、整型或整型列表，如 index_col = 0 或 [0，1]，如果选择多个列，则返回多重索引。

| In： | data = pd.read_excel(filepath_or_buffer, sheet_name = 'Sheet1', index_col = '商品编码')
data.head() ♯ 显示前 5 条记录 |

Out：

商品编码	购药时间	社保卡号	商品名称	销售数量	应收金额	实收金额
236701.0	2018-01-01 星期五	1.616528e+06	强力VC银翘片	6.0	82.8	69.00
236701.0	2018-01-02 星期六	1.616528e+06	清热解毒口服液	1.0	28.0	24.64
236701.0	2018-01-06 星期三	1.260283e+07	感康	2.0	16.8	15.00
236701.0	2018-01-11 星期一	1.007034e+10	三九感冒灵	1.0	28.0	28.00
236701.0	2018-01-15 星期五	1.015543e+08	三九感冒灵	8.0	224.0	208.00

（6）usecols。指定读取哪些列，从 0 开始（整型），如[0,2,3]；使用 Excel 传统的列名"A""B"等字母，如"A:C, E"="A, B, C, E"，注意两边都包括。usecols 可避免读取全量数据，而是以分析需求为导向选择特定数据，能够大幅提高效率。

| In： | data = pd.read_excel(filepath_or_buffer, sheet_name = 'Sheet1', usecols = [0, 1, 3])
data.head() ♯ 显示前 5 条记录 |

Out：

商品编码	购药时间	社保卡号	商品名称	销售数量	应收金额	实收金额
236701.0	2018-01-01 星期五	1.616528e+06	强力VC银翘片	6.0	82.8	69.00
236701.0	2018-01-02 星期六	1.616528e+06	清热解毒口服液	1.0	28.0	24.64
236701.0	2018-01-06 星期三	1.260283e+07	感康	2.0	16.8	15.00
236701.0	2018-01-11 星期一	1.007034e+10	三九感冒灵	1.0	28.0	28.00
236701.0	2018-01-15 星期五	1.015543e+08	三九感冒灵	8.0	224.0	208.00

（7）squeeze 当数据仅包含一列。squeeze 为 True 时，返回 Series，反之返回 DataFrame。

| In： | data = pd.read_excel(filepath_or_buffer, sheet_name = 'Sheet1', squeeze = True)
data.head() ♯ 显示前 5 条记录 |

| Out： | 0   2018 - 01 - 01 星期五
1   2018 - 01 - 02 星期六
2   2018 - 01 - 06 星期三
3   2018 - 01 - 11 星期一
4   2018 - 01 - 15 星期五
Name：购药时间, dtype：object |

| In： | data = pd.read_excel(filepath_or_buffer, sheet_name = 'Sheet1', squeeze = False)
data.head() ♯ 显示前 5 条记录 |

Out:		购药时间
	0	2018-01-01 星期五
	1	2018-01-02 星期六
	2	2018-01-06 星期三
	3	2018-01-11 星期一
	4	2018-01-15 星期五

（8）converters 强制规定列数据类型。将"商品编码"列数据类型强制规定为字符串（pandas 默认将文本类的数据读取为整型），"销售数量"列强制规定为整型。主要用途：保留以文本形式存储的数字。

In:	data = pd.read_excel(filepath_or_buffer, sheet_name = 'Sheet1', converters = {'商品编码':str, '社保卡号':str, '销售数量':int })
	data['商品编码'].dtype

Out:	dtype('O')

（9）skiprows 跳过特定行。skiprows= n，跳过前 n 行；skiprows = $[a, b, c]$，跳过第 $a+1$，$b+1$，$c+1$ 行（索引从 0 开始）；使用 skiprows 后，有可能首行（即列名）也会被跳过。如使用 skiprows 不显示某些行时，需注意排除前 3 行是 skiprows=3，排除第 3 行是 skiprows=[3]。

In:	data = pd.read_excel(filepath_or_buffer, sheet_name = 'Sheet1', skiprows = [1,2,3])
	♯ 跳过第 2,3,4 行数据（索引从 0 开始，包括列名）
	data.head()

Out:		购药时间	社保卡号	商品编码	商品名称	销售数量	应收金额	实收金额
	0	2018-01-11 星期一	1.007034e+10	236701.0	三九感冒灵	1.0	28.0	28.00
	1	2018-01-15 星期五	1.015543e+08	236701.0	三九感冒灵	8.0	224.0	208.00
	2	2018-01-20 星期三	1.338953e+07	236701.0	三九感冒灵	1.0	28.0	28.00
	3	2018-01-31 星期日	1.014649e+08	236701.0	三九感冒灵	2.0	56.0	56.00
	4	2018-02-17 星期三	1.117733e+07	236701.0	三九感冒灵	5.0	149.0	131.12

（10）nrows 需要读取的行数。如果只想了解 Excel 的列名及概况，不必读取全量数据，nrows 会十分有用。

In:	data = pd.read_excel(io, sheet_name = 0, nrows = 10)　　♯读取 10 行
	data

Out：

	购药时间	社保卡号	商品编码	商品名称	销售数量	应收金额	实收金额
0	2018-01-01 星期五	1616528	236701	强力VC银翘片	6	82.8	69.00
1	2018-01-02 星期六	1616528	236701	清热解毒口服液	1	28.0	24.64
2	2018-01-06 星期三	12602828	236701	感康	2	16.8	15.00
3	2018-01-11 星期一	10070343428	236701	三九感冒灵	1	28.0	28.00
4	2018-01-15 星期五	101554328	236701	三九感冒灵	8	224.0	208.00
5	2018-01-20 星期三	13389528	236701	三九感冒灵	1	28.0	28.00
6	2018-01-31 星期日	101464928	236701	三九感冒灵	2	56.0	56.00
7	2018-02-17 星期三	11177328	236701	三九感冒灵	5	149.0	131.12
8	2018-02-22 星期一	10065687828	236701	三九感冒灵	1	29.8	26.22
9	2018-02-24 星期三	13389528	236701	三九感冒灵	4	119.2	104.89

(11) skipfooter 跳过末尾 n 行。

In：
```
data = pd.read_excel(io,sheet_name = 0, skipfooter = 10)
# skipfooter = 10，跳过末尾 10 行(索引从 0 开始)
```

5.3 CSV 文件读取

逗号分隔值(Comma-Separated Values,CSV),有时也称为字符分隔值,其文件以纯文本形式存储表格数据(数字和文本)。纯文本意味着该文件是一个字符序列,不含必须像二进制数字那样被解读的数据。CSV 文件由任意数目的记录组成,记录间以某种换行符分隔;每条记录由字段组成,字段间的分隔符是其他字符或字符串,最常见的是逗号或制表符。建议使用 WORDPAD 或是记事本来开启,也可以另存新档后用 EXCEL 开启。Pandas 提供了 read_csv()函数用于读取 CSV 文件,函数的参数与 read_excel()的参数及含义相似,参数说明可参考表 5.1,其语法格式为:

```
pd.read_csv(filepath_or_buffer, sheet_name= 0, header= 0, names=
None, index_col= None, usecols= None, squeeze= False, dtype= None,
engine= None, converters= None, true_values= None, false_values=
None, skiprows= None, nrows= None, na_values= None, parse_dates=
False, date_parser= None, thousands= None, comment= None, skipfooter= 0,
convert_float= True)
```

【例 5.2】 以某动物实验数据为例,读取数据集,了解数据集概况,为后续分析各项数据间的相互关系做准备。

In：
```
io=r'D:/ Python_data_analysis/animal_colic.csv'   #绑定文件路径对象
data=pd.read_csv(io)    #读取文件内容
data.head()    #显示数据前五行
```

Out：

	surgery	age	pulse	temperature_of_extremities	mucous_membranes	packed_cell_volume	outcome	lesion_1
0	no	adult	66.0	cool	NaN	45.0	died	11300
1	yes	adult	88.0	NaN	pale_cyanotic	50.0	euthanized	2208
2	no	adult	40.0	normal	pale_pink	33.0	lived	0
3	yes	young	164.0	cold	dark_cyanotic	48.0	died	2208
4	no	adult	104.0	NaN	dark_cyanotic	74.0	died	4300

In：
```
datat.info()
#查看数据集详细信息，了解数据集数据结构及数据缺失情况
```

Out：
```
<class 'pandas.core.frame.DataFrame'>
RangeIndex：300 entries，0 to 299
Data columns (total 8 columns)：
 #    Column                       Non—Null Count      Dtype
——   ———                          ———————             ———
 0    surgery                      299 non—null        object
 1    age                          300 non—null        object
 2    pulse                        276 non—null        float64
 3    temperature_of_extremities   244 non—null        object
 4    mucous_membranes             253 non—null        object
 5    packed_cell_volume           271 non—null        float64
 6    outcome                      299 non—null        object
 7    lesion_1                     300 non—null        int64
dtypes：float64(2)，int64(1)，object(5)
memory usage：18.9+ KB
```

注意：直接读取的数据按照浮点型数据处理，例如，pulse 脉搏数据为浮点型，在后续进行数据统计计算、可视化等操作中需注意数值型数据的类型，以免造成错误。关于缺失值处理将在第 6 章中进行详细说明。

（1）有的集成开发环境(IDE)中利用 Pandas 的 read_csv 函数导入数据文件时，若文件路径或文件名包含中文，会报错。使用以下的方法解决，代码如下：

In：
```
#df=pd.read_csv('F：/测试文件夹/测试数据.csv')    #报错
f=open('F：/测试文件夹/测试数据.csv')
df=pd.read_csv(f)
```

（2）对于不规则分隔符，使用规则表达式读取文件更为方便，文件中的分隔符采用的是空格，只需要设置 sep=""即可。当分隔符并不是单个的空格而是多个空格时，可使用以下方法进行读取，代码如下：

In：
```
data = pd.read_csv("data.csv"，sep="\s+")
```

通过 converters 参数设置，将浮点型数据转换为整数类型数据。

In：	`def fun(x)：`
	`    return int(x)`
	`df = pd.read_csv('animal_colic.csv', sep=',', header=None, converters={'pulse'：int})`
	`#sep 为字段分隔符，converters 设置指定列的处理函数，也可以用"序号"`
	`df.head()`

Out：		0	1	2	3	4	5	6	7

	0	surgery	age	pulse	temperature_of_extremities	mucous_membranes	packed_cell_volume	outcome	lesion_1
	1	no	adult	66	cool	NaN	45	died	11300
	2	yes	adult	88	NaN	pale_cyanotic	50	euthanized	2208
	3	no	adult	40	normal	pale_pink	33	lived	0
	4	yes	young	164	cold	dark_cyanotic	48	died	2208

但此时数据集中的字段名变为了一条数据记录，代码如下：

In：	`df = pd.read_csv('animal_colic.csv', sep=',', dtype='str')` #sep 为字段分隔符 `df.head()` `df['pulse'].astype(int)` #然后将某一列数据类型转换，注意 NaN 值

Out：		surgery	age	pulse	temperature_of_extremities	mucous_membranes	packed_cell_volume	outcome	lesion_1
	0	no	adult	66	cool	NaN	45	died	11300
	1	yes	adult	88	NaN	pale_cyanotic	50	euthanized	2208
	2	no	adult	40	normal	pale_pink	33	lived	0
	3	yes	young	164	cold	dark_cyanotic	48	died	2208
	4	no	adult	104	NaN	dark_cyanotic	74	died	4300

In：	`df['pulse'].astype(int)` #然后将某一列数据类型转换，注意 NaN 值

Out：	ValueError：connot couvert float Nan to integer

In：	`df['pulse'].replace(np.nan, 0, inplace=True)`
	`#np.nan 或者 np.inf 都是 float 的类型，而且无法转成 int，o 替换`
	`df['pulse']=df['pulse'].astype(int)` #将数据类型转换，并将结果绑定给数据对象

Out：	surgery object age object pulse int32 temperature_of_extremities object mucous_membranes object packed_cell_volume object outcome object lesion_1 object dtype：object

5.4　data 与 txt 文件读取

read_table()函数能够读取 data 与 txt 类型文件，read_table()和 read_csv 函数基本用法是一致的，区别在于 separator 分隔符。csv 是逗号分隔值，仅能正确读入以","分割的数据，read_table 默认是'\t'(也就是 tab 空白区)切割数据集。其语法格式为：

```
read_table(filepath_or_buffer, sep='\t', header='infer', names=
None, index_col=None, usecols=None, dtype=None, converters=None,
skiprows=None, skipfooter=None, nrows=None, na_values=None, skip_
blank_lines=True, parse_dates=False, thousands=None, comment=
None, encoding=None)
```

表 5.3 列举了 read_table()函数常用参数的含义。

表 5.3 read_tablel()函数的参数说明

参 数	含 义
sep	指定原数据集中各变量之间的分隔符，默认为 tab 制表符
converters	通过字典格式，为数据集中的某些变量设置转换函数
skip_blank_lines	跳过空白行，默认为 True
parse_dates	参数值为 True 时，则尝试解析数据框的行索引；参数为列表，则尝试解析对应的日期列；如果参数为嵌套列表，则将某些列合并为日期列；如果参数为字典，则解析对应的列(即字典中的值)，并生成新的变量名(即字典中的键)
thousands	指定原数据集中的千分位符
encoding	为防止中文乱码，可以借助该参数解决(通常设置为"utf-8"或者"gbk")指定注释符，在读取数据时，如果碰到行首指定的注释符，则跳过该行

【例 5.3】 读取来自 UCI 数据集关于胃溃疡疾病的相关统计的 txt 文件(有删减)，其中第一列代表性别(1 男,0 女)，第二列代表发病年龄，第三列代表疾病持续时间，第四列代表并发症(1 有,0 没有)。代码如下：

```
In:   #用 read_table 函数读取文本文件的数据
      data=pd.read_table('D:/Python_data_analysis/gastriculcer.txt',
      #文件路径，前面的 filepath_or_buffer 符可省略掉
          sep=',', #指定数据中变量之间的分隔符
          header=None , #不需要将原来的数据中的第一行读作表头
          names=['性别','年龄','时间','并发症'], #重新为各列起变量名称
          skiprows=2 , #跳过开头的两行数据
          comment='0') #不读取"0"开头的数据行
      data
```

Out:

	性别	年龄	时间	并发症
0	1	46	12	NaN
1	1	26	5	NaN
2	1	28	2	1.0

In：	data.to_csv('D:/ Python_data_analysis/ 6—7gastriculcer.csv') ♯写入文件内容,保存文件 print("csv 文件保存成功")
Out：	csv 文件保存成功

不论是读取 txt 文件,还是 excel 文件或 CSV 文件数据,函数参数的含义都是相似的。Pandas 模块还提供了 read_sql_query()函数实现了对数据库的查询,to_sql()函数实现了对数据库的写入,此处不再进行介绍。此外,UCI 数据集网站经常会提供 data 类型数据。

【例5.4】 读取乳腺癌数据集 data 文件中部分数据,共计 568 条记录,32 个字段,选取其中 10 个重要字段做数据分析。代码如下:

In：	data＝pd.read_table('D:/wdbc.data',sep=',',header＝None) 　♯无字段名需添加 data.columns=['ID', 'diagnosis', 'radiue', 'texture', 'perimeter', 'area', 'smooth', 'compactness', 'concavity', 'concave_points', 'symmetry', 'dimension', 'SE', 'L14', 'L15', 'L16', 'L17', 'L18', 'L19', 'L20', 'L21', 'L22', 'worst_SE', 'L24', 'L25', 'L26', 'L27', 'L28', 'L29', 'L30', 'L31', 'L32'] data.head()

Out：		ID	diagnosis	radiue	texture	perimeter	area	smooth	compactness	concavity	concave_points	...	worst_SE	L24	L25	L26	L27	
	0	842517	M	20.570	17.77	132.90	1326.0	0.08474	0.07864	0.086900	0.070170	...	24.990	23.41	158.80	1956.0	0.12380	0
	1	84300903	M	19.690	21.25	130.00	1203.0	0.10960	0.15990	0.197400	0.127900	...	23.570	25.53	152.50	1709.0	0.14440	0
	2	84348301	M	11.420	20.38	77.58	386.1	0.14250	0.28390	0.241400	0.105200	...	14.910	26.50	98.87	567.7	0.20980	0
	3	84358402	M	20.290	14.34	135.10	1297.0	0.10030	0.13280	0.198000	0.104300	...	22.540	16.67	152.20	1575.0	0.13740	0
	4	843786	M	12.450	15.70	82.57	477.1	0.12780	0.17000	0.157800	0.080890	...	15.470	23.75	103.40	741.6	0.17910	0
	5	844359	M	18.250	19.98	119.60	1040.0	0.09463	0.10900	0.112700	0.074000	...	22.880	27.66	153.20	1606.0	0.14420	0
	6	84458202	M	13.710	20.83	90.20	577.9	0.11890	0.16450	0.093660	0.059850	...	17.060	28.14	110.60	897.0	0.16540	0
	7	844981	M	13.000	21.82	87.50	519.8	0.12730	0.19320	0.185900	0.093530	...	15.490	30.73	106.20	739.3	0.17030	0
	8	84501001	M	12.460	24.04	83.97	475.9	0.11860	0.23960	0.227300	0.085430	...	15.090	40.68	97.65	711.4	0.18530	1
	9	845636	M	16.020	23.24	102.70	797.8	0.08206	0.06669	0.032990	0.033230	...	19.190	33.88	123.80	1150.0	0.11810	0

5.5　其他类型文件读取

JSON(JavaScript Object Notation)是一种轻量级的数据交换格式,易于阅读和理解,也易于机器解析和生成。JSON 采用独立于语言的文本格式,使用了类似于 C 语言家族的习惯(包括 C、C++、C♯、Java、JavaScript、Perl、Python 等)。这些特性使得 JSON 成为理想的数据交换语言。此外,Pandas 还提供了读取 txt、HTML、剪贴板 Clipboard、SQL 等形式数据的函数。

1. read_json()函数

【例5.5】 创建并读取 json 格式对象。代码如下:

In：	dict='{"index":[1,2],"columns":["name","url", "page"], "data":[["BeJson","http://www.bejson.com",88],["BeJson","http://www.bejson.com",88]]}'

df＝pd.read_json(dict,orient='split') df		♯字符串形式的字典

Out：

	name	url	page
1	BeJson	http://www.bejson.com	88
2	BeJson	http://www.bejson.com	88

2. read_html()函数

【例5.6】 通过抓取网页信息，读取 HTML 文件到本地存盘，创建 csv 类型文件。代码如下：

In：	♯ 世界人口排行榜 for i in range(15)： ♯ 页面地址，注意添加_%d 　url ＝ "https：//www.phb123.com/city/renkou/rk_%d.html" ％ (i+1) 　♯ 调用 read_html 函数，解析页面地址获取数据 List 　url_read ＝ pd.read_html(url, header=0)[0] 　♯ 将数据存入 csv 文件 　url_read.to_csv('rnkou_list.csv',mode='a',encoding='utf_8_sig',header=0, index=False) h＝pd.read_csv('rnkou_list.csv') h＝h.transpose() ♯由于生成表格式问题，对 h 对象进行行列转置 h.head() ♯但仍然发现行索引未指定，对于数据的维护将在第 6 章中进行详细介绍

Out：

	0	1	2	3	4	5	6
1	2	3	4	5	6	7	8
中国	印度	美国	印度尼西亚	巴基斯坦	尼日利亚	巴西	孟加拉国
1447301400	1403018576	334282669	278374305	228318794	215281234	214981893	167455589	1·
0.38%	1.00%	0.59%	1.07%	1.99%	2.57%	0.71%	1.01%	
149.22	427.86	35.72	146.56	260.22	234.63	25.29	1137.67	

5 rows × 237 columns

5.6 利用 Pandas 分析读取医学数据的应用案例

读取一份身高、体重的体检数据，为后续开展身高、体重的管理工作做准备。体检数据的格式为 txt，因此使用 read_table()进行数据文件的读取。代码如下：

In：	import pandas as pd body＝pd.read_table('weight.txt',delim_whitespace=True) body.head()

In：	body.describe()

Out：		height	weight
	count	16.000000	16.00000
	mean	1.414375	42.50000
	std	0.354137	24.21845
	min	0.830000	11.00000
	25%	1.110000	19.25000
	50%	1.530000	44.50000
	75%	1.680000	60.25000
	max	1.900000	89.00000

Out：		height	weight
	0	0.86	12
	1	0.83	11
	2	0.96	15
	3	1.08	17
	4	1.12	20

Pandas 还提供了一个经常使用的数据描述性函数 describe()，可回显数据中心的最大值（max）、最小值（min）、平均数（mean）、中位数（50％）、标准差（std）等统计描述信息。对于数据质量较好的数据可直接进行观测，为后续开展统计推断提供依据。也可通过其他的计算方法，个性化地计算统计描述数据。

 本章小结

本章介绍了 Pandas 的数据结构对象、Index 对象、Excel、CSV、data、txt 类型文件的读取，以及 josn 和 HTML 文件的读取方法，并详细介绍了 Pandas 中的 Series 和 DataFrame 对象的创建及索引方法。通过医学数据文件，演示了 read_excel 读取医疗销售数据方法，详细解读函数中各参数的含义及作用；read_csv 读取某动物实验数据，解释了 CSV 格式文件分隔符操作问题；read_table() 读取 UCI 数据集中关于胃溃疡以及乳腺癌数据，此类型数据为机器学习数据集中的常见数据类型，因此通过应用案例中身高、体重的预测数据及实训中关于心脏病的数据集提取，对 read_table() 的使用进行了演示。数据文件的正确读取决定了后续开展数据分析工作的顺利进行。因此，了解获取的数据集类型，选择合适的读取方法，对数据集进行初步的整理（如添加列标签名称、统计性描述）尤为重要。

实训5　医学心脏病
数据集文件读取

习题5

第6章 医学数据处理与分析

📅 学习目标

(1) 掌握利用 Pandas 进行数据预处理的基本过程。
(2) 运用 Pandas 相关函数进行数据维护、检索及统计计算。
(3) 使用 Pandas 进行数据可视化分析。

📋 思政目标

通过展示数据分析的流程，理解 Pandas 进行数据分析的原理，运用相关函数进行数据处理。在此过程中，引导学生建立全局观念意识，开始一项数据分析任务前要做好基本的准备工作，从而理解"磨刀不误砍柴工"。只有前期充分地准备和合理地安排计划，才能够事半功倍地完成一个数据分析项目。

Pandas 是建立在 NumPy 基础上的高效数据分析处理库，是 Python 的重要数据分析库。Pandas 提供了众多的高级函数，极大地简化了数据处理的流程，提供了处理电子表格等数据的快速加载、操作、对齐、合并等操作功能。导入 Pandas 库之后，就可以调用 Pandas 的函数加载、处理数据文件了。本章将介绍利用 Pandas 进行数据预处理、数据维护、数据检索、数据统计及数据可视化的基本操作方法。

6.1 数据预处理

在开始数据分析工作前，应当充分了解数据集的情况。首先需要考察数据的关键特征，如集中趋势和离散程度，而考察变量间关系的重要特征，则需通过一些简单的统计方法，计算各变量间的相关性。集中趋势的主要观测内容包含均值、中位数和众数，比如前面章节中利用 describe 方法进行查看；离散程度则通过方差、标准差、四分位距进行描述；而数据的质量则需要了解数据的缺失、噪声及离群点等情况。关于集中趋势与离散程度问题将在后续章节中进行介绍。

6.1.1　为什么进行数据预处理

数据预处理是开始数据分析的第一步,只有充分了解数据情况并对数据质量进行检验后,方可初步尝试分析数据,为后续的数据统计、分析及可视化提供有力支撑。医学大数据往往来源于实际工作中的收集。收集的过程中往往存在缺失值、噪声数据、数据不一致、数据冗余或者与分析需求不相关的变量属性等情况,这些问题将导致数据集的"清洁度"不够高,从而直接导致数据分析结果不尽如人意或根本无法进行分析。

现实世界中,数据大体上是不完整、不一致的"脏数据",无法直接进行数据分析。为提高数据分析的质量,Pandas 提供了丰富的函数,用于对数据进行合并、清洗过滤和分组聚合等操作。清洁度高的数据集易于操作,适合建模和可视化,并应具有如下特定的结构:

（1）每个变量都是一列。

（2）每个观察值都是一行。

（3）每种类型的观察单位是一张表格。

医学的数据较其他领域数据来说,可靠性更高,属性类别也更多。但医学数据存在数据结构复杂、维数高、冗余度大、非规范数据多、较强的时间性等特点,同时医学数据还涉及较多的伦理和法律问题,针对医学数据的这些特点,在进行数据分析之前,要先进行数据预处理,提高数据分析的质量,同时保护患者隐私。

6.1.2　缺失值的查看与处理

前期采集到的数据,或多或少存在一些瑕疵和不足,比如数据缺失、极端值、数据格式不统一等问题。产生此类问题的原因有多种,如采集设备、存储介质、传输媒介等故障问题导致的数据遗漏;采集过程中因对象的某些属性特征不存在而导致的数据空缺;某些信息被认为不重要,或人为将数据忽略从而导致的数据缺失等。

因此,在分析数据之前需要对数据进行预处理。Pandas 提供了专门用于数据预处理的很多函数与方法,用于替换异常数据。数据清洗的目的,是为提高数据质量,将"脏数据"清洗干净,使原数据具有完整性、唯一性、权威性、合法性、一致性等特点。Pandas 中常见的数据清洗操作有空值和缺失值的处理、重复值的处理、异常值的处理、统一数据格式等。数据过滤则是根据某些条件选择特定数据的一种操作,是最常见的数据操作之一。

当数据集加载完毕之后,先检查读入数据的基本结构,Pandas 提供了 head() 函数,用于打印输出前五行数据,也可通过设定函数参数指定打印输出的行数,如 df.head(2)表示打印输出 2 行。目的是对读入的数据有一个大致的了解,如第 5 章的例 5.2 关于某动物实验的数据集,通过 info()函数查看数据集概况,结果显示该数据集共 300 条数据记录,而 8 个属性中,只用 age 和 lesion_1 属性记录完成,其他属性均有不同程度的缺失情况。属性存在缺失不利于后续开展数据分析与可视化,需在分析统计前进行必要的处理。

In：	data.info()
	♯查看数据集详细信息，了解数据集的数据结构及数据缺失情况

Out：	<class 'pandas.core.frame.DataFrame'> RangeIndex：300 entries，0 to 299
	Data columns (total 8 columns)：

♯	Column	Non—Null Count	Dtype
——	———	———————	———
0	surgery	299 non—null	object
1	age	300 non—null	object
2	pulse	276 non—null	float64
3	temperature_of_extremities	244 non—null	object
4	mucous_membranes	253 non—null	object
5	packed_cell_volume	271 non—null	float64
6	outcome	299 non—null	object
7	lesion_1	300 non—null	int64

dtypes：float64(2)，int64(1)，object(5) memory usage：18.9+ KB

几乎任何一个数据集都包含缺失数据。缺失数据有多种表示形式，比如，在数据库中缺失数据表示为 NULL 值在一些编程语言中使用 NA 来表示。根据数据的来源不同，缺失值可能是空字符串等特定的数值。而在 Pandas 中，用 NaN 表示缺失值。

Pandas 中提供了一些用于检查或处理空值和缺失值的函数。空值一般表示数据未知、不适用或将在以后添加。缺失值是指数据集中某个或某些属性的值是不完整的。

1. isnull()函数

表示检查空值的对象，返回一个布尔类型的值，True 代表有空值或缺失值，否则为 False(NaN 或 None 映射到 True 值，其他内容映射到 False)。

In：	data.isnull()

Out：		surgery	age	pulse	temperature_of_extremities	mucous_membranes	packed_cell_volume	outcome	lesion_1
	0	False	False	False	False	True	False	False	False
	1	False	False	False	True	False	False	False	False
	2	False	False	False	False	False	False	False	False
	3	False	False	False	False	False	False	False	False
	4	False	False	False	True	False	False	False	False
	...	...	...	...	...	...	...	...	...

isnull()函数搭配其他不同的函数进行更为复杂的缺失值查看，如通过 any()函数判断哪些列包含缺失值，与 sum()函数配合可查看每列缺失值的数量，为后续进行处理以及更进一步了解数据集情况提供帮助。

In：	data.isnull().any()　♯判断哪些列包含缺失值，该列存在缺失值返回 True,反之 False

Out：	surgery	True
	age	False

pulse	True	
temperature_of_extremities	True	
mucous_membranes	True	
packed_cell_volume	True	
outcome	True	
lesion_1	False	dtype: bool

In：	data.isnull().sum() ♯直观地显示每列缺失值的数量	

Out：		
surgery	1	
age	0	
pulse	24	
temperature_of_extremities	56	
mucous_membranes	47	
packed_cell_volume	29	
outcome	1	
lesion_1	0	dtype：int64

2. notnull( )函数

notnull( )函数与 isnull( )函数的功能是一样的,都是判断数据中是否存在空值或缺失值,不同之处在于,前者发现数据中有空值或缺失值时返回 False,后者返回的是 True。

In：	data.notnull().sum()	

Out：		
surgery	299	
age	300	
pulse	276	
temperature_of_extremities	244	
mucous_membranes	253	
packed_cell_volume	271	
outcome	299	
lesion_1	300	dtype：int64

3. dropna( )函数

dropna( )函数可以直接删除含有缺失数据的行或列。此方法需根据数据集的整体情况而决定是否使用,有些数据集需要保持数据的完整性,删除操作将使得数据集无法使用,从而失去了分析的意义。dropna( )函数除了能够直接删除数据外,还可以通过设置参数控制删除的方式。其语法格式如下：

```
df.dropna(axis= 0, how= 'any', thresh= None, subset= None, inplace=
False)
```

删除有空值或缺失值的行或列,过滤数据中的缺失数据,缺失数据用 NaN 标记。使用 dropna( )处理缺失值和空值,常用参数如表 6.1 所示。

表 6.1　dropna( )函数的参数

参　数	含　　　义
axis	过滤行或列、0 或 index：删除包含缺失值的行，默认为 0。1 或 columns：删除包含缺失值的列
how	过滤的标准，默认值为 any。如果存在 NaN 值，则删除该行或该列 all：如果所有值都是 NaN 值，则删除该行或该列
thresh	保留至少有 n 个非 NaN 的数据行或列
subset	表示在特定的子集中寻找 NaN 值
inplace	是否在原数据上操作。True，直接修改原数据；False，修改原数据的副本，返回新的数据

使用 dropna()处理缺失值和空值。

In：	data.dropna()　# 删除数据集中的空值和缺失值 # 运行结果显示由原来的 300 条数据变为 205 条数据

Out：	...	...	...	...	...	...	...	...	...
	294	no	adult	40.0	normal	normal_pink	37.0	lived	0
	295	yes	adult	120.0	cold	pale_cyanotic	55.0	euthanized	3205
	296	no	adult	72.0	cool	pale_cyanotic	44.0	euthanized	2208
	297	yes	adult	72.0	cold	pale_cyanotic	60.0	died	3205
	298	yes	adult	100.0	cool	pale_pink	50.0	lived	2208

205 rows × 8 columns

In：	data.dropna(axis='columns')# 删除有缺失的列

Out：		age	lesion_1
	0	adult	11300
	1	adult	2208
	2	adult	0
	3	young	2208
	4	adult	4300
	...	...	...

4. fillna( )函数

填充缺失值，使用 fillna()函数进行缺失值填充，常用参数如表 6.2 所示。

表 6.2　fillna( )函数的参数

参　数	含　　　义
inplace	True：直接修改原对象。False：创建一个副本，修改副本，原对象不变（缺省默认）
method	pad/ffill：用前一个非缺失值去填充该缺失值 backfill/bfill：用下一个非缺失值填充该缺失值 None：指定一个值去替换缺失值（缺省默认这种方式）

参　数	含　义
limit	限制填充个数
axis	填充方向

【例6.1】　利用 fillna()对动物实验数据进行填充,将缺失值重新编码为指定值,或使用参数 inplace 直接在原始数据上进行改动,而不会新建副本,此操作对于大型数据来说更为高效。

In:	data.fillna('2.0')　　＃用2.0填充所有缺失值

Out:									
		surgery	age	pulse	temperature_of_extremities	mucous_membranes	packed_cell_volume	outcome	lesion_1
	0	no	adult	66.0	cool	2.0	45.0	died	11300
	1	yes	adult	88.0	2.0	pale_cyanotic	50.0	euthanized	2208
	2	no	adult	40.0	normal	pale_pink	33.0	lived	0
	3	yes	young	164.0	cold	dark_cyanotic	48.0	died	2208
	4	no	adult	104.0	2.0	dark_cyanotic	74.0	died	4300
	...	...	...	...	...	...	...	...	...

In:	data.fillna({'并发症':5.0})　　＃为指定列确实数据填充所有缺失值

Out:									
		surgery	age	pulse	temperature_of_extremities	mucous_membranes	packed_cell_volume	outcome	lesion_1
	0	no	adult	66.0	cool	100.0	45.0	died	11300
	1	yes	adult	88.0	NaN	pale_cyanotic	50.0	euthanized	2208
	2	no	adult	40.0	normal	pale_pink	33.0	lived	0
	3	yes	young	164.0	cold	dark_cyanotic	48.0	died	2208
	4	no	adult	104.0	NaN	dark_cyanotic	74.0	died	4300
	...								

In:	data.fillna(method='bfill')　　＃用缺失值后面的一个值代替缺失值

Out:									
		surgery	age	pulse	temperature_of_extremities	mucous_membranes	packed_cell_volume	outcome	lesion_1
	0	no	adult	66.0	cool	pale_cyanotic	45.0	died	11300
	1	yes	adult	88.0	normal	pale_cyanotic	50.0	euthanized	2208
	2	no	adult	40.0	normal	pale_pink	33.0	lived	0
	3	yes	young	164.0	cold	dark_cyanotic	48.0	died	2208
	4	no	adult	104.0	warm	dark_cyanotic	74.0	died	4300
	...								

In:	data.fillna({'pulse':72},inplace=True)　＃对某列填充指定值 data.isnull().sum()　＃查看填充结果

Out:		
	surgery	1
	age	0
	pulse	0
	temperature_of_extremities	56
	mucous_membranes	47
	packed_cell_volume	29
	outcome	1
	lesion_1	0
	dtype:int64	

　　在上面的操作中,使用了 methond 参数,设置了 bfill 值,表示使用缺失值后面的一个值代替缺失值,类似的操作还有使用前置(ffill)进行填充,这样缺失值会被数据集中已知值或被记录的值所代替,如果缺失值前面没有值,则无法执行前置填充操作。

5. 删除重复值操作

　　除了填充或删除缺失值操作外,Pandas 还提供了删除重复值操作。duplicated()函数用于判断序列中元素是否重复,drop_duplicated()函数用于删除重复值,hasnans()函数用于判断序列是否存在缺失。

　　处理缺失数据的方法有很多种,上面介绍了四种处理缺失值的函数,比如用其他值替换缺失数据。除了指定之外,为了保持数据的完整性及科学性,可以使用现有数据进行填充或直接将缺失数据从数据集中删除,通常使用均值、中位数或众数作为填充值,后续将详细介绍数值的计算方法。但不论是哪种处理方法,都应考虑到原数据集数据的准确性,进行适当的调整,从而保证数据分析结果的准确性。

视频 6.1　Pandas
的数据维护

6.2　Pandas 的数据维护

　　医疗数据往往由于各种原因,存在噪声、缺失值和数据不一致等情况,从而造成数据集的质量低、分析结果差。为了获得更为理想的数据分析结果,提高数据分析的质量,除了对数据中存在缺失值或空值进行必要的删除或填充操作外,数据的维护工作也相当重要,比如数据的提取、数据的添加、数据的清理、数据的变换等。本节将对以上操作所涉及的函数进行详细介绍。

6.2.1　数据的提取

　　根据前期数据分析的需求及目标,需要对所收集到的数据进行提取和选择。数据提取得当,会大大提高数据分析的效率与质量。在整个数据分析过程中,数据的提取是较为重要的一个环节,然后再将提取到的子集数据,进行后续的添加、清理、变换工作,为可视化和统计推断等操作提供一份完整、科学的"干净数据"。

　　【例 6.2】　以一份全球新冠肺炎数据集为例,提取筛选其中需要的数据子集。

In:	io=r'D:/covid19_confirmed_global.csv'　　 ♯绑定文件路径对象 data=pd.read_csv(io)　♯读取文件内容 data.shape　♯查看 data 对象形状
Out:	(274,33)

　　通过显示结果可以看出,这份数据集包含了 274 条记录,33 个属性列,对于数据量较大的数据集,可以通过 get()函数、属性访问以及切片操作筛选出某一列或某一行数据,从

而生成子集。在实际的数据分析操作中,经常需要同时筛选指定的行和列数据。如,假设本次数据分析统计仅需了解全球各个国家 2021 年 3 月 1 日至 3 月 7 日这 7 天的数据情况,可使用 loc()函数或 iloc()函数实现。

iloc()函数用于根据整数位置进行索引或选择,其语法格式为:

$$\text{df.iloc [row, column]}$$

其中,row 参数表示筛选提取的行信息;column 表示筛选提取的列信息。

| In: | ```
#如 df.iloc[0:3] 表示选择第 1 到第 3 行
#如 df.iloc[:,0:3] 表示选择第 1 到第 3 列
#如 df.iloc[[0,3],[2,4]] 表示选择第 1、4 行和第 3、5 列
data.set_index('Country/Region',inplace=True)  #将 Country/Region 作为索引列
Newdata =data.iloc[:,1:7] #选择所有行及第 2 列到第 9 列数据
Newdata.info() #查看提取子集的数据集情况
``` |
|---|---|
| Out: | ```
<class 'pandas.core.frame.DataFrame'>RangeIndex:274 entries, 0 to 273
Data columns (total 8 columns):
 #   Column           Non-Null Count    Dtype
---  ------           --------------    -----
 0   Country/Region   274 non-null      object
 1   3/1/21           274 non-null      int64
 2   3/2/21           274 non-null      int64
 3   3/3/21           274 non-null      int64
 4   3/4/21           274 non-null      int64
 5   3/5/21           274 non-null      int64
 6   3/6/21           274 non-null      int64
 7   3/7/21           274 non-null      int64
dtypes:int64(7), object(1) memory usage:17.2+ KB
``` |

对于类似新冠肺炎的时间序列数据集来说,列信息往往存在一定的规律性,能够通过切片索引的形式,利用列的整数信息表示提取的某一列或某些列。但对于那些列或行的信息没有明显规律性,需要使用标签名称进行提取的数据集来说,可以用 loc()函数实现。

loc()函数按照标签或索引、布尔值或条件进行数据的选择,此种方法较为常用,其语法格式为:

$$\text{df.loc [row, column]}$$

【例 6.3】 以某医院 2018 年销售数据为原始数据集(有修改),提取子集,将购药星期作为索引列,仅提取周末销售数据,并对商品名称列进行指定选择。

| In: | ```
weekenddata=sale.loc[['星期六','星期日'],['商品名称','应收金额','实收金额']].head(2)
``` |
|---|---|
```

Out：		商品名称	应收金额	实收金额
	购药星期			
	星期六	清热解毒口服液	28.0	24.64
	星期六	三九感冒灵	59.6	59.60

In：	sale39＝sale.loc[['星期六', '星期日'],{'商品名称':'三九感冒灵'}].head(2)

Out：		商品名称
	购药星期	
	星期六	清热解毒口服液
	星期六	三九感冒灵

6.2.2　数据的添加与删除

在数据维护的过程中,除了提取子集外,还需要对子集进行必要的数据添加或删除操作,以使数据集更加符合数据分析的需求,提高数据分析效率。

【例 6.4】　对某日新冠肺炎全球确诊病例数据提取子集(today_world_2021_01_28.csv),并对该子集数据进行添加行、列,删除行、列操作。

新增行可以使用如下操作:

(1) 利用 loc()新增行,其语法格式为:df.loc[index] ＝ [a,b,c,d]。

(2) 利用 append()追加行,其语法格式为:df.append (row,ignore_index＝True)。

(3) 利用 at 增加行,其语法格式为:df.at[index,columns]。

其中,loc 中 index 表示按指定索引添加列表信息;append()方法则不会直接对原数据修改,需绑定新对象,追加过程中如参数 row 中的字典内容键与欲追加对象的列标签名不对应,将无法直接追加,此时设置参数 ignore_index ＝ True,使字典内容键与欲追加对象的列标签自动匹配进行追加。

In：	datamin＝data.loc[0:5,['name', 'total_confirm']]　♯利用 read_csv()读取文件后,提取子集 datamin

Out：		name	total_confirm
	0	突尼斯	202323
	1	塞尔维亚	389045
	2	中国	100548
	3	日本本土	376482
	4	泰国	15465
	5	新加坡	59391

In：	datamin.loc['6']＝["俄罗斯", 12000]　　♯ 直接插入 s ＝ pd.Series(["芬兰", 1900], index＝datamin.columns, name='7') datamin ＝ datamin.append(s)　♯需重新绑定 DataFrame 对象 datamin.at['8']＝["德国", 12000] datamin

Out：

	name	total_confirm
0	突尼斯	202323.0
1	塞尔维亚	389045.0
2	中国	100548.0
3	日本本土	376482.0
4	泰国	15465.0
5	新加坡	59391.0
6	俄罗斯	12000.0
7	芬兰	1900.0
8	德国	12000.0

新增列可以使用如下操作：

(1) 通过指定列标签赋值的方式实现。

(2) 通过 insert()函数增加列,即在 Dataframe 的指定列中插入数据其语法格式为：

```
df.insert(loc, column, value, allow_duplicates= False)
```

In： datamin.insert(0, 'time', '')   ＃在第 1 列插入字段 time,列中值为空值
datamin.insert(2, 'min', datamin.total_confirm.min)
＃在第 3 列插入字段 min,并为其添加计算 total_confirm 的最小值

Out：

	time	name	min	total_confirm
0		突尼斯	\<bound method Series.min of 0 202323.0\n1 ...	202323.0
1		塞尔维亚	\<bound method Series.min of 0 202323.0\n1 ...	389045.0
2		中国	\<bound method Series.min of 0 202323.0\n1 ...	100548.0
3		日本本土	\<bound method Series.min of 0 202323.0\n1 ...	376482.0
4		泰国	\<bound method Series.min of 0 202323.0\n1 ...	15465.0
5		新加坡	\<bound method Series.min of 0 202323.0\n1 ...	59391.0

删除行或列操作可以使用 index 对象的 drop 方法,其语法格式为：

```
df.drop(labels= None, axis= 0, index= None, columns= None, level= None, inplace= False, errors= 'raise')
```

drop()函数的参数含义如表 6.3 所示。

表 6.3   drop( )函数的参数

参　　数	含　　　　义
labels	待删除的行名 or 列名
axis	删除时所参考的轴,0 为行,1 为列
index	待删除的行名

续 表

参 数	含 义
columns	待删除的列名
inplace	布尔值,默认为 False,这时返回 copy;若为 True,返回的是删除相应数据后的版本

也可通过 del 命令删除指定列,但需注意,在删除数据时可能对原数据集数据造成不可逆的操作,因此需谨慎使用,尽量使用提取的子集或副本进行删除操作。

```
In: datamin.drop(datamin.index[0], inplace=True)        # 删除第 1 行
    datamin.drop(datamin.index[0:3], inplace=True)      # 删除前 3 行
    datamin.drop(datamin.index[[0, 2]], inplace=True)   # 删除第 1 第 3 行
    datamin
```

Out:

	time	name	min	total_confirm
5		新加坡	\<bound method NDFrame._add_numeric_operations....	59391.0
7		芬兰	\<bound method NDFrame._add_numeric_operations....	1900.0
8		德国	\<bound method NDFrame._add_numeric_operations....	12000.0

```
In: datamincopy=datamin.drop(['min', 'time'], axis=1)
    # drop 不会就地修改,而是创建副本返回
    datamincopy
```

Out:

	name	total_confirm
5	新加坡	59391.0
7	芬兰	1900.0
8	德国	12000.0

6.2.3 数据的变换

数据变换的作用在于将数据进行规范化处理,将数据变换为符合数据分析要求、可用作数据分析的格式或类型。变换操作包括行与列之间的转置操作、列的拆分、数据类型转换等。

【例 6.5】 有时获取的数据结构并不理想,需要进行行列的转换操作,如将例 6.4 中的数据进行行列转换,将国家作为列标签,累计确诊作为行标签。使用 transpose() 函数实现。

In:	datamin.transpose()

Out:		0	1	2	3	4	5
	name	突尼斯	塞尔维亚	中国	日本本土	泰国	新加坡
	total_confirm	202323	389045	100548	376482	15465	59391

【例 6.6】 在第 5 章使用的某医院 2018 年销售数据集中,购药时间包含了日期及星期信息,如果为了便于统计,将该属性列拆分为两列,并将拆分出的星期数据替换原来的购药时间列。

In:	sale.head(1)

Out:		购药时间	社保卡号	商品编码	商品名称	销售数量	应收金额	实收金额
	0	2018-01-01 星期五	1.616528e+06	236701.0	强力VC银翘片	6.0	82.8	69.00

In:	timesplit＝sale['购药时间'].str.split('') ♯依据空格为拆分字符串里字符 timesplit.head()

Out:	0 [2018 - 01 - 01,星期五] 1 [2018 - 01 - 02,星期六] 2 [2018 - 01 - 06,星期三] 3 [2018 - 01 - 11,星期一] 4 [2018 - 01 - 15,星期五] Name:购药时间, dtype: object

In:	week＝timesplit.str.get(1) ♯提取列表中星期字符串 sale['购药时间']＝week ♯替换原购药时间列数据 sale.head()

Out:		购药时间	社保卡号	商品编码	商品名称	销售数量	应收金额	实收金额
	0	星期五	1.616528e+06	236701.0	强力VC银翘片	6.0	82.8	69.00
	1	星期六	1.616528e+06	236701.0	清热解毒口服液	1.0	28.0	24.64
	2	星期三	1.260283e+07	236701.0	感康	2.0	16.8	15.00
	3	星期一	1.007034e+10	236701.0	三九感冒灵	1.0	28.0	28.00
	4	星期五	1.015543e+08	236701.0	三九感冒灵	8.0	224.0	208.00

另外,在医学数据中通常出现的病患性别属性,可将数据中心中的文本型属性"男""女",修改为 1 和 0。对于能够使用数字表示程度的属性,修改为数值类型数据便于后期统计,例如经历过的胸痛类型 1 表示"典型心绞痛";2 表示"非典型性心绞痛";3 表示"非心绞痛";4 表示"无症状"等。

【例 6.7】 对动物实验数据进行列标签修改、数据规范化处理,这份数据集包含了 8 个属性,具体属性含义如表 6.4 所示。

表 6.4　动物实验数据集属性含义

名　称	含　义
surgery	是否手术
age	年龄
pulse	每分钟心率(正常范围为 30～40,患有疼痛性病变心率可能升高)
temperature_of_extremities	外周循环体温(冷可能休克,热可能与直肠温度升高有关)
mucous_membranes	黏膜颜色(颜色越深血液循环受损严重)
packed_cell_volume	血细胞压积(正常范围为 3～50;当血液循环受损或动物脱水数值上升)
outcome	最终情况
lesion_1	病变部位

在此数据中动物的最终情况被分为存活、死亡和安乐死三类,将死亡和安乐死两类进行合并,并将取值转化为数值型,0 代表死亡,1 代表存活,即 outcome 变量中的'died'和'euthanized'映射为 0,'lived'映射为 1。map()函数能够轻松完成此项任务,其语法格式为:

$$\texttt{Series.map(arg, na\_action= None)}$$

其中,arg 参数表示映射的对应关系,通常为函数、字典或 Series 对象;na_action 参数的作用为是否传递 NAN 值的设置,默认为 None。Pandas 中的 map()的作用是将函数、字典或 Series 对象与对应的单个列的每一个元素建立联系并串行得到结果。map()函数可以用于 Series 对象或 DataFrame 对象的一列,接收函数作为或字典对象作为参数,返回经过函数或字典映射处理后的值。

In:	test['outcome'].map({'died':0, 'euthanized':0, 'lived':1}) ♯利用字典进行映射 test.head()

Out:

	surgery	age	pulse	temperature_of_extremities	mucous_membranes	packed_cell_volume	outcome	lesion_1
0	no	adult	66.0	cool	NaN	45.0	0.0	11300
1	yes	adult	88.0	NaN	pale_cyanotic	50.0	0.0	2208
2	no	adult	40.0	normal	pale_pink	33.0	1.0	0
3	yes	young	164.0	cold	dark_cyanotic	48.0	0.0	2208
4	no	adult	104.0	NaN	dark_cyanotic	74.0	0.0	4300

此外,利用 info()查看数据集概况时,经常出现数据类型为 object 的情况,其在 Python 中对应的是 str 字符类型。例如,本数据集中属性 lesion_1 的一串数字表示了实验动物的病变信息,其中第一个数字反映实验动物的病变部位,1＝胃;2＝肠;3＝结肠;4＝结肠和盲肠;5＝盲肠;6＝横结肠;7＝直肠/降结肠;8＝子宫;9＝膀胱;00 ＝没有。为了提高数据计

算的速度和方便分析者直观地了解动物病变部位,仅提取第一个数字,查看病变部位。此时,可使用 astype() 函数将 lesion_1 变量转换为字符串类型,再通过切片操作进行提取。

astype() 函数的作用是将数据转换为指定的数据类型(可同时对多列进行操作),但在使用前先使用 dtypes 方法查看数据的原始类型,从而决定是否需要进行转换,用法如下:

(1) 单列改变:df[列名]=df[列名].astype(类型)。

(2) 多列转变:data = data.astype({'列名 1':'类型','列名 2':'类型','列名 3':'类型'})。

注意:多列转变无论是列名还是后面的类型都必须添加引号。

In:	`lesion = test['lesion_1'].astype('str')   ♯转换数据类型` `lesion[:2]   ♯查看转换结果`
Out:	0 11300 1 2208 2 0 3 2208 4 4300 Name:lesion_1, dtype:object
In:	`test['lesion'] = lesion.str[0]   ♯提取第一个数字` `test.lesion[:5]`
Out:	0 1 1 2 2 0 3 2 4 4 Name:lesion, dtype:object

除此之外,在读取文件的过程中,通过设置 converters 参数也可对指定列进行数据类型转换的操作,此操作需在对数据集数据类型已了解的前提下进行,如对药品销售数据的社保卡号以及商品编号两列进行类型转换,使其变为字符串类型。

In:	`io= r'D:/hospital_sale.xlsx'`
	`sale = pd.read_excel(io, sheet_name = 'Sheet1',`
	`        converters={'社保卡号': str,'商品编码':str})`
	`       ♯读取文件时设置 converters 参数转换数据类型`
	`sale.head(2)`

		购药时间	社保卡号	商品编码	商品名称	销售数量	应收金额	实收金额
Out:	0	2018-01-01 星期五	001616528	236701	强力VC银翘片	6.0	82.8	69.00
	1	2018-01-02 星期六	001616528	236701	清热解毒口服液	1.0	28.0	24.64

由于数据集中列标签的名称过长或不便于直观辨识,也可通过 rename() 函数对列标签名称进行转换,方便后续检索。其语法格式为

```
df.rename(index= None,columns= None,axis= None,inplace= False)
```

其中,参数 index 表示以字典形式,赋予索引新的值{0:"第一行"};参数 columns 表示以字典形式赋予列名新的值{A:"第一列"};参数 axis 用来指定坐标轴;inplace 指是否用新生成的列表替换原列表。

In:	test.rename(index＝None,columns＝{'temperature_of_extremities':'体温', 'mucous_membranes':'黏膜颜色', 'packed_cell_volume':'血细胞压积'},axis＝None,inplace＝False) ＃ inplace＝False 时仅返回修改结果的查看形式,如替换原列标签设置为 True

Out:

	age	pulse	体温	黏膜颜色	血细胞压积	
adult	66.0	cool		NaN	45.0	
adult	88.0	NaN	pale_cyanotic		50.0	e
adult	40.0	normal	pale_pink		33.0	
oung	164.0	cold	dark_cyanotic		48.0	
adult	104.0	NaN	dark_cyanotic		74.0	

6.3　Pandas 的数据检索

视频 6.2　Pandas
的数据检索

前面小节介绍了利用 loc()和 iloc()函数提取数据子集的方法,简单演示通过索引切片形式筛选检索符合条件的数据条目操作。本节将对 Pandas 中的数据检索方式进行详细介绍,这些操作包括数据的排序、索引、筛选及分组查询。

6.3.1　数据的排序

在数据分析过程中排序是必不可少的一个环节,在利用 Pandas 进行数据排序时,往往会涉及一些统计操作。因此在介绍排序操作 sort_values()函数的使用方法的同时,也将介绍 value_counts()函数的使用方法,更为丰富的数据统计与计算方法将在下一节中详细介绍。

value_counts()方法,顾名思义,主要是用于计算各个类别出现的次数,而 sort_values()方法则是对数值进行排序。接下来以例 5.4 中动物实验数据集为例,解释数据统计与排序的使用方法。

1. value_counts()函数

该函数能够对指定字段或索引进行分类统计分析,从而显示比例或频次,具有对显示结果进行排序的功能,也能够决定是否将空值行纳入统计中,其语法格式如下:

```
df.value_counts(subset = None,normalize = False,sort = True,
ascending = False,dropna = True)
```

其中,参数 subset 表示根据什么字段或者索引来进行统计分析;normalize 表示返回的是比例而不是频次;ascending 表示用降序还是升序来排;dropna 决定是否需要包含有空值的行。

In:	data['temperature_of_extremities'].value_counts(ascending=True)
Out:	cold 27 warm 30 normal 78 cool 109 Name:temperature_of_extremities,dtype:int64
In:	data['temperature_of_extremities'].value_counts(ascending=True).sort_index(ascending=True) ♯在索引字母升序排列的前提前升序排列数据
Out:	cold 27 cool 109 normal 78 warm 30 Name:temperature_of_extremities,dtype:int64

2. sort_values()函数

对数据集数据进行排序,是 pandas 中比较常用的排序方法,主要涉及三个参数,其基本语法格式为

```
df.sort_values(by = str/list,ascending = True,na_position = last)
```

其中参数 by 为字符或者字符列表类型对象;ascending 决定了排序的方式,默认为True 升序,降序为 False,如果是列表,则需和 by 指定的列表数量相同,指明每一列的排序方式,即可实现多列的同时排序;na_position 可指定排序的列中的 NaN 值,放在第一个还是最后一个,用 first 和 last 表示,默认为 last 即最后出现。

In:	data.sort_values(['pulse', 'packed_cell_volume'],na_position='first')

	surgery	age	pulse	temperature_of_extremities	mucous_membranes	packed_cell_volume	outcome	lesion_1
5	no	adult	NaN		warm	pale_pink	NaN	lived	0
28	yes	adult	NaN		NaN	NaN	NaN	died	4300
117	no	adult	NaN		cool	pale_cyanotic	NaN	euthanized	4205
174	no	adult	NaN		cool	dark_cyanotic	NaN	died	3400
175	yes	adult	NaN		NaN	NaN	NaN	lived	2208
...	...	...	...		...	...	...	...	...

In:	data.sort_values(['pulse', 'packed_cell_volume'],ascending=[False,True]) ♯对多列指定不同的排序方式,NaN 值放置最后

	surgery	age	pulse	temperature_of_extremities	mucous_membranes	packed_cell_volume	outcome	lesion_1
255	yes	young	184.0		normal	normal_pink	33.0	died	7111
3	yes	young	164.0		cold	dark_cyanotic	48.0	died	2208
55	yes	young	160.0		cool	bright_red	38.0	died	7111
41	no	young	150.0		NaN	NaN	47.0	lived	9400
275	yes	young	150.0		normal	dark_cyanotic	50.0	died	4207
...	...	...	...		...	...	...	...	...

排序完成会发现数据的索引此时变为乱序,对索引的具体操作详见下一小节。对于具有规律的数列排序直接指定 ascending 即可实现升序和排序。但对于那些需要自己规定大小的序列,如将某大学肿瘤研究所捐赠的乳腺癌数据集中的肿瘤大小进行分类为 xs、s、m、l、xl 五种分类,如果按照字符的小排序无法实现此排列需求。此时,可使用 CategoricalDtype()指定排序规则。

```
In：    size_order = CategoricalDtype( ['xs', 's', 'm', 'l', 'xl'], ordered=True)
        ♯创建自定义序列
        data['TumorSize'] = df['TumorSize'].astype(size_order)
        ♯将自定义序列应用至数据集
        data.sort_values('TumorSize')  ♯此时将按规定顺序排序,而非字符值大小
```

6.3.2　数据的索引

index 是 pandas 中 DataFrame 数据类型必不可少的对象,实际上,在很多数据分析中均会通过 index 的特性进行数据集的索引操作。如提供编辑数据查询使得数据检索效率大幅提高、自动的数据对齐功能支持强大的数据结构等。在前面章节的操作中,对数据集索引操作非常常见,如通过各函数中 index 参数的设定或 set_index()函数的使用,实现指定列为索引查询对其等操作,此处简单介绍。

(1) index_col 参数是 read_csv 中的一个参数,而不是某一个方法,在使用 read_csv 函数读取文本的时通过该参数指定用哪几个列作为索引。

```
In：    data=pd.read_csv('covid19_confirmed_global.csv',index_col='Country/Region')
        data.head(1)   ♯查看 data 对象形状
```

	Province/State	3/1/21	3/2/21	3/3/21	3/4/21	3/5/21	3/6/21	3/7/21	3/8/21	3/9/21	...
Country/Region											
Afghanistan	NaN	55733	55759	55770	55775	55827	55840	55847	55876	55876	...

(2) set_index()函数是将某些列作为索引,可以使用表内列作为索引,与 index_col 参数设置结果相同。

```
In：    data.set_index('Country/Region',append=True).head()
```

前面小节在进行数据排序后,索引也发生了变化,如果希望行索引依然可以从 0 开始依次递增,而非乱序出现,可以使用 ignore_index = True 参数设置索引。

```
In：    data.sort_values('pulse', ascending = False, ignore_index = True).head()
```

	surgery	age	pulse	temperature_of_extremities	mucous_membranes	packed_cell_volume	outcome	lesion_1
0	yes	young	184.0	normal	normal_pink	33.0	died	7111
1	yes	young	164.0	cold	dark_cyanotic	48.0	died	2208
2	yes	young	160.0	cool	bright_red	38.0	died	7111
3	yes	young	150.0	normal	dark_cyanotic	50.0	died	4207
4	no	young	150.0	NaN	NaN	47.0	lived	9400

Out：

6.3.3　数据的筛选及分组

接下来,通过2018年某医院的药品销售数据集为例,介绍Pandas中筛选及分组操作。

1. 根据文本内容筛选

使用 isin(),该函数的作用是清晰数据并过滤某些行,输出用户指定的数据行,根据函数给定的 Series 对象筛选数据集数据,并返回布尔值。

In：	query＝sale['商品名称'].isin(['三九感冒灵', '感康'])　　♯创建筛选对象 query.head(3)

Out：	0　　　　False 1　　　　False 2　　　　True Name：商品名称, dtype：bool

In：	sale[query].head(3) ♯将筛选对象直接应用给数据集

Out：

	购药时间	社保卡号	商品编码	商品名称	销售数量	应收金额	实收金额
2	2018-01-06 星期三	0012602828	236701	感康	2.0	16.8	15.0
3	2018-01-11 星期一	0010070343428	236701	三九感冒灵	1.0	28.0	28.0
4	2018-01-15 星期五	00101554328	236701	三九感冒灵	8.0	224.0	208.0

2. 根据关键字筛选

contains ()函数,其作用是检查数据中是否包含某种设定的字符。如在原始数据集中购药时间包含了购药的日期信息和星期信息;有些数据集的某一个属性列也会同时包含多组字符串信息,比如某些疾病造成的并发症是多种的。此时想要通过筛选功能,在多种类或多字符串的内容中筛选某一种元素,可通过 contains ()完成。其语法格式为

```
df.contains(str,case = False,na = False,regex = True)
```

其中,参数 case＝False 表明的是忽略字母的大小写问题;参数 na＝False 表明的是对于缺失值返回的是 False。如文本数据中包含了特殊符号,如＋、^以及＝等符号时,可将 regex 参数设置成 False(默认的是 True),这样就不会被当作是正则表达式的符号。

In：	♯创建一个查询对象,筛选 2018－01－30 这一药品销售情况 query＝sale['购药时间'].str.contains(' 2018－01－30',case＝False,na＝False) sale[query].head()

Out：		购药时间	社保卡号	商品编码	商品名称	销售数量	应收金额	实收金额
	319	2018-01-30 星期六	0010030424228	2367010	高特灵	2.0	11.2	10.0
	320	2018-01-30 星期六	0010045874828	2367010	高特灵	2.0	11.2	10.0
	470	2018-01-30 星期六	0010023028028	2367011	开博通	2.0	56.0	50.0
	471	2018-01-30 星期六	0010616728	2367011	开博通	1.0	28.0	25.0
	921	2018-01-30 星期六	0010073800628	861405	苯磺酸氨氯地平片(络活喜)	2.0	69.0	62.0

3. 筛选列标签

filter()完成筛选列名操作,适用于列标签属性较多的数据集,如例 5.4 中的乳腺癌数据集包含了 32 个属性字段,通过 filter()可筛选其中包含'ca'的列表标签。

In：	data.filter(like=' ca',axis=1).head(5)

Out：		concavity	concave_points
	0	0.3001	0.14710
	1	0.0869	0.07017
	2	0.1974	0.12790
	3	0.2414	0.10520
	4	0.1980	0.10430

4. 分组与聚合操作

除了处理数据筛选工作外,根据不同的分析需求对数据进行整合,统计某类数据的出现次数,或者需要按照不同级别来分别统计等也是数据分析过程中经常用到操作。为满足这些需求,Pandas 提供了相应的函数,实现分组和聚合操作。Python 中 groupby()函数的主要作用是进行数据的分组以及分组后地组内运算,是对数据进行分组操作的一项很常用的操作,其作用是能够更清晰地了解所用数据的组成及规律。实现数据分组操作需要经过 split(分),按照键值(key)或者分组变量将数据分组。apply(用),对于第一步分组后得到的数据,应用函数进行计算(Python 自带的函数或自定义函数)。combine(合),将经过第二步计算后的结果进行聚合。

【例 6.8】　对某医院 2018 年销售情况的数据集按照"商品名称"字段进行划分。

In：	group = data.groupby("商品名称")　♯创分组对象

运行代码后,会得到一个 DataFrameGroupBy 对象。转换成列表的形式后看到,列表中每个元组的第一个元素是数据集中商品名称,第二个元素是对应组别下的 DataFrame。groupby 的过程就是将原有的 DataFrame 按照 groupby()函数的字段,划分为若干个分

组 DataFrame。因此,在 groupby 分组操作之后的还需进行一系列的"用"与"合"的操作,都是基于分组后的子 DataFrame 操作。聚合操作是 groupby 后非常常见的操作,用来求和、均值、最大值、最小值等。如针对不同的列求不同的值,比如要计算不同药品的销售情况,则利用字典进行聚合操作的指定。代码如下:

In:	group = data.groupby("商品名称").agg({'销售数量':'sum'}) #各类药品的总销售数量

Out:		销售数量
	商品名称	
	**盐酸阿罗洛尔片(阿尔马尔)	101.0
	**阿替洛尔片	17.0
	D厄贝沙坦氢氯噻嗪片(倍悦)	2.0
	D替格瑞洛片	10.0
	D盐酸贝尼地平片	33.0
	...	...

6.4   Pandas 的数据统计

在进行数据处理与分析时,为了更好地了解数据的全貌,为后续开展统计推断及预测分析等操作,通过对数据的统计描述以及各种计算操作,可以得到除数据对象基本性质以外更多的统计信息,识别数据中心的噪声数据或离群点信息,提高后续数据统计与分析的效率和质量。本节将介绍 Pandas 中的统计描述函数及返回结果含义、统计计算相关函数及表示变量间变化关系计算函数等使用方法。

6.4.1   统计计算

在实际的数据分析工作中,不仅仅需要对单一的变量进行统计,也需要将这些统计结果进行组合,如进行简单的统计,描述一般需要计算最大值、最小值、均值、标准差等。表6.5 列出了 Pandas 中一些用于进行统计定量描述的相关函数。

表 6.5   Pandas 统计描述函数

名　　称	含　　义	名　　称	含　　义
sum()	计算求和	mode()	计算众数
mean()	计算均值	var()	计算方差
median()	计算中位数	quantile(0.1)	10%分位数

续　表

名　称	含　义	名　称	含　义
mad()	计算平均绝对偏差	idxmin()	最小值位置,类似于 R 中的 which.min 函数
skew()	计算偏度	idxmax()	最大值位置,类似于 R 中的 which.max 函数
corr()	计算相关稀疏	std()	计算标准差
size()	统计数组中所有元素个数	kurt()	峰度
corrwith(df['x1'])	x1 和其他变量的相关系数	describe()	一次性输出多个描述性统计指标
count()	统计数组中包含的非空元素个数	groupby()	实现分组操作
min()	最小值	cov()	变量间的协方差矩阵
max()	最大值	pct_change	计算比率,后一个与前一个元素的比率值

其中,describe()函数能够实现一次性输出多个描述性统计指标,包括统计数据个数、平均值、标准差、最小值、最大值、二分位数、四分位数等。如果希望通过自定义的方式,一次性输出指定的定量描述值,可通过自定义函数的形式实现。接下来,将通过对某医院 2018 年医药销售数据集进行统计性描述分析计算,演示自定义函数实现一次性返回多个指定描述分析指标。

| In: | ```
def stats(x)：#定义函数名
    return pd.Series([x.min(),x.idxmin(),x.mean(),x.max(),x.idxmax()],
    index=['最小值','最小值位置', 'Mean', 'Max', 'Which_Max'])
stats(sale['销售数量']) #return 为返回语句,返回结果为序列
``` |
|---|---|
| Out： | ```
最小值            -10.000000
最小值位置          3253.000000
Mean            2.386194
Max             50.000000
Which_Max       4361.000000
dtype: float64
``` |

通常在数据分析中,需要处理的数据集是按照属性以列的形式呈现,即列与列之间的变量不存在求和、取最大或最小及求平均值的操作。但有些数据需要按行进行统计计算。如前面例题中使用到的 2021 年全球新冠疫情数据集,它包含了 33 个属性列,收集了 2021 年 3 月份每天的各个国家及地区累计确诊人数。接下来,将演示如何按行进行计算每个国家对应的 3 月份确诊总人数。代码如下:

In：	sum=data.sum(axis=1)　♯修改 axis 参数,改变求和方向 cname=['累计']　♯添加新的列用于存放求和数据 sumdata=pd.DataFrame(data=sum,columns=cname) sumdata.insert(0,'Country/Region',data['Country/Region'])　♯另一种添加列方法 sumdata.head()

Out：		Country/Region	累计
	0	Afghanistan	1737068
	1	Albania	3652195
	2	Algeria	3577898
	3	Andorra	352375
	4	Angola	666295

sum()的默认求和方向为按列求和,通过设置 axis=1 可改变求和方向。生成新的数据子集,添加国家或地区列,显示当月全球各国、地区的累计确诊人数。

6.4.2　数据抽样

对于数据量较大的数据集或即将开展统计推断操作的数据集来说,经常会进行一些抽样操作,通过此方法生成子集,便于后期分析或训练,提高数据读取的速度,提升数据分析效率。以威斯康星州乳腺癌数据集为例(wdbc.data)。代码如下:

In：	data.sample(n=5)　♯随机抽取 5 条数据

Out：		ID	diagnosis	radiue	texture	perimeter	area	smooth	compactness	concavity	concave_points	...
	359	901034301	B	9.436	18.32	59.82	278.6	0.10090	0.05956	0.02710	0.01406	...
	146	869691	M	11.800	16.58	78.99	432.0	0.10910	0.17000	0.16590	0.07415	...
	335	89742801	M	17.060	21.00	111.80	918.6	0.11190	0.10560	0.15080	0.09934	...
	294	891716	B	12.720	13.78	81.78	492.1	0.09667	0.08393	0.01288	0.01924	...
	540	921385	B	11.540	14.44	74.65	402.9	0.09984	0.11200	0.06737	0.02594	...

In：	data.sample(frac=0.05)　♯指定抽样比,抽样

Out：										
	88	861597	B	12.360	21.80	79.78	466.1	0.08772	0.09445	0.060150	0.03745	...
	226	88147101	B	10.440	15.46	66.62	329.6	0.10530	0.07722	0.006643	0.01216	...

28 rows × 32 columns

In：	data.sample(n=3,axis=1)　♯ axis=1 对列进行抽样,随机抽取 3 列

Out：		L25	L19	worst_SE
	0	184.60	0.05373	25.380
	1	158.80	0.01860	24.990

In：	w=np.random.rand(data.shape[0]) data.sample(n=3,weights=w).head()　♯指定样本权重,自动进行归一化处理

	ID	diagnosis	radiue	texture	perimeter	area	smooth	compactness	concavity	concave_points	...
Out：											
495	914333	B	14.87	20.21	96.12	680.9	0.09587	0.08345	0.06824	0.04951	...
105	863030	M	13.11	15.56	87.21	530.2	0.13980	0.17650	0.20710	0.09601	...
368	9011971	M	21.71	17.25	140.90	1546.0	0.09384	0.08562	0.11680	0.08465	...

In： data.sample(n＝3,weights＝data['radiue'].values) ♯指定某一列为样本权重

	ID	diagnosis	radiue	texture	perimeter	area	smooth	compactness	concavity	concave_points	...
Out：											
256	88649001	M	19.55	28.77	133.60	1207.0	0.09260	0.20630	0.1784	0.11440	...
147	86973701	B	14.95	18.77	97.84	689.5	0.08138	0.11670	0.0905	0.03562	...
322	894855	B	12.86	13.32	82.82	504.8	0.11340	0.08834	0.0380	0.03400	...

6.5　Pandas 的数据可视化

视频 6.3　Pandas 的
数据相关分布图

随着社会产生的数据大量增加,对于数据的整理、分析、解释和决策的需求也随之增加。对于人类而言,学会理解数据的数量、规模与复杂度等信息,变得越来越重要。所谓一图胜千言,大多数人对数字无法在较短的时间内找到其中的规律意义,但通过数据的可视化就能够直观地了解当前数据的基本情况,而优秀的数据可视化还能够为决策提供非常大的帮助。除了 Python 中的 Matplotlib 库能够进行丰富的可视化操作外,Pandas 库也提供了可视化的功能,针对 DataFrame 对象的数据可视化十分方便快捷,使得创建可视化图形变得很容易。

6.5.1　pyplot 模块

Pandas 的数据可视化依赖于 Matplotlib 模块的 pyplot 类,Matplotlib 在安装 Pandas 时会自动安装。因此,Pandas 的可视化功能本质上是 Matplotlib 中 plt.plot()函数的一个简单包装,功能没有 Matplotlib 那么强大,但是十分方便快捷,尤其是直接处理 DataFrame 对象,使得创建可视化图形变得很容易。

plot 默认为折线图,折线图也是最常用和最基础的可视化图形,能够满足大部分的可视化操作。例如,为了更为直观地观测根据糖尿病患者采集的一周内早餐前和早餐后的血糖值,或者通过观察基础体温的变化情况判断是否处在排卵期等。均可使用 plot 轻松绘制的血糖和体温变化趋势。在使用 plot 进行可视化绘制前,需要导入相关的库,语句如下:

```
import pandas as pd
import matplotlib.pyplot as plt
```

plot 绘制的图形类型如表 6.6 所示。

表 6.6 plot 绘制的图形类型

函 数 名	说 明
df.plot.line()	折线的全写方式
df.plot.bar()	柱状图
df.plot.barh()	横向柱状图（条形图）
df.plot.hist()	直方图
df.plot.box()	箱型图
df.plot.kde()	核密度估计图
df.plot.density()	同 df.plot.kde()
df.plot.area()	面积图
df.plot.pie()	饼状图
df.plot.scatter()	散点图
df.plot.hexbin()	六边形箱体图，或简称六边形图

创建一个 DataFream 对象，利用 plot 绘制折线图的基本语句如下：

In：
```
data=pd.DataFrame(np.random.randn(7,3),index=pd.date_range('2021/01/01', periods=7),
columns=list({'01', '02', '03'}))  # 生成数据
data.plot(kind='line', grid=True)  # 绘制带有网格线的折线图
plt.show()  # 显示折线图
```

Out：

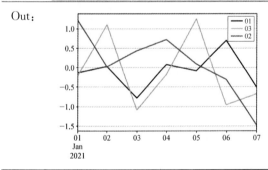

通过创建了一个 DataFrame 对象，理解利用 plot 绘制了具有网格线的折线图的基本原理。其中总绘制图形所需数据、图形属性是通过 plot 函数进行设置的。函数格式为：

```
DataFrame.plot(x= None, y= None, kind= 'line', ax= None, subplots= False,
    sharex= None, sharey= False, layout= None, figsize= None,
    use_index= True, title= None, grid= None, legend= True,
```

```
style= None, logx= False, logy= False, loglog= False,
xticks= None, yticks= None, xlim= None, ylim= None, rot= None,
xerr= None, secondary_y= False, sort_columns= False, **kwds)
```

函数的常用参数及说明如表 6.7 所示。

表 6.7 plot 函数的参数

参　数	含　　义
x	指数据框列的标签或位置参数，默认为 None
y	指数据框行的标签或位置参数，默认为 None
title	添加图表标题，默认为 None
kind	'line'：line plot（default）♯折线图、'bar'：vertical bar plot 条形图 'barh'：horizontal bar plot 横向条形图、'hist'：histogram 柱状图 'box'：boxplot 箱线图、'density'：same as 'kde'、'pie'：pie plot 饼状图 'scatter'：scatter plot 散点图
fontsize	调整图表中字体大小
style	设置线条样式。':'虚线、'-.'虚实相间、'——'长虚线、'.'点线、'＊—'实线，数值为星星、'—'实线，数值为三角形，默认为'—'实线
grid	给 x 轴方向和 y 轴方向增加灰色辅助线，默认为 None
legend	有图例，默认为 True
figsize	传入一个元组，指定图形的宽高英寸值
colormap	指定图形的配色，具体值可参考 Matplotlib 库的色系表
backend	参数指定一个新的绘图引擎，默认使用的是 Matplotlib

此外，plot 同时还支持 Matplotlib 库中的其他参数。help(pd.DataFrame.plot)命令可查看 plot 的其他参数。

6.5.2　绘　制

【例 6.9】　以 2021 年 1 月 28 日的全球新冠疫情数据为例，绘制不同类型的数据可视化图形。读取数据集，导入相关库，代码如下：

```
In：    import pandas as pd
        import matplotlib.pyplot as plt
        import matplotlib
        matplotlib.rcParams['font.family'] = 'SimHei'  ♯ matplotlib 中显示中文
        io=r'D：/Python_data_analysis/today_world_2021_01_28.csv'    ♯文件名称
        data=pd.read_csv(io,encoding='gbk')
        data.head()
```

Out：

	name	total_confirm	total_heal	total_dead	today_confirm	today_heal	today_dead
0	突尼斯	202323	151214	6446	1661	2219	76
1	塞尔维亚	389045	0	3944	1839	0	0
2	中国	100548	92881	4818	117	163	2
3	日本本土	376482	308008	5388	14	0	1
4	泰国	15465	11054	76	819	0	0

1. 折线图

折线图(line chart)是用线条段将各数据点连接起来而组成的图形,它能表达数据的走势,一般和时间相关。示例代码如下:

In：
```
data[:5].plot(x='name', y=['today_heal', 'today_confirm'])
#选择多列数据进行绘制
```

Out：

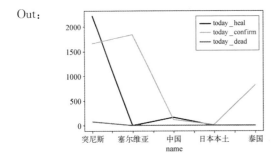

In：
```
data[:5].plot.line('name', subplots=True)
#使用 subplots 将一个折线图中有多条,分开形成多个子图
```

Out：

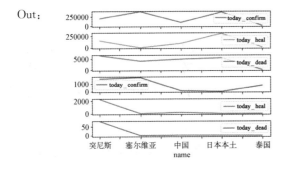

2. 饼状图

饼状图(pie chart)广泛应用于各个领域,用于表示不同分类的占比情况,通过弧度大小来对比各种分类。饼状图通过将一个圆饼按照分类的占比划分成多个区块,整个圆饼代表数据的总量,每个区块(圆弧)表示该分类占总体的比例大小,所有区块(圆弧)的总和等于100%。

对 DataFrame 和 Series 对象创建饼状图。但要注意的是,如果数据集中包含缺失值（NaN），将自动填充 0。另外，在绘制饼状图时，如果数据集中存在负值，会引发 ValueError。示例代码如下：

| In： | ```
spie= pd.Series(np.random.rand(5),
        index=['成年男性', '成年女性', '儿童', '幼童', '老年人'], name='人群')
spie.plot.pie()
``` |
|---|---|
| Out： | 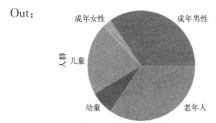 |

| In： | ```
dfpie= pd.DataFrame(np.random.rand(5, 2),
        index=['成年男性', '成年女性', '儿童', '幼童', '老年人'],
        columns=['分类', '数量'])
dfpie.plot.pie(y='分类')   ♯注意：如果传递的总和小于 1.0，则将绘制一个扇形。
``` |
|---|---|
| Out： | 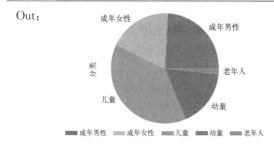 |

3. 散点图

散点图（scatter graph）也叫 $X-Y$ 图，它将所有数据以点的形式展现在直角坐标系上，以显示变量之间的相互影响程度，点的位置由变量的数值决定。通过观察散点图上数据点的分布情况，推断出变量间的相关性。如果变量之间不存在相互关系，那么在散点图上就会表现出随机分布的离散的点；如果存在某种相关性，那么大部分的数据点会相对密集并以某种趋势呈现。数据的相关关系主要分为：正相关（两个变量值同时增长）、负相关（一个变量值增加，另一个变量值下降）、不相关、线性相关、指数相关等，那些离点集群较远的点称为离群点或者异常点。散点图与回归线（指最准确地贯穿所有点的线）结合使用，并归纳分析现有数据，进行预测分析。

在 Pandas 中使用 DataFrame.plot.scatter() 绘制散点图。注意：散点图要求 x 和 y 轴为数字列，并通过 x 和 y 的关键字指定。

| In： | ```
dfscat = pd.DataFrame(np.random.rand(100, 4), columns=['a', 'b', 'c', 'd'])
dfscat.plot.scatter(x='a', y='b')   ♯寻找 a 与 b 之间的相关性
``` |
|---|---|
```

Out：　　<AxesSubplot：xlabel='a'，ylabel='b'>

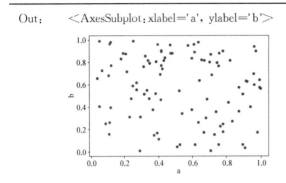

In：　ax = dfscat.plot.scatter(x='a'，y='b'，color='DarkBlue'，label='Group 1')；
　　　dfscat.plot.scatter(x='c'，y='d'，color='Red'，label='Group2'，ax=ax)；
　　　♯寻找多组数据间的相关性

Out：

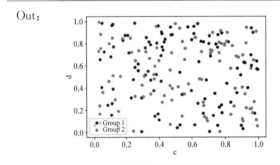

6.6　Pandas 数据分析及可视化案例应用

数据分析是指用适当的统计分析方法对收集来的大量数据进行分析，并提取有用信息和形成结论而对数据加以详细研究和概括总结的过程，是综合数学、统计学理论结合科学的统计分析方法。一般对于数据集进行分析时，第一步应当明确分析数据的目标，也就是数据分析的分析需求；第二步是使用相应的数据分析工具进行数据的收集和读取，并保证数据的有效性；第三步使用正确的方法对数据进行加工、整理和分析；第四步是对整理加工后的数据进行可视化。最终将数据分析结果直观、准确地呈现出来。下面通过几个案例，呈现利用 Pandas 进行数据读取、整理、分析及可视化的一般过程。

6.6.1　分析各项数据间的相互关系

以某动物实验数据为例，通过读取数据集，进行数据整理后分析各项数据间的关系，并进行可视化操作。

第一步，明确数据分析需求，通过对某动物实验数据的分析，总结分析某项疾病的存活率及影响存活率的相关因素,数据集的属性名称及含义如表 6.4 所示。

第二步,导入相关标准库,设置中文显示,读取数据集文件,显示数据前 5 行,对数据结构进行初步了解。代码如下:

```
In:    import NumPy as np
       import pandas as pd
       import matplotlib.pyplot as plt
       plt.rcParams['font.sans-serif']=['SimHei']    #显示中文
       plt.rcParams['axes.unicode_minus']=False
       test= pd.read_csv('F:\datacolic.csv')
       test.info() #查看数据集详细信息,结果详见例 5.2
```

第三步,整理数据,为便于对后续的数据进行统计及可视化分析,将复杂的字符串转换为简洁的数值形式,此步骤详情见 6.2 小节数据的转换。代码如下:

```
In:    test['outcome'] = test['outcome'].map({'died':0, 'euthanized':0, 'lived':1})
       lesion = test['lesion_1'].astype('str')    #转换数据类型
       test['lesion'] = lesion.str[0]    #提取第一个数字
       test.lesion[:5] #详见例 6.4
```

第四步,数据整理完毕,开始进行可视化操作。对于离散型变量,使用饼状图来查看数据的基本情况。例如,统计数据中实验动物的存活情况构成,先提取出 outcome 变量,再使用 value_counts 计数。代码如下:

```
In:    test['outcome'].value_counts() #计算动物实验的存活率
       test['outcome'].value_counts().plot(kind='pie')test.lesion[:5]
       使用 plot 进行可视化展示,并设定 kind 参数为 pie,绘制饼状图
       test['outcome'].value_counts().plot(kind='pie', fontsize=14, autopct='%.1f%%', labels=
       ['Lived', 'Died'])
       #使用 fontsize 参数修改默认字号;使用 autopct 参数自动计算各块的比例,设定格式为保
       留一位小数,加百分号;使用 labels 设定标注,更易于理解
       test['outcome'].value_counts().plot(kind='pie', fontsize=14, autopct='%.1f%%', labels=
       ['Lived', 'Died'])    # plt.ylabel 修改 y 轴标签,plt.title 修改标题
       plt.ylabel('')
       plt.title('最终存活情况', fontsize=14)
```

Out:

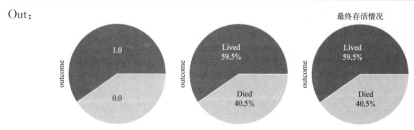

同样,对于实验动物的年龄、是否进行过手术治疗、病变部位等离散型数据,使用饼图进行可视化操作,直观地了解相关情况。代码如下:

| In: | ```
test['age'].value_counts().plot(kind='pie',fontsize=14,autopct='%.1f%%')
plt.ylabel('')
plt.title('年龄构成,fontsize=14)
test['surgery'].value_counts().plot(kind='pie',fontsize=14,autopct='%.1f%%')
plt.ylabel('')
plt.title('手术情况饼状图,fontsize=14)
``` |
|---|---|

Out:

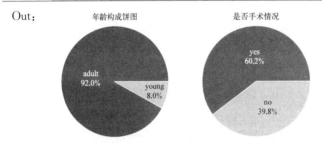

| In: | ```
test['lesion'].value_counts().plot(kind='pie',fontsize=12,autopct='%.1f%%',
pctdistance=1.1,figsize=(7,7),labels=None,legend=True)
plt.ylabel('')
``` ♯数据类别较多的饼状图,会出现各块比例和标注重叠的情况。通过 pctdistance 参数调整各比例数据离饼状图中心的距离,同时更改 figsize 参数将图变大,再设定 legend 参数为 True,将饼状图中各块的标注用图例表示 |
|---|---|

Out:

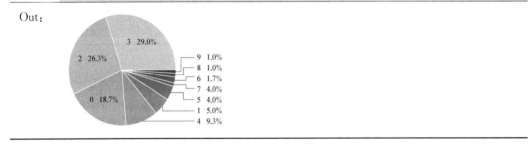

为了更为直观地了解实验动物数据中心关于黏膜颜色、红细胞积压和心率变化分布的情况,使用条形图查看,并添加相应的数据标签,调整相关参数,使可视化更为直观清晰。

| In: | ```
totals = []   ♯创建一个新的列表'totals',用来存储各类数据的个数
for i in ax.patches:
    totals.append(i.get_height())
total = sum(totals)
ax = test['mucous_membranes'].value_counts().plot(kind='bar',figsize=(9,6),rot=0,
color=['pink','lavenderblush','cyan','hotpink','red','darkcyan'])
for i in ax.patches:
    ax.text(i.get_x()+0.05,i.get_height()+1,s = str(round(i.get_height()/total * 100,
2))+'%', fontsize=12,color='dimgrey')
``` |
|---|---|
```

Out：

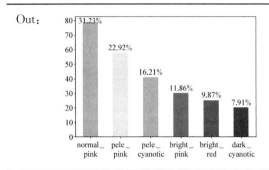

In：	`test['packed_cell_volume'].plot(kind='hist',cumulative=True)` ＃查看红细胞压积分布情况 `test['pulse'].plot(kind='hist')` ＃每分钟心率分布情况

Out：

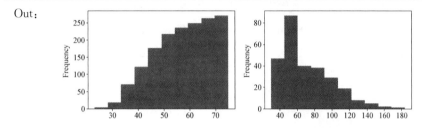

变量之间的关系，往往也是观察某项实验或了解某种疾病的重要数据。例如在本案例中，通过分析实验动物手术情况与最终生存情况之间的关系，得出手术能够提升动物存活率的结果。在数据可视化开始时，需要先使用 groupby 按照 surgery 变量进行分组。由于前面已将 outcome 变量记为值 0 和 1，因此，求各组中 outcome 变量的均值可获得各组的存活率。代码如下：

In：	`test.groupby('surgery')['outcome'].mean()` ＃分组，并计算均值 `test.groupby('surgery')['outcome'].mean().plot(kind='bar',rot=0)`

Out：

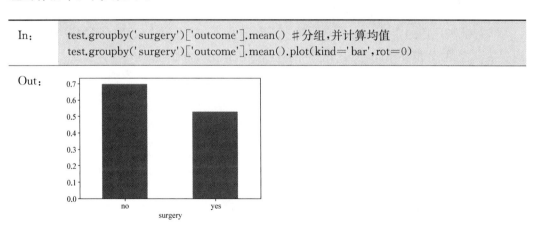

通过可视化结果分析，进行手术的动物最终存活率较不进行手术的马要低，这可能是因为需要进行手术的马本身病情过于严重，手术也不能有效地治疗它们。继续查看不同年龄段的实验动物存活率情况。

In：	test.groupby('age')['outcome'].mean().plot(kind='bar', rot=0)
Out：	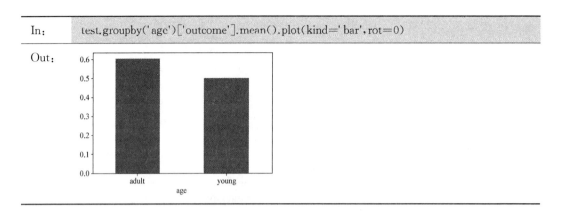

通过动物年龄与存活率的可视化结果,发现幼年的动物患病后,存活率要低于成年动物,可能是因为幼年动物的身体免疫功能发育尚不完全,抵抗力较差,造成存活率较低。继续查看变量间的关系,通过条形图分析不同年龄段及是否手术对存活率的影响情况。

In：	test.pivot_table(values='outcome', index='age', columns='surgery', aggfunc=np.mean).plot(kind='bar', rot=0)
Out：	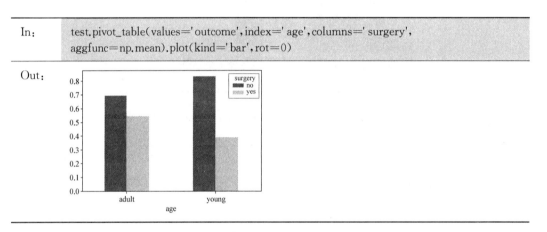

将存活和死亡的实验动物心率的核密度图放在一起,便于比较两者间的差异。通过观察核密度图,分析在不同存活情况下的红细胞压积的分布情况。

In：	live.pulse.plot(kind='kde') died.pulse.plot(kind='kde') plt.legend(['Live', 'Died'])
Out：	\<matplotlib.legend.Legend at 0x27f55c162e0\> 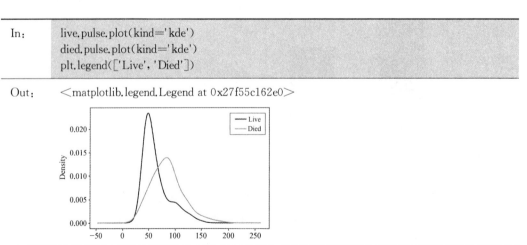

In：
```
live.packed_cell_volume.plot(kind='kde')
died.packed_cell_volume.plot(kind='kde')
plt.legend(['Live', 'Died'])    ♯红细胞压积分布情况
```

Out：

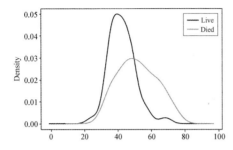

利用散点图查看动物红细胞压积与心率的分布情况，通过每个点的颜色或者形状来展示不同存活情况。例如，设定参数 c 为变量 outcome，由于默认的是灰度色阶，调整 colormap。

In：
```
test.plot(kind='scatter', x='pulse', y='packed_cell_volume')
plt.xlabel("心率")
plt.ylabel("红细胞压积")
```

Out：

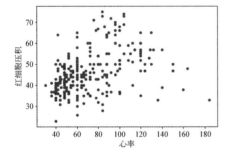

In：
```
test.plot(kind='scatter', x='pulse', y='packed_cell_volume', c='outcome',
colormap='viridis')
♯改变散点颜色情况
```

Out：

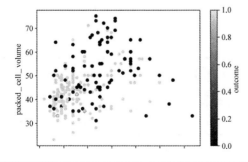

6.6.2 通过数据分析结果预测趋势

以某医院 2018 年销售数据为例,进行数据集的读取、缺失值和数据类型统一,最后生成可视化图形,进行消费趋势分析。

第一步,数据分析目的是了解该医院在 2018 年里的销售情况,因此需要了解一下几个业务指标,例如月均消费次数、月均消费金额、客单价以及消费趋势。

第二步,导入相关库,读取数据集文件,查看数据集基本情况:

In:	saledata.shape ♯查看数据集形状,共有 7 列,6578 行数据
Out:	(6578, 7)
In:	saledata.count() ♯查看每一列数据条目数,进一步了解数据集情况 saledata.dtypes ♯查看各列数据类型
Out:	购药时间 6576 社保卡号 6576　　　　　　　　　　　社保卡号　　object 商品编码 6577　　　　　　　　　　　商品编码　　object 商品名称 6577　　　　　　　　　　　商品名称　　object 销售数量 6577　　　　　　　　　　　销售数量　　object 应收金额 6577　　　　　　　　　　　应收金额　　object 实收金额 6577　　　　　　　　　　　实收金额　　object dtype:int64 销售时间　　object　　　　　dtype:object
In:	saledata.describe() ♯查看数据的描述统计信息 ♯在销售数量、应收金额以及实收金额列,存在最小值为负数的情况
Out:	

	销售数量	应收金额	实收金额
count	6549.000000	6549.000000	6549.000000
mean	2.384486	50.449076	46.284370
std	2.375227	87.696401	81.058426
min	-10.000000	-374.000000	-374.000000
25%	1.000000	14.000000	12.320000
50%	2.000000	28.000000	26.500000
75%	2.000000	59.600000	53.000000
max	50.000000	2950.000000	2650.000000

第三步,对数据进行清洗操作,包括选择子集、列名重命名、缺失数据处理、数据类型转换、数据排序及异常值处理等操作。

In:	♯ 使用 rename 函数,将"购药时间" 改为 "销售时间",方便后期统计理解 saledata.rename(columns={"购药时间": "销售时间"}, inplace=True) saledata=saledata.dropna() ♯直接删除具有缺失值的行记录 saledata.shape ♯再次查看数据集形状,由 6578 变为 6575,删除有缺失数据的记录
Out:	(6575, 7)

In：	# 为了统计相关数值型数据，将字符串转为浮点型数据 saledata["销售数量"] = saledata["销售数量"].astype("f8") saledata["应收金额"] = saledata["应收金额"].astype("f8") saledata["实收金额"] = saledata["实收金额"].astype("f8") saledata.dtypes　# 查看各列数据类型
Out：	销售时间　　　object 社保卡号　　　object 商品编码　　　object 商品名称　　　object 销售数量　　　float64 应收金额　　　float64 实收金额　　　float64　　　dtype：object

In：	# 在后期数据分析中，不需要星期数据，定义函数将星期去除
	def splitsaletime(timeColser)：
	　　timelist = []
	　　for t in timeColser：
	　　　　timelist.append(t.split(" ")[0])
	　# [0]表示选取的分片，这里表示切割完后选取第一个分片
	　　timeser = pd.Series(timelist)　# 将列表转行为一维数据 Series 类型
	　　return timeser
	# 获取"销售时间"这一列数据
	t = saledata.loc[:，"销售时间"]　# 调用函数去除星期，获取日期
	timeser = splitsaletime(t)　# 修改"销售时间"这一列日期
	saledata.loc[:，"销售时间"] = timeser
	saledata.head()

Out：		销售时间	社保卡号	商品编码	商品名称	销售数量	应收金额	实收金额
	0	2018-01-01	001616528	236701	强力VC银翘片	6.0	82.8	69.00
	1	2018-01-02	001616528	236701	清热解毒口服液	1.0	28.0	24.64
	2	2018-01-06	0012602828	236701	感康	2.0	16.8	15.00
	3	2018-01-11	0010070343428	236701	三九感冒灵	1.0	28.0	28.00
	4	2018-01-15	00101554328	236701	三九感冒灵	8.0	224.0	208.00

In：	saledata.loc[:，"销售时间"] = pd.to_datetime(saledata.loc[:，"销售时间"]，errors='coerce')
	# 将销售时间列数据类型改为时间型，方便后期数据分析
	# 在进行时间格式转换后，有些数据因格式不符，将被视作为 None，继续删除
	saledata = saledata.dropna()
	saledata.shape

Out：	(6549，7)

In：	# 按销售时间对数据集进行升序排序操作
	saledata = saledata.sort_values(by='销售时间'，ascending=True)
	# 查看排序结果，发现索引并没有按升序排列，对后期数据可视化不利
	saledata = saledata.reset_index(drop=True)　# 重置索引(index)
	# 应收金额与实收金额数据与销售数量直接相关。将"销售数量"列中小于 0 的数排除
	save= saledata.loc[:，"销售数量"] > 0
	saledata = saledata.loc[save，:]

第四步,进行数据可视化。

衡量销售业绩的重要指标之一就是月消费次数,利用公式:月消费次数＝总消费次数/月份计算。因此,需要计算同一个人的消费数据(根据社保卡号列确定,并将一天内的多次消费算作一次)。

In:	`# 删除同一人同一天重复数据`
	`kpibuy = saledata.drop_duplicates(subset=['销售时间', '社保卡号'])`
	`totall = kpibuy.shape[0]  # 查看最终总消费次数`
	`print('总消费次数:', totall)`

Out:	总消费次数: 5342

In:	`# 按销售时间升序排序`
	`kpibuy = kpibuy.sort_values(by='销售时间', ascending=True)`
	`# 重命名行名(index),方便后续计算起止时间`
	`kpibuy = kpibuy.reset_index(drop=True)`
	`startTime = kpibuy.loc[0, '销售时间']`
	`endTime = kpibuy.loc[totall - 1, '销售时间']`
	`days = (endTime - startTime).days  # 计算天数`
	`months = days // 30  # 月份数:运算符"//"表示取整除,返回商的整数部分`
	`print('月份数:', months)`

Out:	月份数: 6
In:	`kpi1 = totall // months  # 计算月均消费次数即业务指标1` `print('月均消费次数=', kpi1)`
Out:	月均消费次数= 890

另外,衡量销售业绩的重要指标则是消费金额,利用公式:月均消费金额 = 总消费金额 / 月份数计算。通过上一步的计算,已经得到了月份数。因此,只需计算总消费额即可。

In:	`totalsale= saledata.loc[:, '实收金额'].sum()  # 总消费金额`
	`monthsale = totalsale / months  # 月均消费金额`
	`print('月均消费金额=', monthsale)`

Out:	月均消费次数= 50668.35166666666

计算每笔消费的平均金额,从一定程度上分析并预测出未来的销售趋势。

In:	`salep = totalsale / totall  # 客单价 = 总消费金额 / 总消费次数` `print('每笔销售平均价格=', salep)`
Out:	每笔销售平均价格= 56.909417821040805

了解基本的业务指标后,对整理后的数据集进行数据可视化操作,以便更为直观地了解消费趋势、各类药品的需求量等信息。先导入相关的包,并备份数据集,以防后续的操作对原始数据集产生影响。

In：
```
Date=saledata['销售时间']
Getm=lambda x：x.month
Month=Date.map(Getm)
saledata['月份']=Month
groupby=saledata.groupby(['月份'])  #按月份进行分组
AmountSer=pd.Series(groupby['实收金额'].sum())  #求月销售额
del AmountSer[7]        #7月份只有半个月数据,不具备参考性,剔除
AmountSer.plot()
plt.ylabel('销售额（RMB）')
plt.title('药品月销售趋势图')
plt.show()
```

Out：

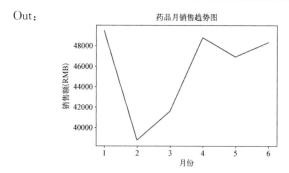

通过可视化结果分析,2月份销售额有所下降,其原因可能由于医院春节放假及城市外来人口返乡等因素的影响,其他月份销售额较为稳定。利用饼状图显示复购率。

In：
```
tsale=saledata.drop_duplicates(subset=['销售时间', '社保卡号'])
groupby=tsale.groupby(['社保卡号'])
TimesSer=pd.Series(groupby['销售时间'].count())
query=TimesSer>1
RepeatRate=TimesSer[query].sum()/TimesSer.sum()
SingleRate=1-RepeatRate
Repeat=pd.DataFrame(np.array([RepeatRate,SingleRate]),
                index=['复购率', '未购买率'],columns=['复购情况'])
Repeat.plot(kind='pie',y='复购情况',colors=['r', 'b'],
                autopct='%.1f%%',explode=(0,0.05),startangle=90,figsize=(5,5))
plt.show()
```

Out：

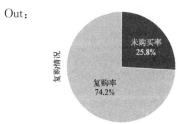

通过数据可视化饼状图分析,复购占比为 74.2%,说明该医院的患者群体较稳定,有复诊、开药行为,同时也能够分析出患者对医院的认可度,且基本符合二八原则。

6.6.3 通过可视化结果进行数据分析

心脏病是一类比较常见的循环系统疾病。循环系统由心脏、血管和调节血液循环的神经体液组织构成,循环系统疾病也称为心血管病,包括上述所有组织器官的疾病,在内科疾病中属于常见病,其中以心脏病最为多见,显著地影响患者的劳动力。数据集详情见第 5 章的实训 5。在开始分析前,先导入相关标准库和数据,并了解数据情况。代码如下:

| In: | ```
import NumPy as np
import pandas as pd
import matplotlib.pyplot as plt  #导入绘图标准库
heartdata=pd.read_table('D:/processed.cleveland.data',sep=',',header=None)
#没有字段名
heartdata.columns=['age', 'sex', 'cp', 'trestbps', 'chol', 'fbs',
'restecg', 'thalach', 'exang', 'oldpeak', 'slope', 'ca', 'thal', 'target']
#加上字段名
heartdata.head()
``` |
|---|---|

Out:

	age	sex	cp	trestbps	chol	fbs	restecg	thalach	exang	oldpeak	slope	ca	thal	target
0	63	1	3	145	233	1	0	150	0	2.3	0	0	1	1
1	37	1	2	130	250	0	1	187	0	3.5	0	0	2	1
2	41	0	1	130	204	0	0	172	0	1.4	2	0	2	1
3	56	1	1	120	236	0	1	178	0	0.8	2	0	2	1
4	57	0	0	120	354	0	1	163	1	0.6	2	0	2	1

In:	heartdata.shape
Out:	(303, 14)

从上述代码来看,分析数据集共有 303 行 14 列数据,此数据集信息仅记录了患病者或健康者的一些身体指标,并没有记录是否抽烟、熬夜、遗传、作息规律等信息。因此无法提供改善生活习惯、方式的建议,仅对患病者与健康者的身体指标进行分析。代码如下:

In:	heartdata.count()

Out:						
	age	303	fbs	303	slope	303
	sex	303	restecg	303	ca	303
	cp	303	thalach	303	thal	303
	trestbps	303	exang	303	target	303
	chol	303	oldpeak	303		
	dtype: int64					
```

以上代码用于查看是否有缺失数据，是否需要进行确实数据的处理。以性别进行分类统计，分别计算健康与患病的人数及比例，并计算男女人数及比例。代码如下：

```
In：    countNoDisease = len(heartdata[heartdata.target == 0])
        countHaveDisease = len(heartdata[heartdata.target == 1])
        countfemale = len(heartdata[heartdata.sex == 0])
        countmale = len(heartdata[heartdata.sex == 1])
        print('健康人数：',countNoDisease,end=' ,')
        print("健康比率：{:.2f}%".format((countNoDisease / (len(heartdata.target)) * 100)))
        print('患病人数：',countHaveDisease,end=' ,')
        print("患病比率：{:.2f}%".format((countHaveDisease / (len(heartdata.target)) * 100)))
        print('女性人数：',countfemale,end=' ,')
        print("女性比例：{:.2f}%".format((countfemale / (len(heartdata.sex)) * 100)))
        print('男性人数：',countmale,end=' ,')
        print("男性比例：{:.2f}%".format((countmale   / (len(heartdata.sex)) * 100)))
```

接下来，通过可视化，更为直观地了解健康与患病的比例情况、男女比例情况和年龄分布情况。代码如下：

```
In：    fig, ax =plt.subplots(1,3)    ♯2 个子区域
        fig.set_size_inches(w=10,h=5) ♯ 设置画布大小
        sns.countplot(x="sex", data=heartdata,ax=ax[0])
        plt.xlabel("性别（0 = female, 1= male)")
        sns.countplot(x="target", data=heartdata,ax=ax[1])
        plt.xlabel("是否患病（0 = 健康，1= 患病)")
        sns.swarmplot(x='sex',y='age',hue='target',data=heartdata,ax=ax[2])
        plt.xlabel("性别（0 = female, 1= male)")
        plt.show()
```

Out：

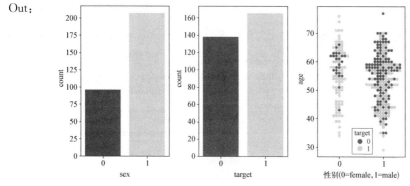

通过可视化生成的三联图分析，黑色表示女性数据，灰色代表男性数据。根据数据集提供数据，参与数据统计的男性人数明显高于女性人数；在此数据集中患病人数女性也低

于男性；通过小提琴散点分布图分析，其中，X 轴 0 代表女性，1 代表男性，而散点黑色代表健康，灰色代表患病，y 轴为年龄。通过该图可知，本数据集的 303 条数据在进行性别、年龄和患病与否的统计后，得出女性在 35～55 以及 65 岁之后患心脏病的人数较多，男性患有心脏病的年龄则更为分散。

```
In：   pd.crosstab(heartdata.sex,heartdata.target).plot(kind="bar",figsize=(5,5))
       plt.title('各性别是否患病统计')
       plt.xlabel('性别（0 = 女性，1 = 男性)')
       plt.xticks(rotation=0)
       plt.legend(["健康"，"患有心脏病"])
       plt.ylabel('人数')
       plt.show()
```

Out：

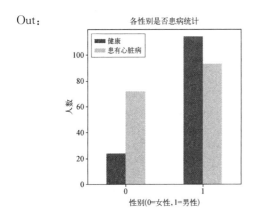

继续进行患病人数的详细统计，通过数据可视化分析，此数据集中女性的患者数是健康数的 3 倍多。女性是更容易患有心脏病吗？为此可进行更多文献以及其他数据的支撑，为后续研究提供方向。

综合以上的可视化分析，在此数据集中，男性统计人数为 207 人，女性为 96 人；患病人数为 165 人，健康人数为 138 人。因为年龄是连续的，因此，在三联图中展示了年龄、性别、患病的关系图，单从颜色观察中，可发现在这个数据集中，女性患病率大于男性。通过统计计算结果，男性患病率为 44.9%，女性患病率为 75%。

```
In：   pd.crosstab(heartdata.age,heartdata.target).plot(kind="bar",figsize=(15,8))
       plt.title('年龄与患病关系分布图')
       plt.xlabel('年龄')
       plt.ylabel('患病率')
       plt.savefig('年龄与患病关系.png')    ＃保存可视化图，也可指定存放目录
       plt.show()
```

Out：

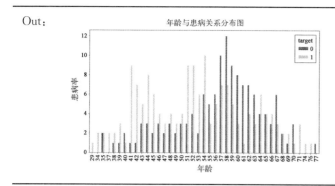

通过以上代码观察，随着年龄增长患病比率的变化情况，有序数据集的采集数据有限，此分析结果无法准确得出年龄的增长与患心脏病之间存在直接相关性。如果想进行更为准确而深入的分析，应当扩大数据采集范围，此统计和可视化方法仍然适用。通过此数据集生成的可视化结果分析，从 37 岁开始到 54 岁这个年龄阶段，患病人数高于健康人数明显；60 岁后有个别年龄患病人数高于健康人数。

接下来继续进行组合分析，以便得出更多的分析结果，用于进行探索性研究。

In：
```
plt.scatter(x=heartdata.age[heartdata.target==1],
            y=heartdata.thalach[(heartdata.target==1)], c="red")
plt.scatter(x=heartdata.age[heartdata.target==0],
            y=heartdata.thalach[(heartdata.target==0)], c='blue')
plt.title('心率与年龄和患病与否的关系')
plt.legend(["患病", "健康"])
plt.xlabel("年龄")
plt.ylabel("最大心率")
plt.show()
```

Out：

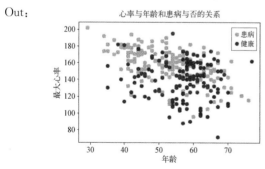

通过分析心率与年龄和患病与否的可视化图，得出以下结论：患病人数集中在年龄为 40～60 岁，心率高于 140 bpm 的群体。接下来，再对血压与年龄和患病与否进行组合分析。血压是一项日常体检中的重要测试项目，血压与年龄、血压和心脏病之间是否存在一定联系，通过以下代码进行可视化分析。

```
In：    plt.scatter(x=heartdata.age[heartdata.target==1],
            y=heartdata.trestbps[heartdata.target==1], c="#FFC0CB") #尝试变换散点颜色
        plt.scatter(x=heartdata.age[heartdata.target==0],
            y=heartdata.trestbps[heartdata.target==0], c="#2E8B57")
        plt.title('血压与年龄和患病与否的关系')
        plt.legend(["患病", '健康'])
        plt.xlabel("年龄")
        plt.ylabel("血压")
        plt.show()
```

Out：

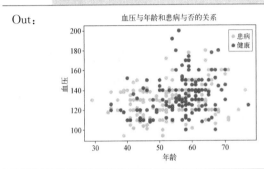

通过血压与年龄和患病与否的散点图分析得出,患病与健康人群的分布情况均匀,没有出现非常集中或分散的情况,因此不能判断血压与年龄的增长与患病之间存在直接关系。

在数据集中,胸痛类型分为 4 个类别,分别是 0,典型心绞痛;1,非典型性心绞痛;2,非心绞痛;3,无症状。胸痛类型有时会影响血压的变化,但这是否会导致患有心脏病的比例提升呢?

```
In：    fig,ax=plt.subplots(1,2,figsize=(10,5)) #绘制二联图,设置大小
        sns.countplot(x='cp',data=heartdata,hue='target',ax=ax[0])
        ax[0].set_xlabel("胸痛类型")
        heartdata.cp.value_counts().plot.pie(ax=ax[1],autopct='%1.1f%%',
                            explode=[0.01,0.01,0.01,0.01],shadow=True)
        ax[1].set_title("胸痛类型")
```

Out：

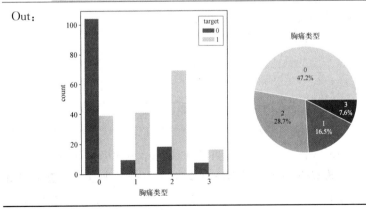

通过可视化结果分析,胸痛类型 1、2、3 占据较大比例。而在出现典型心绞痛的人群中,大多为健康人群。出现非典型性心绞痛和非心绞痛的人群患病比例较高。此分析的准确度与数据采集的样本量有直接联系,此处只对分析方法进行了展示。

继续对运动引起的胸痛与心率和患病与否的关系进行分析。代码如下:

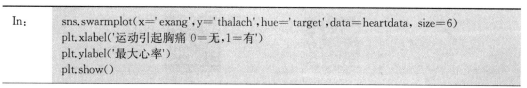

```
In:    sns.swarmplot(x='exang',y='thalach',hue='target',data=heartdata, size=6)
       plt.xlabel('运动引起胸痛 0=无,1=有')
       plt.ylabel('最大心率')
       plt.show()
```

Out:

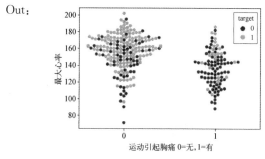

通过小提琴分散图进行可视化分析运动引起胸痛与最大心率是否能够成为患心脏病的重要指标。运动未引起胸痛的人群中,最大心率集中度比较高,在 160～180 之间,并且他们都患有心脏病。而在运动中产生过胸痛的人群中,产生过胸痛的人比较高,这些人的心率集中在 120～150 之间,但他们多数人没有心脏病,只是心率较高。造成这一结果的原因可能是由于患有心脏病的人,运动会引起胸痛因此他们很少运动。因此也能够作为研究心脏病患病因素的一个研究方向。

此外,分析胆固醇与年龄和患病与否、大血管数量与血压和患病与否等组合性分析。本案例分析了心脏病数据集中的部分内容,而作为具有 14 个列属性的数据集,进行组合分析的方式非常多。

 本章小结

本章主要介绍了利用 Pandas 进行基础数据整理分析的过程,分别是数据的缺失值处理、数据的维护、数据的检索、数据的统计以及数据可视化。在数据缺失值处理中,介绍了缺失值出现的原因以及对于医疗数据处理过程中的隐私保护问题,通过例题演示了如何查找缺失值、填充缺失值及删除缺失值。数据维护则从数据的数据提取、添加删除、数据类型及内容变换等几个方面介绍了对于数据集行、列、索引的访问及修改方法。数据检索小节则通过数据排序、索引的筛选以及分组方式演示了如何对数据集进行检索查询。数据的统计介绍了 Pandas 中常用的统计描述函数,以及自定义统计描述函数的方法,通过演示抽样操作,解释了抽烟函数的使用方法,为后续开展统计推断操作、提取训练数据集做准备。最后通过介绍针对 Pandas 中 DataFrame 对象的可视化方法,演示了绘制饼状图、散点图、折线图等图形的方法。利用三个实际应用案例,解释并演示了在基础数据分析中数据文件读取、数据清洗与整理、数据筛选及统计计算和数据可视化操作。

实训 6　乳腺癌数据集分析　　习题 6

第7章 医学信息描述与统计推断

📅 **学习目标**

(1) 描述 SciPy 库的使用方法。
(2) 辨别 SciPy 科学计算功能。
(3) 示范和应用 SciPy 统计分析方法。

📋 **思政目标**

SciPy 科学计算提供了许多对医学数据进行科学计算和统计分析的方法,利用这些方法精准计算,统计数据结果,并分析数据隐含的实际意义,这有助于医疗诊断和病情推测。在知识学习的同时,启发学生对思政元素的思考,锻炼学生科学思维能力,培养学生探索未知、科技创新的才能。

本章主要介绍 SciPy 库的基本功能,首先,介绍科学计算与优化,包括线性代数、傅里叶变换、优化等功能;其次,介绍描述性统计学概念,对数据进行基本的描述性信息分析,介绍常用几种数据分布;最后,介绍推断统计的相关内容,包括总体参数估计与假设检验。

7.1 SciPy 介绍

SciPy 库是一个高效的数值算法集合,提供了很多科学计算的应用模块,用于信号处理、集成、优化和统计学等领域,主要包括线性代数、数值积分、信号处理、图像处理、优化、统计等模块。主要的模块名称和功能如表 7.1 所示。

表 7.1 SciPy 库中主要模块及功能

模　　块	功　　能
scipy.cluster	矢量量化 / K-均值
scipy.constants	物理和数学常数

续 表

模 块	功 能
scipy.fftpack	傅里叶变换
scipy.integrate	积分程序
scipy.interpolate	插值
scipy.io	数据输入输出
scipy.linalg	线性代数程序
scipy.ndimage	n 维图像包
scipy.odr	正交距离回归
scipy.optimize	优化
scipy.signal	信号处理
scipy.sparse	稀疏矩阵
scipy.spatial	空间数据结构和算法
scipy.special	任何特殊数学函数
scipy.stats	统计

1. 常数

Scipy 中包含 constants 模块,该模块包含了许多数学常数和物理常数。

将常数包引入 from scipy import constants as C,显示各常数值。

【例 7.1】 constants 模块中的常数举例。代码如下。

In:	C.c ♯光速	
Out:	299792458.0	
In:	C.pi ♯π 值	
Out:	3.141592653589793	
In:	C.h ♯普朗克常数	
Out:	6.62607004e−34	
In:	C.gram ♯1 克有多少千克	
Out:	0.001	
In:	C.pound ♯1 磅有多少千克	

In：	Out：
	0.45359236999999997

In：	C.mile #1英里有多少米
Out：	1609.3439999999998

In：	C.minute #1分钟有多少秒
Out：	60.0

可利用 help 查看模块包含的常数，scipy.constants.find()函数也能够查找常量。

physical_constants 是一个字典，它以物理常数名为键，对应的值是一个含有 3 个元素的元组，分别为常数值、单位及误差。

【例7.2】 下面的程序可以查看玻尔兹曼常数的过程。

In：	C.find('boltzmann')
Out：	['Boltzmann constant', 'Boltzmann constant in Hz/K', 'Boltzmann constant in eV/K', 'Boltzmann constant in inverse meters per kelvin', 'Stefan—Boltzmann constant']

In：	C.physical_constants['Boltzmann constant in Hz/K']
Out：	(20836612000.0, 'Hz K^−1', 12000.0)

2. 特殊函数

special 模块是一个非常完整的函数库，其中包含了基本数学函数、特殊数学函数以及 NumPy 中出现的所有函数。

下面主要介绍几个常用的特殊函数功能，先利用语句将 special 模块引入：from scipy import special #特殊函数包。

【例7.3】 special 模块中常用的函数。

1）立方根函数

special.cbrt(x)，获取 x 的基于元素的立方根。

In：	special.cbrt([1000,8,27,9])
Out：	array([10. , 2. , 3. , 2.08008382])

2）指数函数

special.exp10(x)，计算 $10 ** x$ 的值。

In：	special.exp10([2，4])
Out：	array([100.，10000.])

3）相对误差指数函数

special.exprel(x)，它生成相对误差指数，(exp(x)−1)/x。

当 x 接近零时，ex(x)接近 1，因此 exp(x)−1 的数值计算可能遭受灾难性的精度损失。用 exprel(x)实现避免精度损失，当 x 接近零时发生。

In：	special.exprel(0.1)
Out：	1.0517091807564765

4）log1p(x)

log1p(x)计算的是 log(1+x)的值。由于浮点数的精度有限，无法很精确地表示接近 1 的实数，即当 x 很小时将其忽略。例如计算"log(1+1e−20)"的值为 0，而使用 log1p(1e−20)则能够很精确地计算出结果。实际上当 x 非常小时，log1p(x)约等于 x。

In：	import math ♯python 数学函数 math.log(1+1e−20)
Out：	0.0
In：	special.log1p(1e−20) ♯泰勒级数
Out：	1e−20

5）伽马函数

gamma 函数是阶乘函数在实数和复数范围上的扩展。

In：	special.gamma(0.5) ♯伽马函数，实数
Out：	1.7724538509055159
In：	special.gamma(1+1j) ♯伽马函数，复数
Out：	(0.4980156681183547−0.1549498283018101j)

gamma 函数的增长速度非常快，1 000 的阶乘值已经超过了双精度浮点数的表示范围，因此结果是无穷大。为了计算更大的数值范围，使用 special.gammaln()实现。

special.gammaln(x)计算 ln(|gamma(x)|)的值，它使用特殊的算法，直接计算 gamma 函数的对数值，能够表示更大的范围。

In：	special.gamma(1000)
Out：	inf
In：	special.gammaln(1000)
Out：	5905.220423209181

6）排列和组合

排列函数 scipy.special.perm(N,k) 和组合函数 scipy.special.comb(N,k) 的示例代码如下。

In：	special.perm(5,3)	♯排列，5 * 4 * 3 * 2 * 1
Out：	60.0	
In：	special.comb(5,3)	♯组合，5 * 4 * 3/3 * 2 * 1
Out：	10.0	

7.2　科学计算与优化

7.2.1　线性代数

scipy.linalg 模块提供了标准的线性代数操作，它包含 numpy.linalg 中的所有函数，同时还包含了很多 numpy.linalg 中没有的函数，能够轻松求解线性方程组、最小二乘解、特征值和特征向量、奇异值分解等线性代数问题。

1. 求解线性方程组

scipy.linalg.solve 函数可用于求解线性方程组。将线性方程组表示为 $Ax = b$，A 和 b 分别是两个矩阵，求解 x 向量。

【例 7.4】　求解下面的方程组：

$$x + 3y + 5z = 10$$
$$2x + 5y + z = 8$$
$$2x + 3y + 8z = 3$$

该方程组的矩阵表示：

$$\begin{bmatrix} 1 & 3 & 5 \\ 2 & 5 & 1 \\ 2 & 3 & 8 \end{bmatrix} \begin{bmatrix} x \\ y \\ z \end{bmatrix} = \begin{bmatrix} 10 \\ 8 \\ 3 \end{bmatrix}$$

$$A = \begin{bmatrix} 1 & 3 & 5 \\ 2 & 5 & 1 \\ 2 & 3 & 8 \end{bmatrix}, \quad b = \begin{bmatrix} 10 \\ 8 \\ 3 \end{bmatrix}, \text{求解 } Ax = b, \ x \text{ 即为未知数向量解。}$$

利用 scipy.linalg.solve 求解，具体代码如下：

In：	import numpy as np from scipy import linalg
In：	#方程组求解 #A * x＝b A＝np.array([[1,3,5],[2,5,1],[2,3,8]]) b＝np.array([10,8,3]) x＝linalg.solve(A,b) x
Out：	array([−9.28, 5.16, 0.76])
In：	A.dot(x) #验证求解是否正确,符合原题方程组 Ax＝b
Out：	array([10., 8., 3.])

2. 计算行列式

矩阵 A 的行列式表示为 $|A|$，行列式计算是线性代数中的常见运算。

scipy.linalg.det 函数计算行列式。例如，计算上面矩阵 A 的行列式，代码如下：

In：	linalg.det(A) #计算方阵的行列式
Out：	−25.000000000000004

3. 特征值和特征向量

求取矩阵的特征值、特征向量，也是线性代数中的常见计算。矩阵 A 的特征值 λ、特征向量 v 之间的关系表示为

$$Av = \lambda v$$

scipy.linalg.eig 函数从普通或广义特征值问题计算特征值。该函数返回特征值和特征向量。代码如下：

In：	l,v＝linalg.eig(A) #特征值,特征向量
	print(l,v)

Out：	[10.5540456 ＋0.j −0.5873064 ＋0.j 4.03326081＋0.j] [[−0.51686204 −0.94195144 0.11527992] [−0.32845853 0.31778071 −0.81936883] [−0.79054957 0.10836468 0.56155611]]

4. 奇异值分解

奇异值分解(SVD)是现在比较常见的算法之一,也是数据挖掘工程师、算法工程师必备的技能之一。有一个 $m \times n$ 的实数矩阵 A,想要把它分解为

$$A_{m \times n} = U_{m \times m} \Sigma_{m \times n} V_{n \times n}^{\mathrm{T}}$$

其中,U 和 V 均为单位正交矩阵,U 称为左奇异矩阵,V 称为右奇异矩阵,Σ 仅在主对角线上有值,称这些值为奇异值,其他元素均为 0。

【例 7.5】　对一个已知的矩阵 A 进行奇异值分解,代码实现如下:

In:	`#生成一个 3×5 的矩阵`
	`a=np.random.randn(3,5)`
	`a`

Out:	`array([[-0.00346426, 0.58154419, -0.5342178 , -1.39771375, 1.90513077],`
	`       [ 0.72212011, -1.15284563, 0.73250928, 0.57106558, -0.08577056],`
	`       [ 1.09504626, -1.11893596, 1.24263606, 1.79163632, 1.19779203]])`

In:	`#svd 奇异值分解,一个矩阵分成三部分`
	`U,s,Vh=linalg.svd(a)`
	`print(U,"#U")`
	`print(s,"#s")`
	`print(Vh,"#Vh")`

Out:	`[[-0.39810364 -0.8922036  -0.21327501]`
	` [0.44529663  0.0153112  -0.89525219]`
	` [0.80201272 -0.4513738   0.39119981]] #U`
	`[3.40240435 2.33711153 0.72717483] #s`
	`[[0.35303794 -0.48268043  0.45128907  0.6606045   0.04820462]`
	` [-0.20543643 -0.01345631 -0.03125513  0.19130077 -0.95918816]`
	` [-0.29890869  0.64679243 -0.07663388  0.67072935  0.1912133 ]`
	` [-0.31920688 -0.5416617  -0.71907041  0.25508081  0.15027008]`
	` [0.80119951  0.23473533 -0.52194472  0.10982543 -0.13598072]] #Vh`

In:	`#U 是左侧奇异矩阵,U 乘以它的转置,正交`
	`#先对矩阵取整,再转化`
	`np.round(U.dot(U.T)).astype(np.uint8)`

Out:	`array([[1, 0, 0],`
	`       [0, 1, 0],`
	`       [0, 0, 1]], dtype=uint8)`

In:	`#分解后的三个部分相乘,恢复原矩阵`
	`#a=U*s*Vh`
	`np.dot(U,np.dot(np.diag(s),Vh[:3,:]))`

Out:	`array([[-0.00346426, 0.58154419, -0.5342178 , -1.39771375, 1.90513077],`
	`       [ 0.72212011, -1.15284563, 0.73250928, 0.57106558, -0.08577056],`
	`       [ 1.09504626, -1.11893596, 1.24263606, 1.79163632, 1.19779203]])`

7.2.2　傅里叶变换

傅里叶变换是数字信号处理领域一种很重要的算法。要知道傅里叶变换算法的意义,首先要了解傅里叶原理。傅里叶原理表明:任何连续测量的时序或信号,都能表示为不同频率的正弦波信号的无限叠加。而根据该原理创立的傅里叶变换算法利用直接测量到的原始信号,以累加方式来计算该信号中不同正弦波信号的频率、振幅和相位。

傅里叶变换将原来难以处理的时域信号转换成了易于分析的频域信号(信号的频谱),利用一些工具对这些频域信号进行处理、加工。最后利用傅里叶反变换将这些频域信号转换成时域信号。也就是说,傅里叶变换的核心是从时域到频域的变换。

时域是描述一个数学函数或物理信号对时间的关系,很多物理量的定义是跟时间相关的。频域是描述信号在频率方面特性时用到的一种坐标系。它不是真实的,而是一个数学构造。频域是一个遵循特定规则的数学范畴。正弦波是频域中唯一存在的波形,这是频域中最重要的规则,即正弦波是对频域的描述,因为时域中的任何波形都可用正弦波合成。

时域分析与频域分析是信号的两个观察面。时域分析是以时间轴为坐标表示动态信号的关系,频域分析是把信号变为以频率轴为坐标表示出来。一般来说,时域的表示较为形象与直观,频域分析则更为简练,剖析问题更为深刻和方便。目前,信号分析的趋势是从时域向频域发展。然而,它们是互相联系、缺一不可、相辅相成的。贯穿时域与频域的方法之一,就是傅里叶分析。

从现代数学的眼光来看,傅里叶变换是一种特殊的积分变换。它能将满足一定条件的某个函数表示成正弦基函数的线性组合或者积分。在不同的研究领域,傅里叶变换具有多种不同的变体形式,如连续傅里叶变换和离散傅里叶变换。

快速傅里叶变换(FFT)是计算量更小的离散傅里叶变换的一种实现方法,其逆变换被称为快速傅里叶逆变换(IFFT)。

SciPy 提供了 fftpack 模块,包含了离散傅里叶变换功能,如下:

(1) fft、fft2、fftn:在一维、二维和 n 维空间中用快速傅里叶变换算法计算离散傅里叶变换。

(2) ifft、ifft2、ifftn:计算反向离散傅里叶变换。

(3) fftshift、ifftshift:fftshift 将零频分量平移到频谱中心,ifftshift 则撤销 fftshift 的效果。

(4) fftfreg:返回离散傅里叶变换采样频率。

(5) rfft:计算一个实数序列的离散傅里叶变换,它用结果频谱的对称性来提高性能,应用时实际上使用的还是 fft。

下面通过例 7.6 来看一下傅里叶变换的功能。

【例7.6】　定义一个函数:$f(t) = \sin(0.5 * 2 * \mathrm{pi} * t) + \sin(2 * 2 * \mathrm{pi} * t)$。该函数的本质是两个正弦信号的叠加,其频率为 0.5 和 2。利用傅里叶变换功能,将频率为 2 的信号过滤掉,只保留频率为 0.5 的信号。代码如下:

```
In：    #定义函数 f(t)=sin(0.5 * 2 * pi * t)+sin(2 * 2 * pi * t)
        #0.5Hz,2Hz 信号叠加
        def signal_sample(t)：
            return np.sin(1 * np.pi * t)+np.sin(4 * np.pi * t+0.5)
        N = 1000   #1000 个采样点
        f_s=10   #每秒采样 10 个点
        t=np.linspace(0,N/f_s,N)
        f_t=signal_sample(t)
        plt.plot(t,f_t)
        plt.xlim(0,5)   #显示 0—5 之间的信号
        plt.show()
```

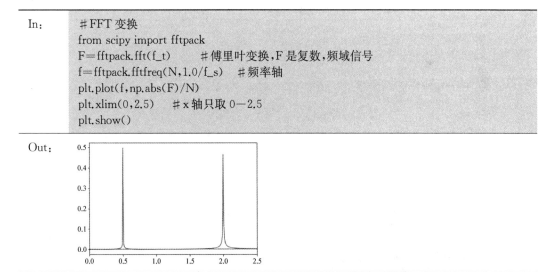

通过观察该函数的时域信号,其波形图比较复杂,不便于分析,可利用傅里叶变换将其转换成频域信号,更容易分析其特点。代码如下:

```
In：    #FFT 变换
        from scipy import fftpack
        F=fftpack.fft(f_t)        #傅里叶变换,F 是复数,频域信号
        f=fftpack.fftfreq(N,1.0/f_s)   #频率轴
        plt.plot(f,np.abs(F)/N)
        plt.xlim(0,2.5)   #x 轴只取 0—2.5
        plt.show()
```

在频域信号图中,很明显看到两个频率,0.5 和 2,将 2.0 处的峰值信号去掉,就剩下 0.5 处的峰值信号。再利用傅里叶逆变换,将频域信号转换到时域信号,观察其波形图,发现得到了一个频率 0.5 的正弦信号,起到了滤波作用。代码如下:

```
In：    F_filter=F * (abs(f)<1.5)   #滤波,把 2.0 处的峰值信号去掉,只保留小于 1.5 的
        f_t_filter=fftpack.ifft(F_filter)   #反傅里叶变换,把频域信号变回时域信号
```

```
plt.plot(t,f_t,label='source')
plt.plot(t,f_t_filter.real,label='filter')
plt.xlim(0,5)        #x 轴取 0—5 范围
plt.legend()
plt.show()
```

Out：

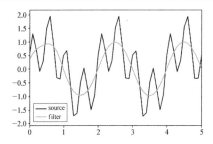

【例7.7】 利用傅里叶变换实现静态图像去除噪声的功能,其处理的步骤主要如下：

(1) 载入一张带有噪声的图像并将其显示。

(2) 利用快速傅里叶变换将其转化为频域信号,显示频谱图。

(3) 频谱图中高频峰值对应周期性的噪声,通过删除这些峰值以去除噪声。

(4) 执行反向傅里叶变换,还原图像,并显示去噪后的清晰图像。

具体实现代码如下：

In：

```
%matplotlib inline
import matplotlib.pyplot as plt
import numpy as np
from scipy import fftpack
from skimage import io
image=io.imread('moonlanding.png')
M,N=image.shape
print((M,N),image.dtype)
```

Out： (474, 630) uint8

In：

```
f,ax=plt.subplots(figsize=(4.8,4.8))
ax.imshow(image)
```

Out：

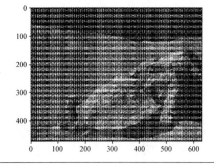

In：

```
F=fftpack.fftn(image)
F_magnitude=np.abs(F)
F_magnitude=fftpack.fftshift(F_magnitude)
f,ax=plt.subplots(figsize=(4.8,4.8))
ax.imshow(np.log(1+F_magnitude),cmap='viridis',extent=(-N//2,N//2,-M//2,M//2))
ax.set_title('Spectrum magnitude');
```

Out：

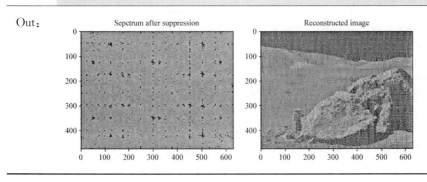

In：

```
#将频谱中心的一个块区归零
K=40
F_magnitude[M//2-K:M//2+K,N//2-K:N//2+K]=0
#找出高于第98个百分位数的所有峰值
peaks=F_magnitude<np.percentile(F_magnitude,98)
#将峰值平移回去,靠近原来的频谱
peaks=fftpack.ifftshift(peaks)
#制作一个原始(复数)频谱的副本
F_dim=F.copy()
#将这些峰值的系数设定为0
F_dim=F_dim * peaks.astype(int)
#执行反向傅里叶变换以还原图像
#因为从一个实数图像开始,所以只检查输出的实数部分
image_filtered=np.real(fftpack.ifft2(F_dim))
f,(ax0,ax1)=plt.subplots(2,1,figsize=(4.8,7))
ax0.imshow(np.log10(1+np.abs(F_dim)),cmap='viridis')
ax0.set_title('Sepctrum after suppression')
ax1.imshow(image_filtered)
ax1.set_title('Reconstructed image');
```

Out：

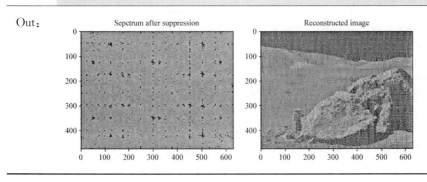

7.2.3　优化

优化是指在某些约束条件下,求解目标函数最优解的过程。在机器学习、人工智能中的绝大部分问题会涉及求解优化问题。

SciPy 的 optimize 模块提供了许多常用的数值优化算法,一些经典的优化算法包括线性回归、函数极值和根的求解以及确定两函数交点的坐标等。

导入 scipy.optimize 模块,代码如下:

```
from scipy import optimize
```

最小二乘法是非常经典的数值优化算法,通过最小化误差的平方和来寻找最符合数据的曲线。

假设有一组实验数据 (x_i, y_i),事先知道它们之间应该满足某函数关系 $y_i = f(x_i)$,通过这些已知信息,需要确定函数 f 的一些参数。例如,如果函数 f 是线性函数 $f(x) = kx + b$,那么参数 k 和 b 就是需要确定的值。

如果用 p 表示函数中需要确定的参数,那么目标就是找到一组 p,使得下面的函数 S 的值最小:

$$S(p) = \sum_{i=1}^{M} \left[y_i - f(x_i, p) \right]^2$$

这种算法被称为最小二乘拟合(Least-square fitting)。

optimize 模块提供了实现最小二乘拟合算法的函数 leastsq(),leastsq 是 least square 的简写,即最小二乘法。调用形式为

```
optimize.leastsq(func, x0, args=())
```

其中,func 计算误差的函数,x0 是计算的初始参数值,args 是指定 func 的其他参数。

【例7.8】　拟合一元一次直线,函数形式 $y = k * x + b$,待确定的参数只有两个: k 和 b。代码如下:

```
In：    import numpy as np
        from scipy.optimize import leastsq
        import matplotlib.pyplot as plt
        x=np.linspace(-1,1,10)          #取 10 个样本点
        y=x*2+np.random.random(10)      #目标函数(带噪声)
        #绘制散点图
        plt.scatter(x,y)
        plt.grid()
        plt.show()
```

Out：

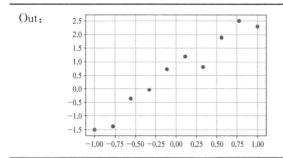

In：

```
#拟合函数
def func(p,x):
    k,b=p
    return k * x+b
#拟合函数与目标函数差值
def residuals(p,x,y):
    return y—func(p,x)
#拟合,差值尽可能小
p0=[1,0]
r=leastsq(residuals,p0,args=(x,y))
k,b=r[0]
print(k,b)
```

Out： 2.0674413003385537 0.6145077423470316

In：

```
#拟合直线
y1=k * x+b
y1
```

Out： array([—1.45293356， —0.99350216， —0.53407076， —0.07463936， 0.38479204，
0.84422344， 1.30365484， 1.76308624， 2.22251764， 2.68194904])

In：

```
plt.scatter(x,y)          #目标函数散点图
plt.plot(x,y1)            #拟合直线图
plt.grid()
plt.show()
```

Out：

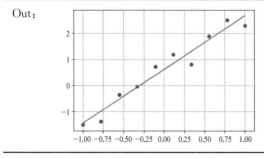

【例7.9】 拟合正弦函数曲线。

函数形式 $y=A * \sin(2 * \mathrm{pi} * k * x + \mathrm{theta})$，待定的参数：$A$，$k$，theta（振幅，频率,相角）。代码如下：

In：

```
#拟合函数
def func(x,p)：
    A,k,theta=p
    return A * np.sin(2 * np.pi * k * x+theta)
#误差数据
def residuals(p,y,x)：
    return y—func(x,p)
x=np.linspace(0,—2 * np.pi,100)    #100 个数据点
A,k,theta=10,0.34,np.pi/6        #真实数据的函数参数
y0=func(x,[A,k,theta])           #真实数据
y1=y0+2 * np.random.randn(len(x)) #加入噪声后的实验数据
p0=[7,0.2,0]                    #函数拟合参数的初值
plsq=leastsq(residuals,p0,args=(y1,x))
print(plsq[0])                 #拟合参数
```

Out：

[9.95273849 0.34028074 0.568504   ]

In：

```
#绘图
plt.plot(x,y0,label='real')
plt.plot(x,y1,label='noise')
plt.plot(x,func(x,plsq[0]),label='leastsq')
plt.legend()
plt.show
```

Out：

【例 7.10】　利用 p 次多项式拟合某城市新冠疫情确诊病例的数据。代码如下：

In：

```
import numpy as np
import pandas as pd
from scipy.optimize import leastsq
import matplotlib.pyplot as plt
plt.rcParams['font.sans—serif']=['SimHei']
plt.rcParams['axes.unicode_minus']=False
#残差函数
def residuals(p,x,y)：
    fun=np.poly1d(p)
        return y—fun(x)
#拟合函数
```

```
def fit_fun(p):
    p0=np.random.rand(p+1)
    r=leastsq(residuals,p0,args=(Xi,Yi))
    return r
data=pd.read_excel('wuhanconfirm.xlsx')
Yi=data['confirmed'].values[:30]
Xi=data.index.values[:30]
fit_p=fit_fun(5)[0]
print(fit_p)
```

Out: $[-1.74499464e-02 \quad 1.15125744e+00 \quad -2.68321401e+01 \quad 3.58226274e+02$
$-1.42369525e+03 \quad 1.30423244e+03]$

In:
```
plt.plot(Xi,np.poly1d(fit_p)(Xi),color='blue',label='拟合多项式曲线')
plt.scatter(Xi,Yi,edgecolors='red',marker='*',label='实际数据点')
plt.legend()
plt.show
```

Out:

7.3 描述统计学

统计学按照发展阶段和侧重点不同,可分为描述统计学和推断统计学。

描述统计学是阐述如何对客观现象的数量表现进行计量、搜集、整理、表示、一般分析与解释的一系列统计方法。其内容包括统计指标、统计调查、统计整理、统计图表、集中趋势测度、离散程度测度、统计指数、时间数列常规分析等理论和方法。

推断统计学主要阐述如何根据部分数据(样本统计量)去推论总体的数量特征及规律性的一系列理论和方法,其主要内容包括概率与概率分布、参数估计、假设检验、抽样调查、方差分析、相关与回归分析、统计预测、统计决策等。

本节主要介绍在 Python 环境中涉及描述统计学的数据分析方法。

7.3.1 描述统计常用概念

描述统计是通过图表或数学方法,对数据资料进行整理、分析,并对数据的分布状态、数字特征和随机变量之间的关系进行估计和描述的方法。主要包括数据的频数分析、集中趋势分析、离散程度分析、分布以及一些基本的统计图形。

1. 集中趋势分析

在数据的集中趋势分析中，主要体现指标有平均数、中位数、众数等。

（1）平均数，也叫均值。假设样本集$\{x_i\}$中有n个值，$i=1,\cdots,n$，均值μ是这一组数据的累加和除以数据的个数。

（2）中位数，就是处于一组数据中间位置上的数字。确定中位数的方法是先对所有数据从小到大排序，然后找出中间位置的数字。

当数据个数为奇数时，中位数是位于中间位置的数字；当数据个数为偶数时，中位数是位于中间的两个数的平均值。

中位数是特殊的分位数。分位数，亦称分位点，是指将一个随机变量的概率分布范围分为几个等份的数值点，常用的有中位数（即二分位数）、四分位数、百分位数等。

四分位数是把所有数值由小到大排列并分成四等份，处于三个分割点位置的数值就是四分位数。

第一四分位数（Q1），又称下四分位数，等于该样本中所有数值由小到大排列后第25%的数字；

第二四分位数（Q2），又称中位数，等于该样本中所有数值由小到大排列后第50%的数字；

第三四分位数（Q3），又称上四分位数，等于该样本中所有数值由小到大排列后第75%的数字。

第三四分位数与第一四分位数的差距又称四分位距。

百分位数，如果将一组数据从小到大排序，并计算相应的累计百分位，则某一百分位所对应数据的值就称为这一百分位的百分位数。

（3）众数，一组数据中出现次数最多的数字。众数不唯一，可能没有众数，也可能有多个众数。

分析数据的集中趋势时，不同的数据类型有不同的集中趋势度量值。在分类数据中，选择众数作为统计量；在顺序数据中，使用众数和中位数作为统计量，但更偏向于选择中位数（分位数）；在数值型数据中，众数、中位数和平均数均可作为统计量；在数据呈现对称分布时，这三个统计量结果是一样的，一般选择平均数；当数据呈现偏态分布时，选择中位数和众数作为统计量。三个统计量之间的位置关系如图7.1所示。

2. 离散程度分析

数据的离散程度分析中，主要体现指标有极差、方差、标准差等。

（1）极差：一组数据的最大值与最小值之差，也称为全距。极差是最直接最简单的反应数据离散程度的指标，但是它不能反映出中间数据的分布情况，不能准确描述数据的离散程度。

（2）方差：是每个样本值与全体样本值的平均数之差的平方值的平均数，用于描述数

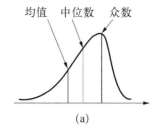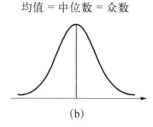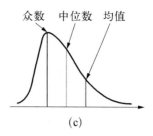

图 7.1　平均数、中位数和众数之间的位置关系

(a) 左偏分布；(b) 对称分布；(c) 右偏分布

据的离散程度。方差 σ^2 定义如下：

$$\sigma^2 = \frac{1}{n} \sum_{i=1}^{n} (x_i - \mu)^2$$

（3）标准差：方差的平方根 σ 被称为标准差。标准差的单位与样本数据的单位相同，方便比较。

$$\sigma = \sqrt{\sigma^2}$$

方差和标准差小，表示数据比较集中，上下波动小；方差和标准差大，表示数据比较分散，上下波动大。

3. 数据的分布

在统计分析中，通常要假设样本所属总体的分布属于正态分布，因此需要用偏度和峰度两个指标来检查样本数据是否符合正态分布。

偏度（skewness）也称为偏态、偏态系数，是统计数据分布偏斜方向和程度的度量，也是统计数据分布非对称程度的数字特征。计算公式为

$$s = \frac{1}{n} \sum_{i=1}^{n} \left[\left(\frac{x_i - \mu}{\sigma} \right)^3 \right]$$

正态分布的偏度为 0，两侧尾部长度对称。$s < 0$，称分布具有负偏离，也称左偏态，此时众数＞中位数＞平均数。$s > 0$，称分布具有正偏离，也称右偏态，此时平均数＞中位数＞众数。s 接近 0，可认为分布是对称的。正态分布三者相同。

峰度（Kurtosis）与偏度类似，是描述样本总体中所有取值分布形态陡缓程度的统计量。计算公式：

$$k = \frac{1}{n} \sum_{i=1}^{n} \left[\left(\frac{x_i - \mu}{\sigma} \right)^4 \right]$$

正态分布的峰度为 3。以一般而言，正态分布为参照，峰度用于描述分布形态的陡缓程度。若 $k < 3$，则称分布具有不足的峰度；若 $k > 3$，则称分布具有过度的峰度。若知道分布有可能在峰度上偏离正态分布时，可用峰度来检验分布的正态性。

通常将峰度值减去 3，也被称为超值峰度（excess kurtosis），这样正态分布的峰度值

等于 0。当峰度值>0,则表示该数据分布与正态分布相比较为高尖;当峰度值<0,则表示该数据分布与正态分布相比较为矮胖。

7.3.2 数据分布

SciPy 的 stats 模块包含了多种概率分布的随机变量,随机变量分为连续和离散两种。所有的连续随机变量都是 rv_continuous 的派生类的对象,而所有的离散随机变量都是 rv_discrete 的派生类的对象。

连续随机变量对象的常用方法如表 7.2 所示。

表 7.2 连续随机变量对象的常用方法

名　称	含　义
rvs	产生服从指定分布的随机数,可用 size 指定大小
pdf	概率密度函数
cdf	累积分布函数,是概率密度函数的积分
sf	残存函数(1−cdf(t))
ppf	分位点函数(cdf 的逆)
isf	逆残存函数(sf 的逆)
stats	期望值和方差
fit	对一组随机取样进行拟合,最大似然估计方法找出最适合取样数据的概率密度函数系数

常见的分布如表 7.3 所示。

表 7.3 常见的分布

名　称	含　义
beta	beta 分布
f	F 分布
gamma	gamma 分布
poisson	泊松分布
hypergeom	超几何分布
lognorm	对数正态分布

续 表

名 称	含 义
binom	二项分布
uniform	均匀分布
chi2	卡方分布
cauchy	柯西分布
laplace	拉普拉斯分布
rayleigh	瑞利分布
t	学生 T 分布
norm	正态分布
expon	指数分布

1. 正态分布

正态分布,也叫高斯分布。其定义如下:

若随机变量 X 服从一个位置参数为 μ、尺度参数为 σ 的概率分布,且其概率密度函数为

$$f(x) = \frac{1}{\sqrt{2\pi}\,\sigma} \exp\left(-\frac{(x-\mu)^2}{2\sigma^2}\right)$$

则这个随机变量就称为正态随机变量,正态随机变量服从的分布就称为正态分布,记作 $X \sim N(\mu, \sigma^2)$,读作 X 服从 $N(\mu, \sigma^2)$,或 X 服从正态分布。

正态分布有两个参数,即期望(均值)μ 和标准差 σ,σ^2 为方差。

当 $\mu = 0$,$\sigma = 1$ 时,正态分布就成为标准正态分布,即

$$f(x) = \frac{1}{\sqrt{2\pi}} e^{\left(-\frac{x^2}{2}\right)}$$

【例 7.11】 下面举例说明正态分布随机变量的用法。

SciPy 库里的 stats.norm 代表正态分布,默认的是标准正态分布,其期望和标准差是 0 和 1。能够通过 loc 和 scale 参数来指定随机变量的偏移和缩放参数,对于正态分布的随机变量来说,这两个参数相当于指定其期望值和标准差。

```
In: import numpy as np
    from scipy import stats        #引入 stats 模块
    import matplotlib.pyplot as plt
```

1) stats 方法

计算随机变量的期望值和方差。

In:	stats.norm.stats() ♯计算正态分布随机变量的期望和方差
Out:	(array(0.), array(1.))
In:	X=stats.norm(loc=1.0,scale=2.0) ♯指定期望为 1,标准差为 2 X.stats() ♯得到期望 1,方差 4,结果相符
Out:	(array(1.), array(4.))

2) rvs 方法

对随机变量进行随机取值,通过 size 参数指定输出的数组的大小。

生成服从正态分布的随机向量 stats.norm.rvs(loc, scale, size),loc 表示期望值,scale 表示标准差,size 指定输出的数组的大小。

In:	x=stats.norm.rvs(loc=1.0,scale=2.0,size=10000) ♯对随机变量取 10000 个值 np.mean(x) ♯NumPy 求均值
Out:	1.0273907360128145
In:	np.var(x) ♯NumPy 求方差
Out:	4.015132120254677

调用 NumPy 函数得到均值和方差,结果符合随机变量 X 的特性。

3) fit 方法

使用 fit() 方法对随机样本序列 x 进行拟合,返回的是与随机样本值最吻合的随机变量的参数。

In:	stats.norm.fit(x) ♯对随机样本序列进行拟合,得到均值和标准差
Out:	(1.0058773908924343, 2.009421330093498)

4) pdf 方法

随机变量的概率密度函数。

比较样本数组 x 进行直方图统计频数的结果和随机变量的概率密度,随机变量给定一个取值范围 $[-8,8]$,绘制其概率密度函数曲线,能够看出两者结果是一致的。

In:	plt.hist(x, bins=20, density=True) ♯直方图统计结果 plt.show()

Out：

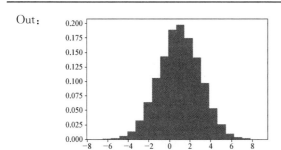

In：
```
t＝np.arange(−8,8,0.01)        ♯随机变量取值
y ＝ stats.norm.pdf(t,1,2)     ♯概率密度函数
plt.plot(t, y)
```

Out：

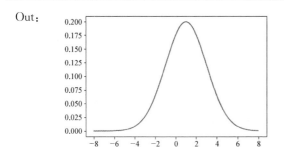

5）cdf 方法

随机变量的累积分布函数是概率密度函数的积分。

下面是直方图统计的累积概率结果和绘制随机变量的累积分布函数曲线。具体代码如下：

In：
```
plt.hist(x, bins＝20, cumulative＝True)
plt.show()
```

Out：

In：
```
y1 ＝ stats.norm.cdf(t,1,2)
plt.plot(t, y1)
```

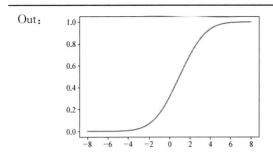

6）ppf 方法

stats.norm.ppf 正态分布的累积分布函数的逆函数，即下分位点。

In：	z05＝stats.norm.ppf(0.05,1,2) z05
Out：	−2.2897072539029457
In：	stats.norm.cdf(z05,1,2)
Out：	0.049999999999999975

2. 均匀分布

均匀概率分布是古典概率分布的连续形式，是指随机事件的可能结果是连续型数据变量，所有的连续型数据结果所对应的概率相等。也叫矩形分布，它是对称概率分布，在相同长度间隔的分布概率是等可能的。均匀分布由两个参数 a 和 b 定义，它们是数轴上的最小值和最大值，$U(a,b)$。

其概率密度函数 $f(x)$ 为

$$\begin{cases} f(x)=\dfrac{1}{b-a}, & a<x<b \\ f(x)=0, & x<a, x>b \end{cases}$$

均匀分布的期望和方差为

$$E(x)=\frac{a+b}{2}$$

$$\mathrm{Var}(x)=\frac{(b-a)^2}{12}$$

【例7.12】 生成符合均匀分布的随机数，默认情况下，符合[0,1]均匀分布。使用 loc 和 scale 参数，获得[loc,loc＋scale]均匀分布。代码如下：

In：	x＝stats.uniform.rvs(size＝10)　　　＃获取 10 个均匀分布的随机数,[0,1] x

Out:	array([0.18042171, 0.31140043, 0.25544728, 0.35628433, 0.66956786, 0.84176492, 0.65060146, 0.94569844, 0.71951485, 0.50831175])
In:	x=stats.uniform.rvs(loc=1,scale=2,size=10) ♯获取 10 个均匀分布的随机数,[1,3] x
Out:	array([1.73812249, 2.07750543, 1.36265149, 1.30206111, 1.16602775, 2.72662775, 2.2764889, 2.5663803, 1.92520674, 1.33185742])

计算[0,1]均匀分布概率密度,绘制曲线图。代码如下:

In:	t=np.linspace(−3,3,100) y=stats.uniform.pdf(t) plt.plot(t,y)
Out:	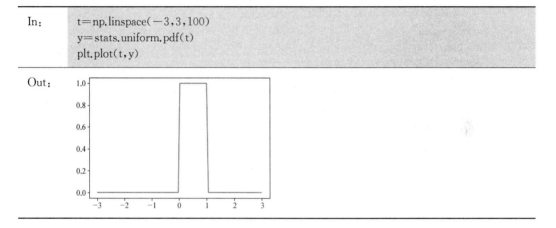

3. 贝塔分布

在概率论中,贝塔分布也称 B 分布,是指一组定义在(0,1)区间的连续概率分布,有两个参数 $\alpha,\beta>0$。 贝塔分布是一个作为伯努利分布和二项式分布的共轭先验分布的密度函数,在机器学习和数理统计学中有重要应用。

贝塔分布的概率密度函数为

$$f(x,\alpha,\beta)=\frac{1}{B(\alpha,\beta)}x^{\alpha-1}(1-x)^{\beta-1}$$

随机变量 X 服从参数为 α,β 的 B 分布通常写为

$$X \sim Be(\alpha,\beta)$$

【例 7.13】 生成服从贝塔分布的随机数,通过 a 和 b 两个参数进行设定,如下:

In:	x=stats.beta.rvs(size=20,a=3,b=4) ♯生成 20 个服从参数 a=3,b=4 贝塔分布随机数 x
Out:	array([0.48317562, 0.85014491, 0.32739937, 0.05082879, 0.62834818, 0.26545459, 0.37880424, 0.48276057, 0.25033679, 0.44771883, 0.39799417, 0.63875408, 0.48299372, 0.30741251, 0.25205581, 0.74455588, 0.535275, 0.34031712, 0.51814556, 0.25569775])

当 α，β 取不同值时，贝塔分布概率密度函数曲线形状不同，当 $\alpha=\beta$ 时，B 分布都是对称的，如果小于 1，分布是 u 形，这时的 pdf 也叫作反正弦分布（arcsin distribution），反正弦分布的 CDF 是反正弦函数。如果形状参数大于 1，分布呈山峰状凸起，特别注意，当 $\alpha=\beta=1$ 时，分布为 $[0,1]$ 均匀分布；当 $\alpha=\beta=2$ 时，pdf 为抛物线。代码如下：

```
In:    t=np.linspace(0,1,100)
       y1=stats.beta.pdf(t,0.5,0.5)
       y2=stats.beta.pdf(t,5,1)
       y3=stats.beta.pdf(t,1,3)
       y4=stats.beta.pdf(t,2,2)
       y5=stats.beta.pdf(t,2,5)
       plt.plot(t,y1)
       plt.plot(t,y2)
       plt.plot(t,y3)
       plt.plot(t,y4)
       plt.plot(t,y5)
       plt.legend(["α=β=0.5","α=5,β=1","α=1,β=3","α=β=2","α=2,β=5"],loc=
       "upper center")
       plt.show()
```

Out:

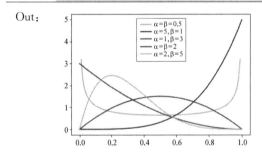

4. 二项分布

在概率论和统计学中，二项分布是 n 个独立的成功/失败试验中成功的次数的离散概率分布，其中每次试验的成功概率为 p。这样的单次成功/失败试验又称为伯努利试验。实际上，当 $n=1$ 时，二项分布就是伯努利分布。

一般地，如果随机变量 X 服从参数为 n 和 p 的二项分布，记为 $X \sim B(n, p)$ 或 $X \sim b(n, p)$。n 次试验中正好得到 k 次成功的概率由概率质量函数给出：

$$P\{X=k\}=C_n^k p^k (1-p)^{n-k}=\frac{n!}{k!\ (n-k)!}p^k (1-p)^{n-k}$$

期望值和方差为

$$E(X)=np$$
$$D(X)=np(1-p)$$

【例7.14】 通过二项分布的概率质量公式计算投掷 5 次骰子出现 3 次 6 点的概率。

投掷一次骰子,点数为 6 的概率(即试验成功的概率)为 $p=1/6$,试验次数为 $n=5$。使用二项分布的概率质量函数 pmf() 能够很容易计算出现 k 次 6 点的概率。与概率密度函数 pdf() 类似,pmf() 的第一个参数为随机变量的取值,后面的参数为描述随机分布所需的参数。对于二项分布来说,参数分别为 n 和 p,而取值范围则为 0 到 n 之间的整数。下面的程序计算 k 为 0 到 6 所对应的概率,代码如下:

| In: | ```
x=range(6)
y=stats.binom.pmf(x, 5, 1/6.0)
y
``` |
|---|---|
| Out: | array([4.01877572e−01, 4.01877572e−01, 1.60751029e−01, 3.21502058e−02, 3.21502058e−03, 1.28600823e−04]) |

由结果可知:出现 0 或 1 次 6 点的概率为 40.2%,而出现 3 次 6 点的概率为 3.215%。绘制二项分布的概率质量函数曲线,代码如下:

| In: | ```
n=100
p=0.25
k=np.arange(0,n)          #成功次数 k
binomial=stats.binom.pmf(k,n,p)       #成功概率 pmf 函数
plt.plot(k,binomial, 'o−')
``` |
|---|---|
| Out: | 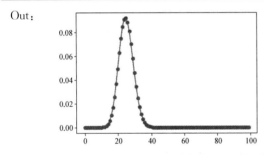 |

5. 泊松分布

泊松分布(Poisson distribution)是一种统计与概率学里常见到的离散概率分布。泊松分布适合描述单位时间内随机事件发生的次数。

在泊松分布中使用 λ 描述单位时间(或单位面积)中随机事件的平均发生率。如果将二项分布中的试验次数 n 看作单位时间中所做的试验次数,那么它和事件出现的概率 p 的乘积就是事件的平均发生率,即 $\lambda=np$。泊松分布的概率质量函数公式如下:

$$P(X=k)=\frac{\lambda^k}{k!}\mathrm{e}^{-\lambda}, \ k=0, \ 1, \ \cdots$$

泊松分布的期望和方差均为 λ。

【**例7.15**】 产生服从泊松分布的随机数,通过 stats. poisson. rvs(mu,loc,size)实现,用直方图统计概率结果。绘制泊松分布概率质量函数曲线,对比两者,结果一致。代码如下:

In:
```
#生成服从泊松分布的随机数,画直方图
data=stats.poisson.rvs(mu=2,loc=0,size=1000)    #mu 是 λ
plt.hist(data,bins=10,density=1)
```

Out:

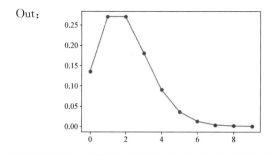

In:
```
#绘制泊松分布概率质量函数曲线
lam=2
k=np.arange(0,10)
y=stats.poisson.pmf(k,lam)      #k 是次数,lam 是 λ
plt.plot(k,y,'o-')
```

Out:

参数 λ 对结果有很大影响,λ 值越大,分布越趋于对称。当 λ=20 时,泊松分布接近于正态分布;当 λ=50 时,则认为泊松分布呈正态分布。

In:
```
# pmf λ=1
plt.plot(np.arange(20),stats.poisson.pmf(np.arange(20),mu=1),'o-')
#pmf λ=5
plt.plot(np.arange(20),stats.poisson.pmf(np.arange(20),mu=5),'o-')
#pmf λ=10
plt.plot(np.arange(20),stats.poisson.pmf(np.arange(20),mu=10),'o-')
plt.legend(["λ=1","λ=5","λ=10"])
plt.show()
```

Out：

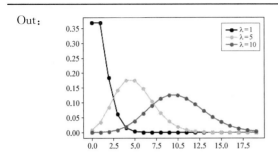

7.3.3　数据分布的检验

一组随机样本数据,在对其进行建模处理时,需要进行数据分布检验,scipy.stats 库中包含了几种数据分布检验的方法,最为常用的是数据正态性分布检验。

1. kstest(*K-S* 检验)

scipy.stats 库中的 kstest 是一个很强大的检验模块,除了正态性检验,还能检验 scipy.stats 中的其他数据分布类型,仅适用于连续分布的检验,简称 *K-S* 检验。

原假设:数据符合正态分布。*K-S* 检验方法代码如下:

```
scipy.stats.kstest(rvs, cdf, args=(), N=20, alternative='two−sided', mode='auto')
```

参数含义:

rvs:待检验的一组一维数据。

cdf:检验方法,例如'norm','expon','rayleigh','gamma','norm',即正态性检验。

alternative:默认为双尾检验,通过设置'less'或'greater'作为单尾检验。

mode:'approx'(默认),使用检验统计量的精确分布的近似值;'asymp',使用检验统计量的渐进分布。

返回:statistic(统计量),pvalue(p 值)。

统计量越接近 0 代表数据和标准正态分布拟合得越好,若是 p 值大于显著性水平,一般是 0.05,接受原假设,则判定样本的整体服从正态分布。具体代码如下:

In：
```
import numpy as np
from scipy import stats
test=stats.norm.rvs(size=1000)
mean=np.mean(test)
med=np.median(test)
std=np.std(test)
print("mean=",mean,"median=",med,"std=",std)
```

Out：　　mean= −0.03640118824706284 median= −0.02376525656205089 std= 1.0269202448727726

In：	stats.kstest(test, 'norm')　　#p 值大于 0.05,样本符合正态分布
Out：	KstestResult(statistic=0.032834763403509826, pvalue=0.2264959372393469)
In：	x = np.linspace(-15,15,10) stats.kstest(x, 'norm')　　#p 值小于 0.05,样本不符合正态分布
Out：	KstestResult(statistic=0.4522096477271854, pvalue=0.02188899875552397)

2. shapiro(*W* 检验)

与 kstest 不同,scipy.stats.shapiro(*W* 检验)是专门用来做正态性检验的模块。

原假设：样本数据符合正态分布(注意：shapiro 用于检验小样本数据)。

W 检验方法代码如下：

```
scipy.stats.shapiro(x, a=None, reta=False)
```

一般只用 x 参数,x 即待检验的数据。

返回：statistic(统计量),pvalue(p 值)。

In：	stats.shapiro(test)　　#p 值大于 0.05,样本符合正态分布
Out：	(0.9991527199745178, 0.9396486282348633)

3. normaltest

scipy.stats.normaltest 也是专门做正态性检验的模块,原理是基于数据的 skewness 和 kurtosis。

检验方法代码如下：

```
scipy.stats.normaltest(a, axis=0, nan_policy='propagate')
```

参数含义：

a：待检验的数据。

axis：默认为 0,表示在 0 轴上检验,即对数据的每一行做正态性检验,设置 axis= None 来对整个数据做检验。

nan_policy：当输入的数据中有空值时的处理办法。默认为'propagate',返回空值;设置为'raise'时,抛出错误;设置为'omit'时,在计算中忽略空值。

返回：对数据集进行假设检验的 k_2 值和 P-value。

In：	stats.normaltest(test)　　#p 值大于 0.05,样本符合正态分布
Out：	NormaltestResult(statistic=0.6506215552829628, pvalue=0.722302843183424)

7.3.4 描述性统计分析

描述性统计分析是一种实用观测样本数据对随机变量的总体分布进行初步评估的方法。前面的概念介绍中已经给出了描述数据集中趋势、离散程度、分布形态的常用指标。scipy.stats 库中包含了这些指标的计算方法,下面以正态分布为例说明。

1. 计算随机数的均值和标准差

【例 7.16】　随机生成一组(1 000 个)满足正态分布的身高(height),其均值为 172,标准差为 6。计算数据集的描述性统计量。

stats.norm.fit 利用正态分布去拟合生成的数据,得到其均值和标准差。

```
In：  import numpy as np
      from scipy import stats
      #随机生成一组满足正态分布的身高 height,其均值为 172,标准差为 6。
      height=stats.norm.rvs(loc=172,scale=6,size=1000)
      mean,std=stats.norm.fit(height)        #计算均值和标准差
      mean,std

Out：  (172.02635180088242，5.88125364383063)
```

根据计算得到的数据,绘制直方图和概率密度函数曲线,观察数据分布情况,代码如下:

```
In：  plt.hist(height,bins=20, rwidth=0.9, density=True)
      plt.xlabel('Height')
      plt.ylabel('Frequency')
      plt.title('Height Of Student')
      a=stats.norm.ppf(0.001,mean,std)
      b=stats.norm.ppf(0.999,mean,std)
      x=np.linspace(a,b,100)
      y=stats.norm.pdf(x,mean,std)
      plt.plot(x,y)
      plt.show()
```

Out：

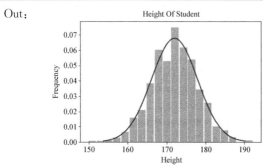

分别计算其他几项统计指标,代码如下:

In：	np.max(height)　　　#最大值
Out：	192.2965621023955
In：	np.min(height)　　　#最小值
Out：	149.8680428974152
In：	np.median(height)　　　#中位数
Out：	172.04436357200467
In：	stats.mode(height)　　　#众数
Out：	ModeResult(mode=array([149.8680429])，count=array([1]))

2. 计算随机数的偏度与正态性检验

偏度描述概率分布的偏斜(非对称)程度。以正态分布为标准描述数据对称性的指标。偏度系数=0,则分布对称;偏度系数>0,则频数分布的高峰向左偏移,长尾向右延伸,呈正偏态分布;偏度系数<0,则频数分布的高峰向右偏移,长尾向左延伸,呈负偏态分布。

In：	stats.skew(height)　　　#偏度为 0,分布对称,偏度>0,左偏移,偏度<0,右偏移
Out：	−0.007319489423561694

利用 stats.skewtest()可进行正态性检验,测试偏斜是否与正态分布不同。此函数测试原假设,即抽取样本的总体的偏度与相应正态分布的偏度相同。

函数有两个返回值,其中第二个返回值为 pvalue,即观察到的数据集服从正态分布的概率,取值范围为 0~1。一般情况 pvalue>0.05 即表示服从正态分布。

In：	stats.skewtest(height)
Out：	SkewtestResult(statistic=−0.09518921868485034，pvalue=0.9241645333445053)

3. 计算随机数的峰度

峰度(kurtosis)是指描述概率分布曲线的陡峭程度。若峰度<3,则分布平缓;若峰度>3,则分布陡峭。正态分布的峰度为常数 3(实际中,将峰度做减 3 处理,使得正态分布的峰度为 0)。均匀分布的峰度为常数 1.8。

若将数据标准化,在相同的标准差下,峰度越大,则极端值更多。代码如下:

In：	stats.kurtosis(height)　#峰度系数>0,分布更陡,峰度系数<0,分布平缓
Out：	0.12552566896774886

stats.kurtosistest( ),测试数据集是否具有正常峰度。

此函数测试原假设,即从中抽取样本总体的峰态是正态分布的峰态。

In:	stats.kurtosistest(height)
Out:	KurtosistestResult(statistic=0.8857476615416132,pvalue=0.37575351888390274)

4. 计算某百分位处的数值点

stats.scoreatpercentile( )方法,计算给定百分位数对应位置处的数值。

格式:scoreatpercentile(数据集,百分比)。例如,per=50,百分位为 50%,对应的数值为中位数。代码如下:

In:	stats.scoreatpercentile(height,50) ♯中位数
Out:	172.04436357200467
In:	stats.scoreatpercentile(height,95) ♯95%处的数值
Out:	181.5911417647175

5. 计算某点百分数

stats.percentileofscore( )方法,计算数值相对于数据分布中的百分位位置。与 stats.scoreatpercentile( )互逆。

格式:percentileofscore(数据集,数值)。代码如下:

In:	stats.percentileofscore(height,172) ♯接近中位数,百分位接近 50
Out:	49.4
In:	stats.percentileofscore(height,181.5911417647175) ♯181.5911417647175 对应、、,95%
Out:	95.0

7.4 推断统计学

推断统计是借助抽样调查,从局部推断总体,对不肯定的事物做出决策的一种统计。推断统计学有总体参数估计与假设检验两种,前者以一次性抽样实验为依据,对整个总体的某个数字特征做出估计。后者则是对某种假设进行检验,根据计算结果推断所做的假设是否成立。如平均数、标准差、相关系数、回归系数等特征的总体估计及差异显著性检验。推断统计的理论基础是概率论,它需要更多地借助抽样理论与方法。

当研究从样本中获得一组数据后,如何通过这组信息对总体特征进行估计,如何从局部结果推论总体的情况,称为总体参数估计。总体参数估计可分为点估计和区间估计。

（1）点估计:是用样本统计量来估计总体参数,因为样本统计量为数轴上的某一点值,估计的结果也以一个点的数值表示。由于这种估计是单个的数值,总是存在误差,对误差也不能准确地计算出来。另外,点估计无法指出对总体参数给予正确估计的概率有多大。所以,这种点估计只能作为一种不精确的大致估计,更好的办法是对总体参数进行区间估计。

（2）区间估计:是根据样本统计量,利用抽样分布的原理,用概率表示总体参数可能落在某数值区间之内的推算方法。区间估计的种类有很多,主要有总体平均值的区间估计、总体百分数的区间估计、标准差和方差的区间估计、相关系数的区间估计。

在统计学中,通过样本统计量得出的差异做出一般性结论,判断总体参数之间是否存在差异,这种推论过程称作假设检验。假设检验分为参数检验和非参数检验。

若进行假设检验时总体的分布形式已知,需要对总体的位置参数进行假设检验,称其为参数假设检验。若对总体分布形式所知甚少,需要对未知分布函数的形式及其他特征进行假设检验,通常称之为非参数假设检验。

7.4.1　点估计

点估计是在抽样推断中不考虑抽样误差,直接以抽样指标代替全体指标的一种推断方法。因为个别样本的抽样指标不等于全体指标,所以,用抽样指标直接代替全体指标,不可避免地会有误差。怎样才能测量这种差异性,可以从给定总体中抽取给定大小的所有可能样本,计算每个样本的均值,通过重复采样获得的经验分布估计均值的抽样分布。然后,使用抽样分布来计算差异性的大小。

视频 7.1　点估计

在 UCI 机器学习仓库上下载"Adult"公共数据库。该数据集包括了约 32 000 个数据项,是一组"人口普查收入"数据集,包含了多项属性信息,如年龄、性别、婚姻、国家、收入、教育、职业、资本受益等。下载地址为 https://archive.ics.uci.edu/ml/datasets/Adult。

【例 7.17】　本例是对成年人收入的年龄估计,从数据集中读取几个必要的属性(年龄、性别、国家、收入),以简化数据分析过程,降低复杂度。观察新的数据集信息特征。具体代码如下:

```
In:    import pandas as pd
       import numpy as np
       # 成年人收入分析(总体样本即全体数据集)
       df=pd.read_csv('adult.data',sep=",",usecols=[0,9,13,14],
              names=['age', 'sex', 'country', 'income'])
```

In：	df.head()　　　♯查看数据前五行

Out：					
		age	sex	country	income
	0	39	Male	United-States	<=50K
	1	50	Male	United-States	<=50K
	2	38	Male	United-States	<=50K
	3	53	Male	United-States	<=50K
	4	28	Female	Cuba	<=50K

In：	df.shape　　　♯查看数据的大小（几行几列）
Out：	(32561，4)

In：	df.describe()　　　♯观察数据的描述性统计信息,观察是否有异常值

Out：		
		age
	count	32561.000000
	mean	38.581647
	std	13.640433
	min	17.000000
	25%	28.000000
	50%	37.000000
	75%	48.000000
	max	90.000000

1. 传统方法

给定一个满足标准差 σ_x 总体的 n 个独立观测值 $\{x_i\}_{i=1,2,\cdots,n}$,样本均值的标准偏差(或标准差 standard error) $\sigma_{\bar{x}}$ 可以近似计算为

$$\mathrm{SE} = \frac{\sigma_x}{\sqrt{n}}$$

公式中的总体标准差 σ_x 是未知的,但是可以被经验估计代替的同时,满足 $n > 30$ 且总体分布无偏,估计就会足够好。这样,即使没有获得总体,也能估计出样本均值的标准差。

将上述数据集按照工资收入分成两个数据集,即高收入人群和低收入人群,观察两个数据集的描述性统计信息。代码如下：

In：	high_income=df.loc[df.income=='>50K']　　　♯高收入人群 low_income=df.loc[df.income=='<=50K']　　　♯低收入人群 high_income.shape

Out:	(7841,4)

In:	low_income.shape

Out:	(24720,4)

In:	high_income.mean()

Out:	age 44.249841 dtype：float64

In:	low_income.mean()

Out:	age 36.783738 dtype：float64

In:	#从低收入数据集24720个总体样本中随机抽样抽取5000个样本
	rows=np.random.choice(low_income.index.values,5000)
	sample=low_income.loc[rows]　　　#生成样本数据
	se=sample.std()/np.sqrt(5000)　　　#一个样本的直接估计标准偏差
	se

Out:	age 0.201343 dtype：float64

In:	sample.mean()　　　#一个样本的均值

Out:	age 36.9172 dtype：float64

In:	#重复采样,获取每个样本的均值,求取多个样本均值的标准偏差
	N=1000　#抽取1000次
	test=5000　#每次抽取5000个
	means=[0] * N
	for i in range(N)：
	　　　rows=np.random.choice(low_income.index.values,test)
	　　　sample=low_income.loc[rows]　　#生成样本数据
	　　　means[i]=sample.mean()
	np.array(means).std()　#标准差

Out:	0.20655089431430704

In:	np.array(means).mean()　　#平均值

Out:	36.7863714

In:	#绘制1000个样本的均值 import matplotlib.pyplot as plt plt.xlabel('sample')

```
plt.ylabel('age')
plt.title('average age of per sample')
plt.plot(means,c='r')
```

Out：

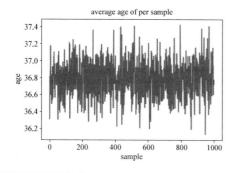

2. 计算密集型方法

自助法(BootStrapping)是一种能替代传统统计推断的现代方法。在自助法中,从原始数据中有放回地抽取 n 个观测,以创建自助样本或重采样。计算重采样的均值,重复多次这个过程,以建立一个好的均值抽样分布的近似。

自助法的基本思想是使被观测的样本包含足够的潜在分布信息。在期望意义上,从样本重采样提取的信息是从总体重采样提取的信息的一个好的近似。代码如下:

In：
```
def meanBootstrap(X,test)：          ＃重采样 test 次数
    x=[0] * test
    for i in range(test)：
        sample=[]
        for j in np.random.randint(len(X),size=len(X))：
            sample.append(X[j])
        x[i]=np.mean(sample)          ＃均值抽样分布
    return x
m=meanBootstrap(low_income['age'].values,5000)          ＃自助估计
np.array(m).shape                    ＃均值抽样分布大小
```

Out：　(5000,)

In：　np.mean(m)   ＃均值抽样分布的均值

Out：　36.783611448220064

In：
```
＃绘制自助法的每次抽样的样本均值
plt.plot(m,c='g')
plt.xlabel('sample')
plt.ylabel('age')
plt.title('average age of per sample')
```

Out：

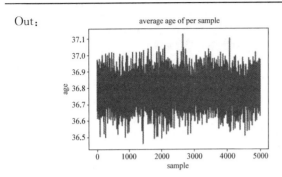

7.4.2 区间估计

区间估计是在抽样推断中根据抽样指标和抽样误差估计全体指标可能范围的一种推断方法。在从抽样指标推断全体指标时，用一定概率保证误差不超出某一给定的范围。

点估计 Θ（如样本均值等）为参数提供了一个合理的值，但通常存在一定误差，所以用标准差作为差异度的度量，或者为参数提供合理的取值范围。合理的样本参数值域称为置信区间。点估计是该参数最可信的值，因此建立围绕点估计的置信区间是有意义的；值域的合理性则由估计的抽样分布来定义。

对于均值的情况，中心极限定理指出其抽样分布是正态的。

定理：给定具有有限均值和有限非零方差 δ^2 的总体，随着样本容量 n 的增加，均值的抽样分布接近一个均值为 μ，方差为 δ^2/n 的正态分布。

为定义区间，利用一个众所周知的、通用于正态分布的概率结果，即大约有 95% 的概率，估计值落在分布真实均值的 1.96 个标准差内。

$$CI = [\Theta - 1.96 \times SE, \ \Theta + 1.96 \times SE]$$

如果点估计遵循标准差为 SE 的正态模型，那么总体参数的置信区间是：$\Theta \pm z \times SE$，z 对应于所选的置信水平，如表 7.4 所示。

表 7.4 z 值与置信水平的对应关系

置信水平/%	90	95	99	99.9
z 值	1.65	1.96	2.58	3.291

使用自助法计算样本均值的 95% 置信区间，具体步骤如下。

（1）重复以下步骤 s 次（s 是一个很大的数字）：

① 从原始数据中有放回地抽取 n 个观测值，创建自助样本或重采样；

② 计算重采样的均值。

（2）计算样本统计量的 s 个值的均值，提供样本统计量的"自助"估计。

（3）计算样本统计量的 s 个值的标准差，提供样本统计量的标准差的"自助"估计。

（4）获得样本统计量的 s 个值的第 2.5 个和第 97.5 个百分位数。

具体代码如下：

| In: | ```
m=low_income.mean()    ♯样本的年龄平均值
se=low_income.std()/np.sqrt(len(low_income))    ♯估计值的标准差
ci_s=[m-se*1.96,m+se*1.96]    ♯置信区间
np.array(ci_s).ravel()    ♯以数组形式显示结果
``` |
|---|---|
| Out: | array([36.60896154, 36.95851418]) |
| In: | ```
m=meanBootstrap(low_income['age'].values,5000)    ♯创建自主样本
sample_mean=np.mean(m)    ♯计算均值
sample_se=np.std(m)/np.sqrt(len(m))    ♯计算标准差
ci=[np.percentile(m,2.5),np.percentile(m,97.5)]    ♯计算 2.5％,97.5 百分位数
ci
``` |
| Out: | [36.72252224919094, 36.96460457119741] |

抽取 100 个样本均值，观察其分布状况，基本落在置信区间范围内。

| In: | ```
m=meanBootstrap(low_income['age'].values,100)
plt.plot(m,c='g')
plt.xlabel('sample')
plt.ylabel('age')
plt.title('average age of per sample')
``` |
|---|---|
| Out: | 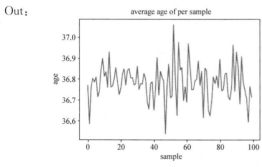 |

95％的置信度的物理意义：从总体样本中抽取许多样本，并用每个样本构成 95％的置信区间，这意味着 95％的区间包含真实值，5％的区间不包含真实值。

在 95％的案例中，计算 95％的置信区间，总体的真实均值落在 $\pm 1.96 \times SE$ 区间。
```

7.4.3　假设检验

估计差异性的度量是生成关于总体的统计学命题的一种方式,但不是唯一方式。罗纳德·费希尔(R. A. Fisher)提出了一种替代方法,即基于统计显著性(statistical significance)概念的假设检验(hypothesis testing)。

假设检验,又称统计假设检验,是用来判断样本与样本、样本与总体的差异是由抽样误差引起还是本质差别造成的统计推断方法。显著性检验是假设检验中最常用的一种方法,也是一种最基本的统计推断形式,其基本原理是先对总体的特征做出某种假设,然后通过抽样研究的统计推理,对此假设应该被拒绝还是接受做出推断。常用的假设检验方法有 Z 检验、T 检验、卡方检验、F 检验等。

假设检验的基本思想是"小概率事件"原理,其统计推断方法是带有某种概率性质的反证法。为了检验一个假设 H_0 是否正确,首先假定该假设 H_0 正确,然后根据样本对假设 H_0 做出接受或拒绝的决策。如果样本观察值导致了"小概率事件"发生,就应拒绝假设 H_0,否则应接受假设 H_0。

前面对成年人收入年龄估计的分析,没有考虑性别的问题,比如男性高收入人群年龄分布和女性高收入人群年龄的分布可能有差异。不同性别人群的数据被认为是属于两个不同的总体,深入分析时会产生相关问题: 观察到的效应是否真实? 即观察到的效应是否具有统计显著性?

确定效应统计显著性的过程称为假设检验。

首先要设定两个互斥的假设:

H_0:男性和女性高收入人群的平均年龄相同(只有一个总体,同一个均值,男性人群和女性人群只是来自同一个总体的不同样本)。

H_1:男性和女性高收入人群的平均年龄不同(男性和女性高收入人群来自不同总体的不同样本)。

称 H_0 为原假设(也称零假设,null hypothesis),代表怀疑的观点:观察到的效应是偶然的。H_1 是备择假设(alternative bypothesis),代表效应是真实的。

假设检验的规则是:除非在 H_0 下观察到的效应是不真实的,否则不会丢弃 H_0。

1. 置信区间假设检验

通过使用置信区间表示的概念来衡量假设的合理性。比较男性和女性高收入人群的平均年龄来说明对假设设置的评估。前面已经生成了高收入人群数据集,对高收入人群中按照性别进行分组,先统计男女年龄的平均值。代码如下:

```
In:     ♯按性别对高收入人群年龄进行分组
        grouped=high_income['age'].groupby(high_income['sex'])
        grouped.describe()        ♯观察描述性统计信息
```

Out:		count	mean	std	min	25%	50%	75%	max
	sex								
	Female	1179.0	42.125530	10.460104	19.0	34.0	41.0	49.0	90.0
	Male	6662.0	44.625788	10.485469	19.0	37.0	44.0	51.0	90.0

In:	♯分别计算女性和男性高收入人群的年龄均值 female_mean=grouped.mean().values[0] male_mean=grouped.mean().values[1] female_mean,male_mean

Out: (42.125530110262936, 44.62578805163614)

上面估计值表明,男性高收入人群的年龄均值要高于女性。那么,这种效应是否具有统计显著性,先来计算出男性高收入人群的年龄均值的 95% 置信区间。代码如下:

In:	♯计算男性年龄均值的 95% 置信区间 n=grouped.count().values[1] se=grouped.std().values[1]/np.sqrt(n) ci=[male_mean−1.96 * se,male_mean+1.96 * se] ci

Out: [44.37399622363036,44.87757987964193]

由此看出,女性高收入人群年龄均值不落在男性高收入人群年龄均值的置信区间范围内,因此要抛弃原假设,保留备择假设,即不能排除男性高收入人群的年龄均值高于女性的可能性。

假设检验是围绕拒绝或接受原假设而建立的。除非有强有力的证据反对它,否则不拒绝 H_0。一般来说,对于那些原假设实际上是真的情况,希望错误地拒绝 H_0 的概率不大于 5%。这个概率也叫显著性水平,记作 α,通常取 $\alpha=0.05$ 或 $\alpha=0.01$。

这就意味着,如果使用 95% 的置信区间来检验原假设为真的问题,那么只要点估计举例总体参数有至少 1.96 个标准差,就会出现一个错误,发生的概率大约为 5%。

2. p 值假设检验

p 值即概率是指反映某一事件发生的可能性大小。统计学根据显著性检验方法所得到的 p 值,一般以 $p<0.05$ 为有统计学差异,$p<0.01$ 为有显著统计学差异,$p<0.001$ 为有极其显著的统计学差异。其含义是样本间的差异由抽样误差所致的概率小于 0.05、0.01、0.001。实际上,p 值不能赋予数据任何重要性,只能说明某事件发生的概率。

从高收入人群样本中抽取相同数量的男性高收入样本和女性高收入样本,作为检测样本使用。检验高收入人群的男性年龄均值和女性年龄均值的一致性。

p 值假设检验的步骤:

(1)选择男性和女性年龄均值的差异作为检验统计量。

（2）定义一个原假设 H_0：高收入人群男性年龄均值和女性年龄均值相等，即男女年龄均值没有差异。

（3）选择适当的统计方法计算 H_0 成立的可能性即概率有多大，概率用 p 值表示。

（4）根据选定的显著性水平（$\alpha=0.05$ 或 $\alpha=0.01$），决定接受还是拒绝 H_0。如果 $p>0.05$，不能否定"差别由抽样误差引起"，则接受 H_0；如果 $p<0.05$ 或 $p<0.01$，认为差别不由抽样误差引起，差异性显著，拒绝 H_0，则接受另一种可能性的假设 H_1。

| In： | ```
#抽取样本,男性和女性数量相同
male_income=high_income.loc[high_income.sex=='Male']
female_income=high_income.loc[high_income.sex=='Female']
x=male_income.sample(n=500)
y=female_income.sample(n=500)
x=x['age']
y=y['age']
p=(x.mean()-y.mean())        #计算样本均值的差异
p
``` |
|---|---|
| Out： | 1.7319999999999993 |
| In： | ```
import random
#将两个样本集合在一起
pool=np.concatenate([x,y])
np.random.shuffle(pool)
#生成样本并计算均值的差异
N=10000
diff=list(range(N))
for i in range(N):
    p1=[random.choice(pool) for _ in range(500)]
    p2=[random.choice(pool) for _ in range(500)]
    diff[i]=(np.mean(p1)-np.mean(p2))
#计算比观测值大的均值差异有多少
diff2=np.array(diff)
w1=np.where(abs(diff2)>p)[0]
#计算 P 值
p_value=len(w1)/float(N)
p_value
``` |
| Out： | 0.0103 |

由于 p 值小于 0.05，则说明该检验具有统计显著性，拒绝原假设。

3. Z 检验

Z 检验是指一般用于大样本（样本容量大于 30）平均值差异性检验的方法。它是用标准正态分布的理论来推断差异发生的概率，从而比较两个平均数的差异是否显著。

当已知标准差时，验证一组数的均值是否与某一期望值相等时，用 Z 检验。

在 Python 中，statsmodels.stats.weightstats.ztest() 用来进行 Z 检验，是基于正态分

布的均值检验方法，一个或两个样本，其格式为

```
statsmodels.stats.weightstats.ztest(x1, x2= None, value= 0,
                                    alternative= 'two-sided',
                                    usevar= 'pooled', ddof= 1.0)
```

参数含义：

x1：待检验数据集；

x2：待检验数据集，默认为 None，双样本检验时不为 None；

value：在一个样本中，value 是原假设下 x1 的均值。在两个样本中，value 为原假设下 x1 均值与 x2 均值之差；

alternative：str，默认为'two—sided'，双尾检验；右尾检验,'larger'；左尾检验,'smaller'；

usevar：str，默认为'pooled'，此时认为样本的标准偏差是相同的；

ddof：int，自由度，用于计算方差的平均估计。

返回：

tstat：float，检验统计量；

pvalue：float，p 值。

对高收入人群的年龄均值进行 Z 检验，检验高收入人群的年龄均值是否是 44.2，代码如下：

In：	import statsmodels.stats.weightstats as sw ♯导入 Z 检验模块 high_age＝high_income['age'] ♯取出高收入人群的年龄列 high_age.mean() ♯计算均值
Out：	44.24984058155847
In：	sw.ztest(high_age，value＝44.2) ♯Z 检验
Out：	(0.41955918058784797，0.6748075132521235)

由运行结果可知，$p > 0.05$，接受原假设，认为高收入人群的年龄均值是 44.2。

改变原假设，看年龄均值是否等于 44。

In：	sw.ztest(high_age，value＝44)
Out：	(2.103163855608138，0.0354514486273024)

从运行结果看出，$p < 0.05$，拒绝原假设，认为高收入人群的年龄均值不是 44。

4. T 检验

T 检验，也称 student t 检验（Student's t test），主要用于含量较小（例如 $n < 30$）的样本，总体标准差 σ 未知的正态分布。T 检验是用 T 分布理论来推论差异发生的概率，从而比较两个平均数的差异是否显著。

T 检验通常分为三种,分别是单样本 T 检验、双样本 T 检验和配对样本 T 检验。

无论哪种 T 检验,都有以下的基本前提条件:

(1) 样本数据符合正态分布。

(2) 各个样本之间是独立的。

步骤:

(1) 提出原假设和备择假设。

(2) 构造 T 统计量。

(3) 计算 T 统计量。

(4) 对于得到的 p 值进行分析,p 大于 0.05 则接受原假设,反之接受备择假设。

1) 单样本 T 检验

对某个样本的均值进行检验,比较是否和总体的均值(自己定)存在差异。

原假设和备择假设:

$H0$:样本均值 $\overline{X}$ 与总体均值 μ 相等。

$H1$:样本均值 $\overline{X}$ 与总体均值 μ 不等。

用 scipy 包中的 scipy.stats.ttest_1samp()检验函数。

格式:ttest_1samp(a, popmean)

参数含义:

a:数组,样本的数据值;

popmean:原假设 H_0 中样本的期望值。

返回:

statistic:检验统计量;pvalue:p 值。

【例 7.18】 使用数据文件 brain_size.csv,存储了大脑的大小重量和 IQ 之间的检测值,其样本数量较少,样本数据符合正态分布,使用 T 检验来分析样本数据之间是否存在显著差异。首先利用 pandas 读取数据,对其进行简单参数统计。代码如下:

```
In: import numpy as np
    import pandas
    from scipy import stats
    data=pandas.read_csv('brain_size.csv',sep=';',na_values=".")
    data.describe()        #查看描述性统计信息
```

Out:

	Unnamed: 0	FSIQ	VIQ	PIQ	Weight	Height	MRI_Count
count	40.000000	40.000000	40.000000	40.00000	38.000000	39.000000	4.000000e+01
mean	20.500000	113.450000	112.350000	111.02500	151.052632	68.525641	9.087550e+05
std	11.690452	24.082071	23.616107	22.47105	23.478509	3.994649	7.228205e+04
min	1.000000	77.000000	71.000000	72.00000	106.000000	62.000000	7.906190e+05
25%	10.750000	89.750000	90.000000	88.25000	135.250000	66.000000	8.559185e+05
50%	20.500000	116.500000	113.000000	115.00000	146.500000	68.000000	9.053990e+05
75%	30.250000	135.500000	129.750000	128.00000	172.000000	70.500000	9.500780e+05
max	40.000000	144.000000	150.000000	150.00000	192.000000	77.000000	1.079549e+06

In：	♯简单选择器,求平均 data[data['Gender']=='Female']['VIQ'].mean()
Out：	109.45
In：	♯根据类别拆分 groupby_gender=data.groupby('Gender') for gender,value in groupby_gender['VIQ']： 　　print((gender,value.mean()))
Out：	('Female', 109.45) ('Male', 115.25)
In：	groupby_gender.mean()

Out：		Unnamed: 0	FSIQ	VIQ	PIQ	Weight	Height	MRI_Count
	Gender							
	Female	19.65	111.9	109.45	110.45	137.200000	65.765000	862654.6
	Male	21.35	115.0	115.25	111.60	166.444444	71.431579	954855.4

使用 ttest_1samp() 函数进行单样本 T 检验,检验样本中 VIQ 均值是否等于 110,代码如下：

In：	stats.ttest_1samp(data['VIQ'], 110) ♯返回一个 t 统计值和 p 值
Out：	Ttest_1sampResult(statistic=0.6293461053092635，pvalue=0.5327920500038907)

p 值大于 0.05,接受原假设,即认为样本测量的 VIQ 均值是 110。改变原假设中的期望值,重新检验。代码如下：

In：	stats.ttest_1samp(data['VIQ'], 0) ♯返回一个 t 统计值和 p 值
Out：	Ttest_1sampResult(statistic=30.088099970849328,pvalue=1.3289196468728067e−28)

此时,p 值远远小于 0.05,拒绝原假设,即样本均值和总体均值有显著差异。这种情况被称为 IQ(VIQ 的测量值),总体平均数不是 0。

2) 独立样本 T 检验(双样本 T 检验)

针对两组不相关样本(各样本量相等或不相等),检验它们在均值之间的差异。对于该检验方法而言,首先要确定两个总体的方差是否相等,如果相等,则直接检验;如果不确定两总体方差是否相等,先利用 levene 检验,检验两总体是否具有方差齐性。

用 scipy 包中的 scipy.stats.ttest_ind() 函数检验,其格式：

ttest_ind(a, b, axis＝0, equal_var＝True)

参数含义：

a,b：数组，待检验的两个样本数据集；

axis：计算时所沿的轴，一般为 0；

equal_var：如果为 True(默认值)，则执行一个标准的独立样本检验，该检验假定总体方差相等。如果为 False,则执行 Welch 的 T 检验,该检验不假定总体方差相等。

返回：

statistic：检验统计量；pvalue：p 值。

由上可看出男性和女性总体 VIQ 平均数是不同的。要检验这个差异是否是显著的,通过使用 scipy.stats.ttest_ind()进行双样本 T 检验：

In：	female_viq = data[data['Gender'] == 'Female']['VIQ'] male_viq = data[data['Gender'] == 'Male']['VIQ'] stats.levene(female_viq, male_viq)
Out：	LeveneResult(statistic=0.7852826699352736, pvalue=0.38110422921600584)

由运行结果可知,得到的 p 值大于 0.05,说明满足方差相等。

In：	stats.ttest_ind(female_viq, male_viq)
Out：	Ttest_indResult(statistic=−0.7726161723275011, pvalue=0.44452876778583217)

p 值大于 0.05,接受原假设,两样本均值不存在显著差异。

3) 配对样本 T 检验

针对同一组样本在不同场景下均值之间的差异。检验的是两配对样本差值的均值是否等于 0,如果等于 0,则认为配对样本之间的均值没有差异,否则存在差异。

用 scipy 包中的 scipy.stats.ttest_rel()进行两个匹配样本的 T 检验,其格式：

stats.ttest_rel(a, b, axis＝0)

参数含义：

a,b：数组，待检验的两个样本数据集；

axis：计算时所沿的轴,一般为 0；

返回：

statistic：检验统计量；pvalue：p 值。

检验 FISQ 和 PIQ 是否有显著差异。代码如下：

In：	stats.ttest_ind(data['FSIQ'], data['PIQ'])
Out：	Ttest_indResult(statistic=0.465637596380964, pvalue=0.6427725009414841)

上面使用双样本检验,但是 FSIQ 和 PIQ 是在相同的个体上进行的测量,不适合双样本检测。下面使用"配对样本 T 检验"。

In:	stats.ttest_rel(data['FSIQ'], data['PIQ'])
Out:	Ttest_relResult(statistic=1.7842019405859857, pvalue=0.08217263818364236)

p 值大于 0.05,接受原假设,两样本均值不存在显著差异。

除此之外,单样本的差异检验也能够对 p 值进行计算。

In:	stats.ttest_1samp(data['FSIQ'] − data['PIQ'], 0)
Out:	Ttest_1sampResult(statistic=1.7842019405859857, pvalue=0.08217263818364236)

观察两种检验方式,得到的 p 值相同。

本章小结

SciPy 库是一个高效的数值算法集合,提供了很多科学计算的应用模块,用于信号处理、集成、优化和统计学等领域,主要包括线性代数、数值积分、信号处理、图像处理、优化、统计等模块。

SciPy 中包含 constants 模块,该模块包含了许多数学常数和物理常数,为科学计算提供了便利条件。scipy.linalg 模块提供了标准的线性代数操作,能够轻松解决求解线性方程组、最小二乘解、特征值和特征向量、奇异值分解等线性代数问题。SciPy 提供了 fftpack 模块,包含了离散傅里叶变换功能,实现滤波和降噪等功能。SciPy 的 optimize 模块提供了许多常用的数值优化算法,一些经典的优化算法包括线性回归、函数极值和根的求解以及确定两函数交点的坐标等。

描述统计是通过图表或数学方法,对数据资料进行整理、分析,并对数据的分布状态、数字特征和随机变量之间关系进行估计和描述的方法。主要包括数据的频数分析、集中趋势分析、离散程度分析、分布以及一些基本的统计图形。数据的集中趋势分析中,主要体现指标有平均数、中位数、众数等。数据的离散程度分析中,主要体现指标有极差、方差、标准差等。使用偏度和峰度两个指标来检查样本数据是否符合正态分布。

SciPy 的 stats 模块包含了多种概率分布的随机变量,随机变量分为连续和离散两种。常见的分布有正态分布、均匀分布、贝塔分布、二项分布、泊松分布等。

一组随机样本数据,在对其进行建模处理时,需要进行数据分布检验,scipy.stats 库中包含了几种数据分布检验方法,最为常用的是数据正态性分布检验。主要的检验方法包括 K-S 检验、W 检验、正态性检验等。

推断统计是借助抽样调查,从局部推断总体,从而对不肯定的事物做出决策的一种统计。有总体参数估计与假设检验两种。总体参数估计可分为点估计和区间估计。假设检验,又称统计假设检验,是用来判断样本与样本、样本与总体的差异是由抽样误差引起还是本质差别造成的统计推断方法。显著性检验是假设检验中最常用的一种方法,也是一种最基本的统计推断形式,其基本原理是先对总体的特征做出某种假设,然后通过抽样研究的统计推理,对此假设应该被拒绝还是接受做出推断。常用的假设检验方法有 Z 检验、T 检验、卡方检验、F 检验等。

实训7　糖尿病数据集的
统计分析

习题7

第8章 基于机器学习的医学大数据分析

学习目标

(1) 理解机器学习的原理。

(2) 熟练应用获取数据的多种方式。

(3) 掌握数据预处理的几种常用方法。

(4) 梳理模型算法原理并掌握创建模型和训练模型的方法。

(5) 应用模型进行预测和分类,给出模型评估结果。

思政目标

机器学习专门研究计算机怎样模拟或实现人类的学习行为,以获取新的知识或技能,重新组织已有的知识结构,使之不断改善自身性能。在学习各种机器学习算法以及利用算法模型进行医学大数据处理的过程中,融入"智慧医疗"和"科技创新"的思政元素,培养学生医工融合的学习理念,引导学生厚植"健康中国"大医情怀,认识到大数据技术在健康医疗中的重要作用。在学习中增长知识才能的同时,培养学生医者仁心、尊重患者、保护患者隐私的医学伦理素养。

本章主要介绍机器学习在医学大数据处理和诊断预测方面的应用,包括机器学习概念、常用算法理论、医学数据模型创建和评估、医学诊断预测等。按照机器学习的一般流程,从获取数据、数据预处理、建立和训练模型、模型评价、预测等方面,讲述医学大数据分析的主要步骤和处理方法。机器学习算法主要有三大类:回归算法、分类算法和聚类算法。常用算法包括线性回归、逻辑回归、决策树、支持向量机、朴素贝叶斯、K-Means 算法等。重点介绍了机器学习算法原理和算法在医学大数据中的应用案例。

8.1 机器学习和 Sklearn 介绍

8.1.1 机器学习简介

机器学习(machine learning, ML)是一门多领域交叉学科,涉及概率论、统计学、逼近论、凸分析、算法复杂度理论等多门学科。专门研究计算机怎样模拟或实现人类的学习行为，以获取新的知识或技能，重新组织已有的知识结构使之不断改善自身的性能。

从学习方式上大致分为三类：监督学习、无监督学习和强化学习。

1. 监督学习

监督学习（supervised learning）就是从给定的训练数据集中学习出一个函数，当新的数据到来时，可以根据这个函数预测结果。训练集包括输入和输出，也就是特征和目标。训练集中的目标是由人标注的。监督学习就是最常见的分类问题，通过已有的训练样本（即已知数据及其对应的输出）去训练得到一个最优模型，再利用这个模型将所有的输入映射为相应的输出，对输出进行简单的判断从而实现分类的目的。也就具有了对未知数据分类的能力。监督学习的目标往往是让计算机去学习已经创建好的分类系统（模型）。

监督学习主要用于解决两大类问题：回归分析（regression analysis）和分类（classification）。

在大数据分析中，回归分析是一种预测性的建模技术，它研究的是因变量（目标）和自变量（预测器）之间的关系。这种技术通常用于预测分析时间序列模型以及发现变量之间的因果关系。例如，司机的鲁莽驾驶与道路交通事故数量之间的关系，最好的研究方法就是回归。常用的技术方法有线性回归（linear regression）、决策树（decision tree）、随机森林（random forest）、神经网络（neural network）等。

分类问题的目标是根据已知样本的某些特征，判断一个新的样本属于哪种已知的样本类。例如将患者的检查结果分成"有病"和"健康"两类，根据先验数据建立数据和检查结果之间的关系模型，当输入新的数据时，可以根据关系模型判断出检查结果。常用的分类方法有很多，主要有逻辑回归（logistics regression）、决策树、随机森林、支持向量机（support vector machine）、朴素贝叶斯（Naïve Bayes）、神经网络等。

2. 无监督学习

无监督学习（unsupervised learning）就是输入数据没有被标记，也没有确定的结果。样本数据类别未知，需要根据样本间的相似性对样本集进行分类（聚类），试图使类内差距最小化、类间差距最大化。也就是说没有训练样本对应的类别，只能从原先没有样本标签的样本集开始学习分类器设计。无监督学习的目的就是让计算机对这些原始数据进行分析，让计算机自己去学习，找到数据之间的某种关系。无监督学习与监督学习的最大区别就在于样本数据中只有数据，没有标记。常用的应用场景就是聚类、降维、可视化、关联规则学习等。

聚类（clustering），就是根据数据的相似性将数据分为多类的过程。例如每天有大量的新闻，把它们聚类后，就会自动分出娱乐、社会、科技等不同的类别，每种类别具有相似的内容结构。

常见的聚类算法有 K-平均算法（K-Means）、分层聚类法、最大期望算法（EM）等。

3. 强化学习

强化学习（reinforcement learning）是指智能系统在与环境的连续交互中学习最佳行为策略的机器学习问题，如机器人学习行走，AlphaGo 学习下棋。

强化学习的目标是在所有的策略中选择出价值函数最大的策略,而实际中往往从一个具体的策略出发,不断优化现有策略。

机器学习是一个流程性很强的工作,按照基本的流程步骤完成学习的任务。

机器学习的一般流程是:获取数据→数据预处理→训练建模→模型评估→预测,如图 8.1 所示。

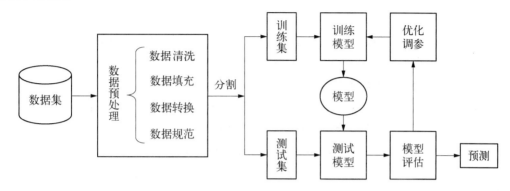

图 8.1　机器学习的一般流程

1.获取数据

获取数据是机器学习中的第一步。数据的选取可以通过很多方式,有很多公开的数据集可以直接使用,也有公司自己保存的数据库文件,还有一些是通过建立网络爬虫从网上爬取来的。数据格式也有很多种,如.csv 文件、.txt 文件、.data 文件、Excel 文件等。数据内容的选取很重要,要清晰了解数据中包含的信息内容,以便后续处理。

2.数据预处理

获得数据后,要对数据进行探索性分析和预处理,目的是提高数据质量、加快训练速度,提高算法精度。数据预处理技术有很多,主要有数据清洗、数据填充、数据格式转换、特征工程、降维、抽样、数据标准化等。

3.训练建模

训练建模是机器学习的核心步骤,决定了算法的效果。选择适当的算法,在数据上训练出一个模型。涉及的常用技术有模型选择、目标函数、优化算法、交叉验证、调参优化等。

4.模型评估

使用测试集来评估模型的性能。模型性能指标有很多,如分类模型中常用的有错误率、精准率、召回率、F1 指标、ROC 等。

5.预测

使用训练好的模型对新的数据进行输出预测。

8.1.2　Scikit-learn 简介

Scikit-learn(Sklearn)是 Python 中的机器学习库,它的使用基于 NumPy、SciPy 和

Matplotlib 模块之上。对常用的机器学习方法进行了封装,包括分类(classfication)、回归(regression)、聚类(clustering)、降维(dimensionality reduction)、模型选择(model selection)、数据预处理(preprocessing)。

Sklearn 的安装直接在 cmd 命令行中输入:pip install scikit-learn。注意一点是需要 Python 版本要大于 3.4。本书使用 Anaconda 环境,自带 Sklearn 机器学习库,无须再单独安装。

Sklearn 包含了许多常见的机器学习算法,官网提供了一个算法选择的流程图,如图 8.2 所示。图中将算法分为四类:回归、分类、聚类、降维。

(1) 回归:线性、决策树、SVM、KNN。

集成回归:随机森林、Adaboost、GradientBoosting、Bagging、ExtraTrees。

(2) 分类:线性、决策树、SVM、KNN,朴素贝叶斯。

集成分类:随机森林、Adaboost、GradientBoosting、Bagging、ExtraTrees。

(3) 聚类:k 均值(K-Means)、层次聚类(Hierarchical clustering)、DBSCAN。

(4) 降维:LinearDiscriminantAnalysis、PCA。

其中,分类和回归是监督式学习,即每个数据对应一个标签。聚类是非监督式学习,即没有标签。当数据集有很多属性的时候,可以通过降维算法把属性归纳起来。

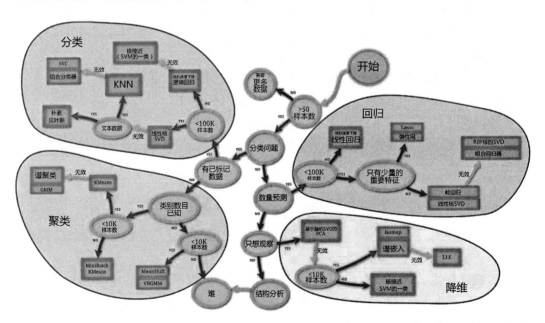

图 8.2　Sklearn 算法选择路径示意图

Sklearn 机器学习的一般步骤如下:

(1) 获取数据,生成数据集。

(2) 数据预处理。

(3) 数据集拆分。

（4）创建训练模型。

（5）模型评估。

下面的章节详细讲解每一个步骤。

8.2　医学大数据获取方法

机器学习流程的第一步就是获取数据，Sklearn 获取数据的方式有很多，常见方式如下：

（1）自带的小数据集（packaged dataset）：sklearn.datasets.load_<name>。

（2）可在线下载的数据集（downloaded dataset）：sklearn.datasets.fetch_<name>。

（3）计算机生成的数据集（generated dataset）：sklearn.datasets.make_<name>。

（4）svmlight/libsvm 格式的数据集：sklearn.datasets.load_svmlight_file(…)。

（5）购买 mldata.org 在线下载获取的数据集：sklearn.datasets.fetch_mldata(…)。

8.2.1　Sklearn 自带的数据集

Sklearn 中包含了大量的经典数据集，分别用在不同的数据分析任务中，为机器学习提供了强有力的数据支持。通过这些数据集实现不同的模型，有助于更好更快地掌握机器学习中的知识。

数据集包含在 Sklearn 的 datasets 模块中，自带的小数据集常用的有六种，如表 8.1 所示。小数据集的加载方法是：sklearn.datasets.load_<name>。

表 8.1　Sklearn 自带的小数据集列表

函　数	数据集名称及功能
Load_barest_cancer()	乳腺癌数据集：用于二分类任务
Load_diabetes()	糖尿病数据集：用于回归的数据集，10 个特征中的每个特征都被处理成 0 均值，方差归一化的特征值
Load_boston()	波士顿房价数据集：用于回归任务的数据集
Load_linnerud()	体能训练数据集：用于多变量回归任务的数据集，其内部包含两个小数据集：Excise 是对 3 个训练变量的 20 次观测（体重、腰围、脉搏），physiological 是对 3 个生理学变量的 20 次观测（引体向上、仰卧起坐、立定跳远）
Load_digits()	手写数字数据集：手写数字图片识别小数据集，digits.data 和 digits.target 分别是特征向量和标签向量
Load_iris()	鸢尾花数据集：实现多分类

【例8.1】 利用自带数据集实现鸢尾花分类。

数据集中一共包括 150 行记录,其中,前四列为花萼长度、花萼宽度、花瓣长度、花瓣宽度等 4 个用于识别鸢尾花的属性;第 5 列为鸢尾花的类别,山鸢尾、杂色鸢尾、弗吉尼亚鸢尾(Setosa,Versicolour,Virginica)三类。即通过判定花萼长度,花萼宽度,花瓣长度,花瓣宽度的尺寸大小来识别鸢尾花的类别。

先加载鸢尾花数据集,对数据进行探索分析。数据集加载后返回的数据类型是一个继承自字典的格式,包括五项信息:

data:特征数据数组,是[n_samples * n_features]的二维 numpy.ndarray 数组。

target:标签数组,是 n_samples 的一维 numpy.ndarray 数组。

DESCR:数据描述。

feature_names:特征名。

target_names:标签名。

(1) 读取数据集。代码如下:

| In: | ```
from sklearn import datasets    #引入数据包
iris = datasets.load_iris()     #加载鸢尾花数据集
iris.keys()                     #查看数据集包含信息
``` |
|---|---|
| Out: | dict_keys(['data', 'target', 'target_names', 'DESCR', 'feature_names']) |
| In: | print(iris['DESCR']) |
| Out: | ```
Iris Plants Database

Notes
----
Data Set Characteristics:
    :Number of Instances: 150 (50 in each of three classes)
    :Number of Attributes: 4 numeric, predictive attributes and the class
    :Attribute Information:
        - sepal length in cm
        - sepal width in cm
        - petal length in cm
        - petal width in cm
        - class:
                - Iris-Setosa
                - Iris-Versicolour
                - Iris-Virginica
    :Summary Statistics:

                 Min  Max   Mean    SD   Class Correlation
    sepal length: 4.3  7.9   5.84   0.83    0.7826
    sepal width:  2.0  4.4   3.05   0.43   -0.4194
    petal length: 1.0  6.9   3.76   1.76    0.9490   (high!)
    petal width:  0.1  2.5   1.20   0.76    0.9565   (high!)
``` |
| In: | ```
data = iris.data      #数据特征
target= iris.target   #标签
data.shape            #150 条记录,4 列
``` |
| Out: | (150, 4) |
```

In：	data[0:5]　　　♯前 5 行数据,分别是花萼长度、花萼宽度、花瓣长度、花瓣宽度
Out：	array([[5.1, 3.5, 1.4, 0.2], 　　　　[4.9, 3. , 1.4, 0.2], 　　　　[4.7, 3.2, 1.3, 0.2], 　　　　[4.6, 3.1, 1.5, 0.2], 　　　　[5. , 3.6, 1.4, 0.2]])
In：	target　♯鸢尾花三个类别(前 50 标记为 0,中间 50 标记为 1,后 50 标记为 2)
Out：	array([0, 0, 0, 0, 0, 0, 0, 0, 0, 0, 0, 0, 0, 0, 0, 0, 0, 0, 0, 0, 0, 0, 0, 　　　0, 0, 0, 0, 0, 0, 0, 0, 0, 0, 0, 0, 0, 0, 0, 0, 0, 0, 0, 0, 0, 0, 0, 　　　0, 0, 0, 0, 0, 0, 1, 1, 1, 1, 1, 1, 1, 1, 1, 1, 1, 1, 1, 1, 1, 1, 1, 　　　1, 1, 1, 1, 1, 1, 1, 1, 1, 1, 1, 1, 1, 1, 1, 1, 1, 1, 1, 1, 1, 1, 1, 　　　1, 1, 1, 1, 1, 1, 1, 1, 1, 1, 1, 1, 2, 2, 2, 2, 2, 2, 2, 2, 2, 2, 　　　2, 2, 2, 2, 2, 2, 2, 2, 2, 2, 2, 2, 2, 2, 2, 2, 2, 2, 2, 2, 2, 2, 　　　2, 2, 2, 2, 2, 2, 2, 2, 2, 2, 2, 2, 2, 2, 2, 2, 2, 2, 2])

(2) 绘制图形。代码如下：

绘制前两列(花萼长度和花萼宽度)数据的散点图,根据 target 的显示结果,150 条记录中前 50 条被标记为 0,中间 50 条被标记为 1,后 50 条被标记 2,分别表示 Setosa、Versicolour、Virginica,三个类别用不同颜色表示。

| In： | ```
import matplotlib.pyplot as plt
plt.scatter(data[0:50,0].ravel(),data[0:50,1].ravel(),color='red',marker='o',label=
'setosa')
plt.scatter(data[50:100,0].ravel(),data[50:100,1].ravel(),color='blue',marker='o',
label='versicolor')
plt.scatter(data[100:,0].ravel(),data[100:,1].ravel(),color='green',marker='o',label=
'Virginica')
plt.xlabel('sepal length')
plt.ylabel('sepal width')
plt.legend()
plt.show()
``` |
| --- | --- |
| Out： | 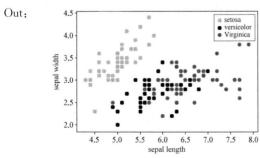 |
```

（3）建立 KNN 模型。使用 KNN 算法建立模型，对鸢尾花数据进行分类。代码如下：

In：	`#引入数据集,sklearn 包含众多数据集`
	`from sklearn import datasets`
	`#将数据分为测试集和训练集`
	`from sklearn.model_selection import train_test_split`
	`iris=datasets.load_iris()`　　`#引入 iris 鸢尾花数据,iris 数据包含 4 个特征变量`
	`iris_X=iris.data`　　`#特征变量`
	`iris_y=iris.target`　　`#目标值,标签变量`
	`#利用 train_test_split 进行将训练集和测试集进行划分,test_size 占 30%`
	`X_train,X_test,y_train,y_test=train_test_split(iris_X,iris_y,test_size=0.3)`
	`print(y_train)`　　`#训练数据的特征值分为 3 类`

Out：	[1 1 2 0 0 1 1 0 2 2 2 0 2 2 2 1 1 2 2 1 1 1 1 2 1 1 2 2 2 2 1 0 1 0 1 0 1 0 0 0 0 2 0 1 2 0 0 0 1 1 1 2 1 0 0 2 2 2 2 2 0 1 1 2 0 0 2 0 2 1 2 0 2 1 0 0 2 0 0 1 0 1 2 2 0 2 1 2 0 2 1 0 1 0 0 1 1 0 0 0 1 0 2 0]

In：	`#引入 k-近邻分类器 neighbors`
	`from sklearn.neighbors import KNeighborsClassifier`
	`knn = KNeighborsClassifier()`
	`knn.fit(x_train, y_train)`　　`#训练模型`
	`y_pred = knn.predict(x_test)`　　`# 预测`
	`print(knn.score(x_test, y_test))`　　`# 评分,返回正确分类的比例`

Out：	0.9777777777777777

In：	`#模型应用,预测类别`
	`# 预测花萼长 5cm、宽 2.9cm,花瓣长 1cm、宽 0.2cm 的品种`
	`import numpy as np`
	`X_new=np.array([[5,2.9,1,0.2]])`
	`prediction=knn.predict(X_new)`
	`iris['target_names'][prediction]`　　`#该花类别为 setosa`

Out：	`array(['setosa'], dtype='<U10')`

8.2.2　计算机自动生成数据集

生成数据集 sklearn.datasets.samples_generator：可以用来分类任务、回归任务、聚类任务、流形学习、因子分解任务、分类任务和聚类任务，这些函数产生样本特征向量矩阵以及对应的类别标签集合。

Sklearn 中的 samples generator 包含的大量创建样本数据的方法：

（1）make_blobs()：多类单标签数据集，为每个类分配一个或多个正态分布的点集。

（2）make_classification()：多类单标签数据集，为每个类分配一个或多个正态分布的点集，提供为数据添加噪声的方式，包括维度相关性、无效特征、冗余特征等。

（3）make_gaussian-quantiles()：将一个单高斯分布的点集划为两个数量均等的点集。

（4）make_hastie-10-2()：产生一个相似的二元分类数据集，有 10 个维度。

（5）make_circle() 和 make_moom()：产生二维二元分类数据集来测试某些算法的性能，可以为数据集添加噪声，可以为二元分类器产生一些球形判决界面的数据。

自动生成数据集的步骤如下：

（1）导入 sklearn.datasets.samples_generator。

（2）生成样本集 sklearn.datasets.make_classification。

（3）利用 np.random 进行数据预处理。

（4）可视化显示数据。

使用 make_classification() 自动生成用于分类的数据集，函数调用格式：

sklearn.datasets.make_classification(n_samples= 100, n_features= 20, n_informative= 2, n_redundant= 2, n_repeated= 0, n_classes= 2, n_clusters_per_class= 2, weights= None, flip_y= 0.01, class_sep= 1.0, hypercube= True, shift= 0.0, scale= 1.0, shuffle= True, random_state= None)

功能：生成样本集，通常用于分类算法。

主要参数含义：

n_samples：int，可选（默认值＝100）。样本个数。

n_features＝20：int，可选（默认＝ 20）。特征总数。这些包括 n_informative 信息特征、n_redundant 冗余特征、n_repeated 重复特征和 n_features-n_informative-n_redundant-n_repeated 随机抽取的无用特征。

n_informative：int，可选（默认值＝2）。信息特征的数量。

n_redundant：int，可选（默认值＝2）。冗余特征的数量。

n_repeated：int，可选（默认＝ 0）。从信息和冗余特征中随机抽取的重复特征的数量。

n_classes：int，可选（默认值＝2）。分类问题的类（或标签）数。

n_clusters_per_class：int，可选（默认值＝2）。每个类的簇数。

返回值：

X：数组[n_samples,n_features]。生成的样本。

y：数组[n_samples]。每个样本的类成员的整数标签。

【例8.2】　生成用于分类的数据集。代码如下：

```
In:    #生成用于分类的数据集
       from sklearn.datasets.samples_generator import make_classification
       X,labels=make_classification(n_samples=200,n_features=2,n_redundant=0,
                   n_informative=2,random_state=1,n_clusters_per_class=2)
       rng=np.random.RandomState(2)      #伪随机数
       X+=2 * rng.uniform(size=X.shape)    #满足均匀分布
       unique_lables=set(labels)          #集合操作,没有重复元素
       #为不同 label 配置不同颜色
       colors=plt.cm.Spectral(np.linspace(0,1,len(unique_lables)))
       for k,col in zip(unique_lables,colors):    #迭代器,构造列表
```

```
            x_k=X[labels==k]
            plt.plot(x_k[:,0],x_k[:,1],'o',markerfacecolor=col,markeredgecolor='k',
                    markersize=14)
plt.title('data by make_classification()')
plt.show()
```

Out：

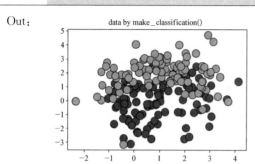

8.3　数据预处理

数据预处理(data preprocessing)是指对采集的数据进行分析前做的一些处理。在机器学习中,数据的质量决定了模型的预测和泛化能力的好坏。而现实中得到的数据,往往会存在大量的缺失值、重复值等,也可能会存在噪声或者异常值。这样的数据非常不利于算法模型的训练,所以要对数据进行预处理,清洗掉这些影响后续数据使用的因素,使数据变得干净、标准,从而更适合机器学习。

8.3.1　数据预处理方法

数据预处理方法有很多,主要归结为四个步骤：数据清洗、数据集成、数据规约和数据变换。

1. 数据清洗

数据清洗主要是通过填写缺失的值、光滑噪声数据、识别或删除离群点并解决不一致性来清理数据。主要是达到如下目标：格式标准化、异常数据清除、错误纠正、重复数据的清除。

1) 缺失数据的处理

直接删除：如果缺失数据的占比较小,重要性较低,可以直接删除。

手工填充：重新收集数据,或者根据领域知识手动补上数据,量大时行不通。

统计量填充：若缺失率较低(小于 95%)且重要性较低,则根据数据分布的情况进行填充。对于数据符合均匀分布,用该变量的均值填补缺失;对于数据存在倾斜分布的情况,采用中位数进行填补。

插值法填充：用插值法拟合出缺失的数据，然后进行填充。包括随机插值、多重差补法、拉格朗日插值、牛顿插值等。

2) 离群点处理

离群点是指远离数据集中其余部分的数据，这部分数据可能由随机因素产生，也可能是由不同机制产生。如何处理取决于离群点的产生原因以及应用目的。若是由随机因素产生的离群点，可以忽略或者剔除它们。若是由不同机制产生的离群点就是宝贝，是应用的重点。后者的一个应用为异常行为检测，如在银行的信用卡诈骗识别中，通过对大量的信用卡用户信息和消费行为进行向量化建模和聚类，发现聚类中远离大量样本的点显得非常可疑，因为它们和一般的信用卡用户特性不同，消费行为和一般的信用卡也相去甚远。还有购物网站检测恶意刷单也是重点对离群点进行分析的场景。

不论是对离群点剔除还是重点研究应用，首先需要检测出离群点。在 Sklearn 中提供了几种检测方法，比如使用箱型图，基于绝对离差中位数（MAD）、基于距离、基于密度、基于聚类等方法。

3) 噪声处理

噪声是被测量的变量的随机误差或方差，是观测点和真实点之间的误差。噪声处理的常见方法：一是对数据进行分箱操作（等频或等宽分箱），然后用每个箱的平均数、中位数或者边界值（不同数据分布，处理方法不同）代替箱中所有的数，起到平滑数据的作用。二是建立该变量和预测变量的回归模型，根据回归系数和预测变量，反解出自变量的近似值。

2. 数据集成

数据集成将多个数据源中的数据合并、存放在一个一致的数据存储，如数据仓库中。这些数据源可能包括多个数据库、数据立方体或一般文件。在数据集成的过程中，主要解决实体识别问题、冗余问题、数据值的冲突和处理等。

实体识别是指从不同数据源识别出现实世界的实体，它的任务是统一不同源数据的矛盾之处，常见形式有同名异义、异名同义、单位不统一等。

数据集成往往导致数据冗余，比如同一属性多次出现、同一属性命名不一致导致重复等情况。有些冗余属性可以用相关分析检测。

数据值的冲突和处理是指不同数据源在统一合并时，要保持规范化和去重。

3. 数据规约

在大数据集中进行复杂的数据分析和数据挖掘需要很长的时间，数据规约可以产生更少的但保持原数据完整性的新数据集。在规约后的数据集上进行分析和挖掘将更有效率。

数据规约的意义在于：降低无效、错误的数据对建模的影响，提高建模的准确性；少量且具有代表性的数据将大幅缩减数据挖掘所需的时间，并降低存储数据的成本。

1) 属性规约

属性规约通过属性合并来创建新属性维数，或者直接通过删除不相关的属性（维）来减少数据维数，从而提高数据挖掘的效率，降低计算成本。属性规约的目标是寻找出最小的属性子集，并确保新数据子集的概率分布尽可能地接近原来数据集的概率分布。Python

中提供一些方法,比如主成分分析即 PCA。

2) 数值规约

数值规约指通过选择可替代的、较小的数据来减少数据量,包括有参数方法和无参数方法两类。有参数方法是使用一个模型来评估数据,只需存放参数,而不需要存放实际数据,例如回归(线性回归和多元回归)和对数线性模型(近似离散属性集中的多维概率分布)。无参数方法就需要存放实际数据,例如直方图、聚类、抽样。

4. 数据变换

数据变换主要是对数据进行规范化处理,将数据转换成适当的形式,也就是适用于算法的要求形式,以符合挖掘任务及算法的需要。

1) 简单函数变换

简单函数变换是对原始数据进行某些数学函数变换,常用的变换包括平方、开方、取对数、差分运算等。

2) 数据规范化

数据规范化处理是数据挖掘的一项基础工作。不同评价指标往往具有不同的量纲,数值间的差别可能很大,不进行处理可能会影响到数据分析的结果。为了消除指标之间的量纲和取值范围差异的影响,需要进行标准化处理,将数据按照比例进行缩放,使之落入一个特定的区域,便于进行综合分析。特别是基于距离的挖掘方法,如聚类、KNN、SVM 一定要做规范化处理。数据规范化处理有很多种方法,后续针对 Sklearn 会有介绍。

3) 离散化处理

数据离散化是指将连续的数据进行分段,使其变为一段段离散化的区间。分段的原则有基于等距离、等频率或优化的方法。

4) 类别特征编码

一般特征可以分为两类特征:连续型和离散型特征。其中离散型特征有数值型的,也有类别型特征,也可以说是字符型,比如说性别,是男还是女;职业,可以是程序员、产品经理、教师等。处理这种类别型特征的方法就是类别特征编码。Sklearn 中比较常用的是 One-Hot 编码。

5) 生成多项式特征

在机器学习中,通过增加一些输入数据的非线性特征来增加模型的复杂度通常是有效的。一个简单的办法是使用多项式特征,这可以获得特征的更高维度和相互间关系的项。它的 API 是在 PolynomialFeatures 中实现的。

针对以上数据预处理过程中涉及的方法和技术,下面着重讲解几种在 Sklearn 中常用的方法。

8.3.2　标准化/归一化

1. 标准化/归一化的概念

归一化和标准化都是对数据做变换的方式,将原始数据转换到某个范围或者某种形态。

归一化(Normalization):将一列数据变化到某个固定区间(范围)中,通常,这个区间是[0,1],广义地讲,可以是各种区间,比如映射到[0,1]一样可以继续映射到其他范围,图像中可能会映射到[0,255],其他情况可能映射到[−1,1]。

标准化(Standardization):将数据变换为均值为 0、标准差为 1 的分布。

归一化和标准化本质上都是对数据的线性变换,不会改变原数数据的排列顺序。归一化会严格地限定变换后数据的范围,比如 min-max 归一化的数据范围严格在[0,1]之间。而标准化就没有严格的区间,变换后的数据没有范围,只是均值为 0,标准差为 1。

归一化对数据的缩放比例仅仅和极值有关,比如 100 个数,除去极大值和极小值其他数据都更换掉,缩放比例 $\alpha = X_{\max} - X_{\min}$ 是不变的;反观之,对于标准化而言,它的 $\alpha = \sigma$,$\beta = \mu$,如果除去极大值和极小值其他数据都更换掉,那么均值和标准差大概率会改变,这时候,缩放比例自然也改变了。

2. 标准化/归一化的作用

在统计建模中,如回归模型,自变量 X 的量纲不一致,导致了回归系数无法直接解读或者错误解读;需要将 X 都处理到统一量纲下,这样才可比。

机器学习的任务和统计学任务中有很多地方要用到"距离"的计算,比如 PCA(主成分)、KNN、K-Means 等,假设计算欧式距离,不同维度量纲不同可能会导致距离的计算依赖于量纲较大的那些特征而得到不合理的结果。

参数估计时使用梯度下降,在使用梯度下降的方法求解最优化问题时,归一化/标准化后可以加快梯度下降的求解速度,即提高模型的收敛速度。

3. 标准化处理

数据标准化一般采用 z-score 规范化,即给原始数据的均值 mean 和标准差 std 进行数据的标准化方法,经过处理的数据符合标准正态分布,即 mean=0,std=1。

在 Sklearn 中常用的标准化处理方法是 preprocessing 模块中的 scale()和 StandardScaler()函数。

首先将预处理模块导入,然后调用 scale()和 StandardScaler()函数。

```
from sklearn import preprocessing        #预处理模块导入
```

1) scale()函数

```
sklearn.preprocessing.scale(X, axis=0, with_mean=True, with_std=True, copy=True)
```

参数含义:

X:数组或者矩阵。

axis:int 类型,初始值为 0,用来计算均值和标准方差。如果为 0,则独立标准化每个特征,否则(如果为 1)标准化每个样本。

with_mean:boolean 类型,默认为 True,表示将数据均值规范到 0。

with_std:boolean 类型,默认为 True,表示将数据方差规范到 1。

【例 8.3】 标准化处理函数 scale()。

| In： | ```
from sklearn import preprocessing
import numpy as np
# 创建一组特征数据,每一行表示一个样本,每一列表示一个特征
x = np.array([[1., -1., 2.],
             [2., 0., 0.],
             [0., 1., -1.]])
# 将每一列特征标准化为标准正态分布,注意,标准化是针对每一列而言的
x_scale = preprocessing.scale(x)
x_scale          # 标准化后的数据
``` |
|---|---|
| Out： | ```
array([[ 0.        , -1.22474487,  1.33630621],
       [ 1.22474487,  0.        , -0.26726124],
       [-1.22474487,  1.22474487, -1.06904497]])
``` |
| In： | ```
# 可以查看标准化后的数据的均值与方差,已经变成 0,1 了
x_mean=x_scale.mean(axis=0)     # 处理后的均值
# axis=1 表示对每一行去做这个操作,axis=0 表示对每一列做相同的这个操作 x_scale.
mean(axis=1)
x_mean
``` |
| Out： | ```
array([0., 0., 0.])
``` |
| In： | ```
# 处理后的标准差
x_scale.std(axis=0)
``` |
| Out： | ```
array([1., 1., 1.])
``` |

2) StandarScaler() 函数

sklearn.preprocessing.StandardScaler(* , copy＝True, with_mean＝True, with_std＝True)

参数含义:

copy: boolean 类型,默认为 True,可选参数,表示拷贝一份数据以避免在原数据上进行操作,若设置为 False 执行插入行规范化并避免复制。

with_mean: boolean 类型,默认为 True,即在缩放前集中化数据。

with_std: boolean 类型,默认为 True,即缩放数据至单位方差(或单位标准差)。

StandarScaler() 和 scale() 相似,也是进行 z-score 标准化处理。使用 StandarScaler 标准化数据集的步骤:

(1) 导入 StandarScaler(),利用 StandardScaler() 实例化。

(2) 使用 fit 方法,用训练数据集拟合,返回 StandardScaler 对象,对象内包含训练数据集的均值和方差,即生成一个标准化转换器。

(3) 使用 transform 方法,对训练数据集进行转换,返回标准化之后的训练数据集,用于之后的模型训练。

(4) 使用 transform 方法,对测试数据集进行转换,返回标准化之后的测试数据集,用于之后的模型测试。

上述过程中第二步和第三步可以合并进行,调用 fit_transform()方法,相当于是 fit 和 transform 的组合使用,使用训练集拟合后,直接转换。

注意:在标准化之前,要先把数据集分割成训练集和测试集。

使用 inverse_transform()方法,可以将转换后的标准化数据再恢复到原始数据。

【例8.4】 标准化处理函数 StandarScaler()。代码如下:

| In: | ```
from sklearn.preprocessing import StandardScaler
x=np.random.randint(0,50,(3,4))     #一组数据
x=x.astype(np.float64)     #格式转换
x
``` |
|---|---|
| Out: | ```
array([[29., 20., 47., 25.],
       [ 6., 44., 19., 21.],
       [30., 15.,  2., 37.]])
``` |
| In: | ```
#创建一个标准化的转换器
scaler = StandardScaler()   #实例化
scaler.fit(x)           #利用训练数据拟合,生成标准化转换器
y=scaler.transform(x)        #将训练数据进行转换
y                #显示转换后的数据
``` |
| Out: | ```
array([[ 0.66152326, -0.50034662,  1.31154185, -0.39223227],
       [-1.41325423,  1.39570373, -0.19762959, -0.98058068],
       [ 0.75173097, -0.89535711, -1.11391226,  1.37281295]])
``` |
In:	scaler.mean_ #训练集的均值和方差被保存在转换器中
Out:	array([21.66666667, 26.33333333, 22.66666667, 27.66666667])
In:	scaler.scale_
Out:	array([11.0855261, 12.6578917, 18.55322673, 6.79869268])
In:	y.mean(axis=0) #查看转换后的数据均值
Out:	array([-1.11022302e-16, 1.11022302e-16, -7.40148683e-17, -2.22044605e-16])
In:	y.std(axis=0) #查看转换后的数据方差
Out:	array([1., 1., 1., 1.])
| In: | ```
y_x=scaler.inverse_transform(y)
y_x              #与原始数据 x 相同
``` |
| Out: | ```
array([[29., 20., 47., 25.],
       [ 6., 44., 19., 21.],
       [30., 15., 2., 37.]])
``` |

【例8.5】 利用 KNN 分类对鸢尾花数据集进行分析。

下面以对鸢尾花数据集做 KNN 分类为例,在训练和测试模型之前,对数据集做标准化处理。其步骤如下:

（1）先对鸢尾花数据集进行分割，划分成训练集和测试集。

（2）使用 StandardScaler()对训练集和测试集做标准化处理。

（3）使用标准化处理后的训练集做模型训练。

（4）用标准化处理后的测试集做模型预测。

（5）给出模型评价。

| In： | ```
from sklearn.datasets import load_iris
from sklearn.model_selection   import train_test_split
iris=load_iris()        #引入 iris 鸢尾花数据，iris 数据包含 4 个特征变量
iris_X=iris.data        #特征变量
iris_y=iris.target        #目标值，标签变量
#利用 train_test_split 进行将训练集和测试集进行分开，test_size 占 30%
X_train,X_test,y_train,y_test=train_test_split(iris_X,iris_y,test_size=0.3)
X_train.shape        #训练集大小
``` |
|---|---|
| Out： | (105，4) |
| In： | ```
from sklearn.preprocessing import StandardScaler
scale=StandardScaler()
scale.fit(X_train)        #生成标准化转换器
X_train=scale.transform(X_train)   #训练集标准化
X_test=scale.transform(X_test)     #测试集标准化
``` |
| In： | ```
from sklearn.neighbors import KNeighborsClassifier
knn=KNeighborsClassifier(n_neighbors=3)      #KNN 分类器
knn.fit(X_train,y_train)              #训练模型
``` |
| Out： | ```
KNeighborsClassifier(algorithm='auto', leaf_size=30, metric='minkowski',
          metric_params=None, n_jobs=1, n_neighbors=3, p=2,
          weights='uniform')
``` |
| In： | ```
y_pred = knn.predict(X_test)    #预测
print(knn.score(X_test, y_test))   #评分，返回正确分类的比例
``` |
| Out： | 0.9777777777777777 |

4. 归一化处理

归一化就是要把需要处理的数据处理后（通过某种算法）限制在需要的一定范围内。归一化方法有两种形式：一种是把数变为(0,1)之间的小数；另一种是把有量纲表达式变为无量纲表达式，成为纯量。

归一化的依据非常简单，不同变量往往量纲不同，归一化可以消除量纲对最终结果的影响，使不同变量具有可比性。比如两个人体重差 10 kg，身高差 0.02 m，在衡量两个人的差别时体重的差距会把身高的差距完全掩盖，归一化之后就不会有这样的问题。

归一化一般是把数据映射到[0,1]，但也有归一到[−1,1]的情况，两种情况在 Python 中分别可以通过 MinMaxScaler()或者 MaxAbsScaler()方法来实现。
```

1）MinMaxScaler()

sklearn.preprocessing.MinMaxScaler(feature_range=(0，1)，copy=True)

feature_range：定义归一化范围

归一化的步骤和标准化处理步骤相似，也是先创建一个 MinMaxScaler 实例，再调用 fit 方法使用训练数据集生成归一化转换器（实际上就是计算训练集的最大最小值），然后调用 transform 方法转换训练集为给定区间的数据集。

【例8.6】　归一化处理函数 MinMaxScaler()。

| In： | ```
from sklearn.preprocessing import MinMaxScaler
x_train = np.array([[ 1, -1,  2],
                [ 2,  0,  0],
                [ 0,  1, -1]], dtype='float64')
min_max_scaler = MinMaxScaler()              #最大最小值转换器
x_train_minmax = min_max_scaler.fit_transform(x_train)#用转换器对数据实施处理
x_train_minmax                               #显示处理后数据
``` |
|---|---|
| Out： | ```
array([[0.5        , 0.        , 1.        ],
       [1.        , 0.5        , 0.33333333],
       [0.        , 1.        , 0.        ]])
``` |
| In： | ```
y=min_max_scaler.inverse_transform(x_train_minmax)      #还原数据
y
``` |
| Out： | ```
array([[ 1., -1.,  2.],
       [ 2.,  0.,  0.],
       [ 0.,  1., -1.]])
``` |
| In： | ```
x_test1 = np.array([[-3., -1., 4.]])          #转换新的数据
x_test_minmax1 = min_max_scaler.transform(x_test1)
x_test_minmax1
``` |
| Out： | ```
array([[-1.5        , 0.        , 1.66666667]])
``` |

2）MaxAbsScaler()

sklearn.preprocessing.MaxAbsScaler(copy=True)

其原理与 MinMaxScaler() 相似，把数据归一化到[-1,1]的范围。

【例8.7】　归一化处理函数 MaxAbsScaler()。代码如下：

| In： | ```
from sklearn.preprocessing import MaxAbsScaler
max_abs_scaler = MaxAbsScaler()
x_train_maxabs = max_abs_scaler.fit_transform(x_train)
x_train_maxabs
``` |
|---|---|
| Out： | ```
array([[ 0.5, -1. ,  1. ],
       [ 1. ,  0. ,  0. ],
       [ 0. ,  1. , -0.5]])
``` |

另外还有很多常见的数学函数可以进行归一化,使数值之间的可比性更强,比如对数归一、指数归一、三角或反三角函数归一等。归一的目的是使没有可比性的数据变得具有可比性,但还会保持相比较的两个数据之间的相对关系。

8.3.3　正则化

正则化(normalization)是将样本在向量空间模型上的一个转换,避免过拟合的一种方法。该方法主要应用于文本分类和聚类中。例如,对于两个 TF-IDF 向量的 l2-norm进行点积,就可以得到这两个向量的余弦相似性。

正则化的过程是将每个样本缩放到单位范数(每个样本的范数为 1),如果要使用如二次型(点积)或者其他核方法计算两个样本之间的相似性,这个方法会很有用。

正则化主要思想是对每个样本计算其 p-范数,然后对该样本中每个元素除以该范数,这样处理的结果是使得每个处理后的样本,其 p-范数(l1-norm,l2-norm)等于 1。

x 为 n 维向量,那么 p-范数的数学计算公式为

$$\| x \|_p = (|x_1|^p + |x_2|^p + \cdots + |x_n|^p)^{\frac{1}{p}}$$

常用的正则化有两种,l1-norm 和 l2-norm,简称 L_1 正则化和 L_2 正则化,或者 L_1 范数和 L_2 范数。对于线性回归模型,使用 L_1 正则化的模型建叫作 Lasso 回归,使用 L_2 正则化的模型叫作 Ridge 回归(岭回归)。

L_1 正则化是指向量中各个元素的绝对值之和,即为 L_1-范数:

$$\| x \|_1 = (|x_1| + |x_2| + \cdots + |x_n|)$$

L_2 正则化是指向量中各个元素的平方和,然后再求平方根,即为 L_2-范数:

$$\| x \|_2 = (|x_1|^2 + |x_2|^2 + \cdots + |x_n|^2)^{\frac{1}{2}}$$

L_1 正则化可以产生稀疏权值矩阵,即产生一个稀疏模型,可以用于特征选择。L_2 正则化可以防止模型过拟合(overfitting);在一定程度上,L_1 也可以防止过拟合。

1. normalize()函数

可以使用 preprocessing 模块中的 normalize()函数对指定数据进行转换,它提供了一个快速又简单的方式,在一个单向量上来实现正则化的功能。

格式:

sklearn.preprocessing.normalize(X, norm='l2', ＊, axis=1, copy=True, return_norm=False)

参数含义:

X:数据,要正则化的向量;

norm:{'l1', 'l2', 'max'}, default='l2',正则化的范数。

返回:

X:正则化后的 X。

【例 8.8】 正则化处理函数 normalize()。

In：	from sklearn import preprocessing X = [[1.，−1.，2.]， 　　[2.，0.，0.]， 　　[0.，1.，−1.]] X_normalized = preprocessing.normalize(X, norm=' l2')　#L2 正则化 X_normalized　　　　　　　#正则化后的结果
Out：	array([[0.40824829，−0.40824829，　0.81649658]， 　　[1.　　，0.　　，0.　　]， 　　[0.　　，0.70710678，−0.70710678]])

2. normalizer() 函数

preprocessing 模块还提供了一个实用类 Normalizer，使用 transform 方法同样也可以对新的数据进行同样的转换。

正则化模型：

sklearn.preprocessing. normalizer((norm=' l2'，axis=1，copy=True，return_norm= False)

参数 norm 含义与 normalize 函数相同。

【例 8.9】 正则化处理函数 normalizer()。

In：	#创建一个正则化转换器 normalizer ＝preprocessing.normalizer(norm=' l2') normalizer
Out：	normalizer(copy＝True，norm=' l2')

In：	#使用训练数据进行正则化
	y= normalizer.fit_transform(X)
	y　　　　　#正则化结果

Out：	array([[0.40824829，−0.40824829，　0.81649658]， 　　[1.　　，0.　　，0.　　]， 　　[0.　　，0.70710678，−0.70710678]])

In：	# 对新的测试数据进行正则化
	normalizer.transform([[−1.，1.，0.]])

Out：	array([[−0.70710678，　0.70710678，　0.　　]])

normalize() 和 normalizer() 都既可以用在密集数组也可以用在稀疏矩阵。

8.3.4　One-Hot 编码

1. One-Hot 编码概念

在机器学习算法中，经常会遇到分类特征，例如：人的性别有男、女；国家有中国、美国、法国等。这些特征值并不是连续的,而是离散的、无序的。如果要作为机器学习算法的输入,需要对其进行特征数字化。举例说明:

性别特征:["男","女"];数字化:[1,2]表示 2 个取值。

国家特征:["中国","美国","法国"];数字化:[1,2,3]表示 3 个取值。

运动特征:["足球","篮球","羽毛球","乒乓球"];数字化:[1,2,3,4]表示 4 个取值。

假如某个样本(某个人),他的特征是["男","中国","乒乓球"],可以用[1,1,3]来表示,但是这样的特征处理并不能直接放入机器学习算法中,因为类别之间是无序的。

独热编码(即 One-Hot 编码),又称一位有效编码。其方法是使用 N 位状态寄存器来对 N 个状态进行编码,每个状态都有它独立的寄存器位,并且在任意时候,其中只有一位有效。

One-Hot 编码是分类变量作为二进制向量的表示,有两个步骤:

(1) 将分类值映射到整数值。

(2) 每个整数值被表示为二进制向量,除了整数的索引之外,其他都是零值,整数本身被标记为 1。

上面的例子中已经把分类值映射到整数值,接下来要表示成二进制形式。

按照 N 位状态寄存器对 N 个状态进行编码的原理,处理后变为:

性别特征:["男","女"](这里只有两个取值,所以 $N=2$)

男:10　　女:01

祖国特征:["中国","美国,"法国"](N=3)

中国:100　　美国:010　　法国:001

运动特征:["足球","篮球","羽毛球","乒乓球"](N=4)

足球:1000　　篮球:0100　　羽毛球:0010　　乒乓球:0001

所以,当一个样本为 ["男","中国","乒乓球"] 的时候,完整的特征数字化的结果为

[1, 0, 1, 0, 0, 0, 0, 0, 1]

下面表示法可能会更好理解:

[1, 0, 1, 0, 0, 0, 0, 0, 1]

2. OneHotEncoder( )函数

Sklearn 模块中提供了 One-Hot 编码的方法 OneHotEncoder(),其格式为

sklearn.preprocessing.OneHotEncoder(n_values=' auto ', categorical_features=' all ', dtype=<type 'numpy.float64'>, sparse=True, handle_unknown='error')

参数含义:

n_values:每个特征的取值个数,可以为 auto、整数或整数数组;

categorical_features:可能取值为 all、indices 数组或 mask;

sparse:若为 True 时,返回稀疏矩阵,否则返回数组;

handle_unknown:可以为字符串、error、ignore,在转换过程中,如果出现位置的分类

特征时,是抛出错误或直接忽略。

注意:在 Sklearn 高版本中,该函数的参数有所变化,具体格式如下:

sklearn.preprocessing.OneHotEncoder(∗ , categories='auto', drop=None, sparse=True, dtype=<class 'numpy.float64'>, handle_unknown='error')

如果对当前 sklearn 模块做了升级,须使用新的函数格式。

【例 8.10】 One-Hot 编码举例。代码如下:

```
In:    from sklearn import preprocessing
       import numpy as np
       #one-hot 编码
       enc = preprocessing.OneHotEncoder()    #编码器
       X=np.array([[0, 0, 3], [1, 1, 0], [0, 2, 1], [1, 0, 2]]) #训练数据,四个样本,三个特征
       enc.fit(X)                #训练
       enc.transform([[0,1,3]]).toarray()    #用新的数据测试,返回编码结果

Out:   array([[1., 0., 0., 1., 0., 0., 0., 0., 1.]])
```

One-Hot 编码结果可解释为四个数据样本,每个样本有三个特征,映射为整数值,如表 8.2 所示。

表 8.2 四个数据样本的三个特征

	Feature1	Feature2	Feature3
Sample1	0	0	3
Sample2	1	1	0
Sample3	0	2	1
Sample4	1	0	2

Feature1:[0,1]表示 2 种取值,对应二进制编码:0→10,1→01;

Feature2:[0,1,2]表示 3 种取值,对应二进制编码:0→100,1→010,2→001;

Feature3:[0,1,2,3]表示 4 种取值,对应二进制编码:0→1000,1→0100,2→0010,3→0001。

所以,用新数据[0,1,3]进行测试,One-hot 编码结果对应为 10,010,0001。

特征 Feature1 中有(0,1)2 个值,特征 Feature2 中有(0,1,2)3 个值,特征 Feature3 中有(0,1,2,3) 4 个值,所以编码之后总共有 9 个二元特征。

有时也会存在这样的情况,某些特征中可能对一些值有缺失,比如明明有男、女两个性别,样本数据中都是男性,这样就会默认被判别为只有一类值。这时可以在 n_valuess 参数中给出每个特征取值个数,个数相加求和得到最后编码的位数。代码如下:

In：	#训练数据较少,特征取值有缺失
	x_data=np.array([[1, 2, 3], [0, 2, 0]])
	#指定特征值的个数
	#这是低版本参数,高版本中参数有变化
	one_hot = preprocessing.OneHotEncoder(n_values=[2,3,4])
	#训练,得到编码结果
	one_hot_label = one_hot.fit_transform(x_data)
	one_hot_label .toarray()

Out：	array([[0., 1., 0., 0., 1., 0., 0., 0., 1.], [1., 0., 0., 0., 1., 1., 0., 0., 0.]])

One-Hot 编码是将类别变量转换为机器学习算法易于利用的一种形式的过程。

数据集有 n 个样本,每个样本均有若 f 个特征。对于每一个特征对应有 f_i 个取值,如果所有特征取值个数相加等于 m 的话,那么经过独热编码后,就变成了 m 个二元特征。并且,这些特征互斥,每次只有一个激活。因此,数据会变稀疏。

这样做的好处主要有:

(1) 解决了分类器不好处理属性数据的问题。

(2) 在一定程度上也起到了扩充特征的作用。

3. LabelEncoder( )函数

Sklearn 模块中提供一个标签编码方法 LabelEncoder,用来对分类型特征值进行编码,即对不连续的数值或文本进行编码。函数格式为:

$$sklearn.preprocessing.LabelEncoder$$

功能:使用 0 到 n_classes-1 之间的值对目标标签进行编码。

有以下常用方法:

fit(y):fit 可看作一本空字典,y 可看作要添加到字典中的词。

transform(y):将 y 转变成对应的索引值。

fit_transform(y):fit 和 transform 的组合,即先训练再转换。

inverse_transform(y):根据索引值 y 获得原始数据。

【例8.11】 标签编码示例。代码如下:

In：	from sklearn import preprocessing le = preprocessing.LabelEncoder() #生成编码器 le.fit([1, 2, 2, 6]) #训练,对特征值编码
Out：	LabelEncoder()
In：	le.classes_ #特征取值,对应编码[0,1,2]
Out：	array([1, 2, 6])
In：	le.transform([1, 1, 2, 6]) #用新的数据测试,得到编码结果

Out:	array([0, 0, 1, 2], dtype=int64)
In:	le.inverse_transform([0, 0, 1, 2]) ♯由编码结果反向转换成原始数据
Out:	array([1, 1, 2, 6])

下面再看一个对文本进行标签编码的例子。

In:	letxt = preprocessing.LabelEncoder() letxt.fit(["beijing", "shanghai", "tianjin", "shanghai"])
Out:	LabelEncoder()
In:	letxt.classes_
Out:	array(['beijing', 'shanghai', 'tianjin'], dtype='<U8')
In:	letxt.transform(["shanghai", "shanghai", "beijing"])
Out:	array([1, 1, 0])
In:	letxt.inverse_transform([1, 1, 0])
Out:	array(['shanghai', 'shanghai', 'beijing'], dtype='<U8')

8.3.5 缺失值处理

在 scikit-learn 的模型中都是假设输入的数据是数值型的,并且都是有意义的,如果有缺失数据是通过 NaN 或者空值表示的话,就无法识别与计算了。处理缺失值的方法主要有三种:直接删除、数据补齐、不处理。

1. 直接删除

直接删除含有缺失值的记录,这种处理方式是简单粗暴的,适用于数据量较大(记录较多)且缺失比较小的情形,去掉后对总体影响不大。一般不建议这样做,因为很可能造成数据丢失、数据偏移。

前面的章节已经讲过 Pandas 中删除记录的方法,可使用 dropna()函数,删除含有缺失值的行或列。调用格式为

df.dropna(axis=0, how='any', thresh=None, subset=None, inplace=False)

2. 数据补齐

用一定的值去填充空值,从而使信息表完备化。通常基于统计学原理,根据初始数据集中其余对象取值的分布情况来对一个缺失值进行填充。常用的补齐方法有人工填写、特殊值填充、平均值填充、插值填充、预测算法填充等。

用户对数据非常了解的情况下,可以人工手动直接填充,这样数据偏离最小,填充效

果也最好。但这种方法很费时,当数据规模很大、空值很多时,该方法是不可行的。

用户在正确分析缺失值的产生原因、缺失值代表的实际含义情况下,可以用一些固有的常量来进行填充。比如 0 值、均值、中位数、众数等。平均值适用于近似正态分布数据,观测值较为均匀散布均值周围;中位数适用于偏态分布或者有离群点数据,中位数是更好地代表数据中心趋势;众数一般用于类别变量,无大小、先后顺序之分。具体使用哪种值,要看实际数据的具体分析情况。

前面讲过 pandas 的 fillna() 函数可以实现缺失值填充,例如:

♯ 均值填充

data['col'] = data['col'].fillna(data['col'].means())

♯ 中位数填充

data['col'] = data['col'].fillna(data['col'].median())

♯ 众数填充

data['col'] = data['col'].fillna(stats.mode(data['col'])[0][0])

在 Sklearn 中可以使用 Imputer 类来实现缺失值填充,用常量值或使用缺失值所在列的统计信息(平均值、中位数或最频繁)进行填充。调用格式:

sklearn.preprocessing.Imputer(missing_values='NaN', strategy='mean', axis=0, verbose=0, copy=True)

参数含义:

missing_values:缺失值,可以为整数或 NaN(缺失值 numpy.nan 用字符串'NaN'表示),默认为 NaN;

strategy:替换策略,字符串,默认用均值'mean'替换。

(1) 若为 mean 时,用特征列的均值替换。

(2) 若为 median 时,用特征列的中位数替换。

(3) 若为 most_frequent 时,用特征列的众数替换。

axis:指定轴数,默认 axis=0 代表列,axis=1 代表行;

verbose:控制输入器的详细程度。可选(默认值=0);

copy:设置为 True 代表不在原数据集上修改,设置为 False 时,在原数据集上修改。

【例 8.12】 缺失值处理示例。代码如下:

构造一组数据,其中有的项是空缺值,利用 Imputer 进行缺失值填充。

```
In:     ♯ 空白值填充
        import numpy as np
        from sklearn.preprocessing import Imputer
        x=[[1, 2], [np.nan, 3], [7, 6]]
        imp = Imputer(missing_values='NaN', strategy='mean', axis=0)   ♯用均值填充空白值
        imp.fit(x)                  ♯训练处理器
        y = [[np.nan, 2], [6, np.nan], [7, 6]]
        y_trans=imp.transform(y)    ♯用新的数据测试,并做相同填充
        y_trans
```

Out：	array([[4.　　　, 2.　　　],
	[6.　　　, 3.66666667],
	[7.　　　, 6.　　　]])

In：	♯计算每个属性的均值,并将结果存储到该类的实例变量 statistics_中
	imp.statistics_

Out：	array([4.　　　, 3.66666667])

Imputer 类同样也可以支持稀疏矩阵,以下例子将 0 作为缺失值,为其补上均值。

In：	import scipy.sparse as sp
	♯ 创建一个稀疏矩阵
	x = sp.csc_matrix([[1, 2], [0, 3], [7, 6]])
	imp = Imputer(missing_values=0, strategy='mean', verbose=0)
	imp.fit(x)
	x_test = sp.csc_matrix([[0, 2], [6, 0], [7, 6]])
	imp.transform(x_test)

Out：	array([[4.　　　, 2.　　　],
	[6.　　　, 3.66666667],
	[7.　　　, 6.　　　]])

3. 不处理

补齐处理只是将缺失值补以主观估计值,不一定完全符合客观事实,在对不完备信息进行补齐处理的同时,或多或少地改变了原始的信息系统。而且对空值不正确的填充往往将新的噪声引入数据中,使挖掘任务产生错误的结果。因此,在许多情况下,还是希望在保持原始信息不发生变化的前提下对信息系统进行处理。

不处理缺失值,直接在包含空值的数据上进行数据挖掘的方法包括贝叶斯网络和人工神经网络等。但实际的应用研究还有待进一步深入开展。

8.4　机器学习常用模型

机器学习按照学习方式分为监督学习、无监督学习和强化学习。

在监督学习中,数据集包含其目标输出(或标签),以便函数能够计算给定预测的误差。在做出预测并生成(实际结果与目标结果的)误差时,会引入监督来调节函数并学习这一映射。

在无监督学习中,数据集不含目标输出;因此无法监督函数。函数尝试将数据集划分为"类",以便每个类都包含数据集中具有共同特征的一部分。

在强化学习中,算法尝试学习一些操作,以便获得导致目标状态的一组给定状态。误差不会在每个示例后提供(就像监督学习一样),而是在收到强化信号(比如达到目标状态)后提供。此行为类似于人类学习,仅在给予奖励时为所有操作提供必要反馈。

监督学习主要包括用于分类和用于回归的模型:

(1) 分类:逻辑回归、支持向量机(SVM)、朴素贝叶斯(NB)、k-近邻(KNN)、决策树(DT)、集成模型(RF/GDBT 等)。

(2) 回归:线性回归、支持向量机(SVM)、k-近邻(KNN)、回归树(DT)、集成模型(ExtraTrees/RF/GDBT)。

无监督学习主要包括数据聚类(K-Means)、数据降维(PCA)等。

8.4.1 线性回归

视频 8.2 逻辑回归二分类模型

1. 算法原理

回归分析是一种预测性的建模技术,它研究的是因变量(目标)和自变量(预测器)之间的关系。这种技术通常用于预测分析时间序列模型以及发现变量之间的因果关系。通常使用曲线来拟合数据点,目标是使曲线到数据点的距离差异最小。

线性回归(linear regression)是回归问题中的一种,线性回归假设目标值与特征之间线性相关,即满足一个多元一次方程。通过构建损失函数来求解损失函数最小时的参数 w 和 b。线性回归模型通常可以表达为

$$f(x) = wx + b$$

已知有 n 个数据点集合 $D = \{(x_1, y_1), (x_2, y_2), \cdots, (x_n, y_n)\}$,$f(x)$ 是预测函数,为了建立模型中的函数关系,必须根据这些已知数据点,求解线性模型中 w 和 b 两个参数。目标是通过线性模型实现新增一个 x,预测 y 的值是多少。

如何求解最佳参数 w 和 b? 关键在于如何衡量 $f(x)$ 与 y 之间的差别,使用均方误差来定义损失函数,即

$$E = \frac{1}{n} \sum_{i=1}^{n} (f(x_i) - y_i)^2$$

将预测函数公式带入损失函数,将 w 和 b 看作函数的自变量,得到:

$$E(w, b) = \frac{1}{n} \sum_{i=1}^{n} (wx_i - y_i)^2$$

求解 w 和 b,使损失函数 $E(w, b)$ 最小化,这一求解过程称为线性回归模型的最小二乘法(ordinary least squares, OLS)。将 $E(w, b)$ 分别对 w 和 b 求导,得到:

$$\frac{\partial E}{\partial w} = 2\left(w \sum_{i=1}^{n} x^2 - \sum_{i=1}^{n} x_i (y_i - b)\right)$$

$$\frac{\partial E}{\partial b} = 2\left(nb - \sum_{i=1}^{n}(y_i - wx_i)\right)$$

令上述两式为 0,可得到 w 和 b 最优解的闭式解为

$$w = \frac{\sum\limits_{i=1}^{n} y_i(x_i - \bar{x})}{\sum\limits_{i=1}^{n} x_i^2 - \frac{1}{n}\left(\sum\limits_{i=1}^{n} x_i\right)^2}$$

$$b = \frac{1}{n}\sum_{i=1}^{n}(y_i - wx_i)$$

其中,$\bar{x} = \frac{1}{n}\sum\limits_{i=1}^{n} x_i$ 为 x 的均值。

在上述线性回归模型中,只有一个自变量的情况称为简单线性回归(或一元线性回归),大于一个自变量情况的叫作多元线性回归。多元线性回归就是有多个线性约束,比如样本 x 由 d 个特征描述 $x = (x_1, x_2, \cdots, x_d)$,其中 x_i 是 x 在第 i 个特征的取值,线性模型可以表示为

$$f(x) = w_1 x_1 + w_2 x_2 + \cdots + w_d x_d + b$$

一般用向量形式写成:

$$f(x) = \boldsymbol{w}^{\mathrm{T}} x + b$$

其中,$\boldsymbol{w} = (w_1, w_2, \cdots, w_d)$,根据已知数据点训练模型,确定 $\boldsymbol{w}$ 和 b 的值。

2. 实现方法

下面以一元线性回归模型为例,说明其实现过程。

使用 Sklearn 中的 sklearn.linear_model.LinearRegression() 实现一元线性回归,调用格式:

sklearn.linear_model.LinearRegression(fit_intercept＝True, normalize＝False, copy_X＝True, n_jobs＝1)

参数含义:

fit_intercept:布尔型,表示是否计算该模型截距。可选参数,默认值为 True;

normalize:布尔型,若为 True,则 X 在回归前进行归一化。可选参数。默认值为 False;

copy_X:布尔型,若为 True,X 将被复制;否则将被覆盖。可选参数。默认值为 True;

n_jobs:整型,表示用于计算的作业数量;若为－1,则用所有的 CPU。可选参数。默认值为 1。

属性:

coef_:回归系数(斜率);

intercept_:截距项。

主要方法:

（1）fit(X，y，sample_weight＝None)。

用于拟合输入输出数据。X 为训练向量，X 为数组或者列表要与 y 对应，是二维数组。y 为相对于 X 的目标向量，一维数组。

（2）predict(X)。

X 为输入的新向量，该函数将返回出新的向量对应的模型结果。

score(X，y，sample_weight＝None)

返回预测的决定系数 R^2。R^2 表示模型对现实数据拟合的程度，可以用于评估预测效果。R^2 的值是介于 0～1 之间的正数。

【例8.13】　Sklearn 库自带糖尿病数据集线性回归分析案例。代码如下：

自带糖尿病数据集（diabetes）包括 442 个患者的生理数据及一年以后的病情发展情况。数据集中的特征值总共 10 项，1：年龄；2：性别；3：体质指数；4：血压；5～10：s_1，s_2，s_3，s_4，s_4，s_6（6 种血清的化验数据）。

这些数据都是经过特殊处理的，10 个数据中的每个都做了均值中心化处理，然后又用标准差乘以个体数量调整了数值范围。验证就会发现任何一列的所有数值平方和为 1。

（1）数据准备。代码如下：

| In： | ```import numpy as np
from sklearn import datasets
diabetes＝datasets.load_diabetes()　　♯引入糖尿病数据集``` |
| --- | --- |
| In： | diabetes.data.shape　　♯数据集大小 |
| Out： | (442，10) |
| In： | diabetes.data[:10,0]　　♯查看第一列年龄的前 10 行数据 |
| Out： | array([0.03807591，−0.00188202， 0.08529891，−0.08906294， 0.00538306，−0.09269548，−0.04547248， 0.06350368， 0.04170844，−0.07090025]) |
| In： | np.sum(diabetes.data[:,0]＊＊2)　　♯求证：每一列的数值的平方和为 1 |
| Out： | 1.0000000000000746 |
| In： | diabetes.target　　♯数据集的标签，糖尿病进展的数据，介于 25～346 之间 |
| Out： | ```array([151., 75., 141., 206., 135., 97., 138., 63., 110., 310., 101.,
        69., 179., 185., 118., 171., 166., 144., 97., 168., 68., 49.,
        68., 245., 184., 202., 137., 85., 131., 283., 129., 59., 341.,
        87., 65., 102., 265., 276., 252., 90., 100., 55., 61., 92.,
       259., 53., 190., 142., 75., 142., 155., 225., 59., 104., 182.,
       128., 52., 37., 170., 170., 61., 144., 52., 128., 71., 163.,
       150., 97., 160., 178., 48., 270., 202., 111., 85., 42., 170.,
       200., 252., 113., 143., 51., 52., 210., 65., 141., 55., 134.,
        42., 111., 98., 164., 48., 96., 90., 162., 150., 279., 92.,
        83., 128., 102., 302., 198., 95., 53., 134., 144., 232., 81.,``` |

In:	#引入切分函数 from sklearn.model_selection　import train_test_split #将数据集切分为训练集合测试集 x_train,x_test,y_train,y_test=train_test_split(diabetes.data,diabetes.target, random_state=14) x_train.shape　#查看训练集大小
Out:	(331，10)

In:	#自动切分训练集太小了,手工切分,442 个数据划分为 422 行进行训练回归模型,20 行数据用于预测
	x_train=diabetes.data[:-20]
	y_train=diabetes.target[:-20]
	x_test=diabetes.data[-20:]
	y_test=diabetes.target[-20:]

（2）回归模型。代码如下：

In:	from sklearn import linear_model
	linreg=linear_model.LinearRegression()　#创建线性回归模型
	#用训练集训练模型
	linreg.fit(x_train,y_train)
	#调用预测模型的 coef_属性,求出每种生理数据的回归系数
	linreg.coef_　#回归方法,产生回归系数

Out:	array([3.03499549e-01, -2.37639315e+02, 5.10530605e+02, 3.27736980e+02, 　-8.14131709e+02, 4.92814588e+02, 1.02848452e+02, 1.84606489e+02, 　7.43519617e+02, 7.60951722e+01])

In:	#在模型上调用 predict()函数,传入测试集,得到预测值
	y_pred=linreg.predict(x_test)

In:	linreg.score(x_test,y_test)　#模型评价,方差越接近 1 越好
Out:	0.5850753022690574

模型评估结果只有 0.5 左右,不是很高,说明变量之间的因果关系不是很强。一般这种情况下,会考察单个特征值与结果标签之间的相关关系。

（3）可视化。代码如下：

In:	#对每个特征绘制一个线性回归图表 import matplotlib.pyplot as plt plt.rcParams["font.sans-serif"]=["SimHei"]　#配置中文字体,采用 SimHei plt.rcParams['axes.unicode_minus']=False　# 用来正常显示负号

In：
```
plt.figure(figsize=(8,16))
for f in range(0,10)：   ＃逐个取 10 个特征
    xi_test＝x_test[：,f]
    xi_train＝x_train[：,f]
    ＃将一维数组转为二维数组
    xi_test＝xi_test[：,np.newaxis]
    xi_train＝xi_train[：,np.newaxis]
    linreg.fit(xi_train,y_train)   ＃根据第 f 特征列进行训练
    y＝linreg.predict(xi_test) ＃根据上面训练的模型进行预测,得到预测结果 y
    plt.subplot(5,2,f+1)
    ＃绘制散点图,代表测试集的数据分布情况
    plt.xlabel(diabetes['feature_names'][f])
    plt.ylabel('病情数值')
    plt.scatter(xi_test,y_test,color='k')
    ＃绘制拟合直线
    plt.plot(xi_test,y,color='b',linewidth=3)
plt.show()
```

Out：

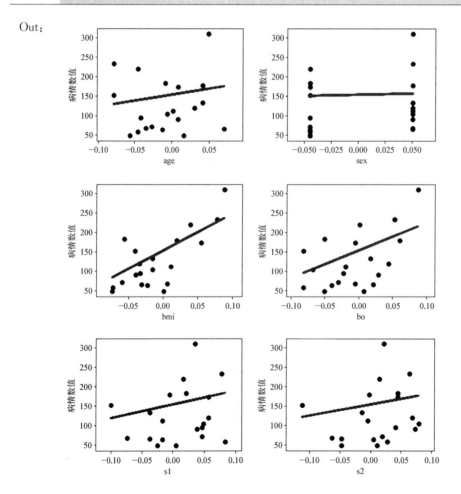

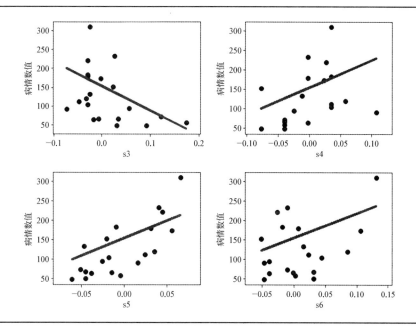

8.4.2 逻辑回归

1. 算法原理

视频 8.3 线性回归模型

线性回归模型用最简单的线性方程实现了对数据的拟合,但只实现了回归而无法进行分类。逻辑回归(logistic regression,LR)就是在线性回归的基础上构造的一种分类模型。

对线性模型进行分类,如二分类任务,简单的是通过阶跃函数(unit−step function),即将线性模型的输出值 $z = w^{\mathrm{T}}x + b$ 套上一个函数进行分割,公式为

$$y = \begin{cases} 0, & z < 0 \\ 0.5, & z = 0 \\ 1, & z > 0 \end{cases}$$

但这样的分段函数数学性质不好,既不连续也不可微。使用对数几率函数(见图 8.3)进行替代,其公式为

$$y = \frac{1}{1 + \mathrm{e}^{-z}}$$

对数几率函数是一种 Sigmoid 函数,它将 z 值转化为一个接近 0 或 1 的 y 值,并且其输出值在 $z = 0$ 附近变得很陡。该函数具有很好的数学性质,可以用于预测类别,并且任意阶可微,因此可用于求解最优解。将函数代入进去,可得 LR 模型为

$$y = \frac{1}{1 + \mathrm{e}^{-(w^{\mathrm{T}}x + b)}}$$

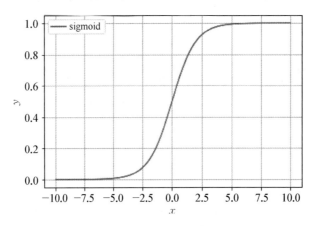

图 8.3　Sigmoid 函数

其实,LR 模型就是在拟合 $z=w^{\mathrm{T}}x+b$ 这条直线,使得这条直线尽可能地将原始数据中的两个类别正确地划分开。

上面公式可变化为

$$\ln\frac{y}{1-y}=w^{\mathrm{T}}x+b$$

y 是 x 为正例的概率,则 $1-y$ 是 x 为其反例的概率,两者的比值称为几率(odds)。对几率取对数则得到对数几率。

上述公式其实是在用线性回归模型的预测结果去逼近真实标记的对数几率,所以该模型也被称作对数几率回归。

2. 实现方法

1) LogisticRegression

Sklearn 库提供逻辑回归模型的创建方法,sklearn. linear_model. LogisticRegression,调用格式:

sklearn. linear _ model. LogisticRegression (penalty = 'l2', * , dual = False, tol = 0.0001, C = 1.0, fit _ intercept = True, intercept _ scaling = 1, class _ weight = None, random_state=None, solver='lbfgs', max_iter=100, multi_class='auto', verbose=0, warm_start=False, n_jobs=None, l1_ratio=None)

参数含义:

penalty:惩罚项,str 类型,可选参数为 l1 和 l2,默认为 l2。用于指定惩罚项中使用的规范;

dual:对偶或原始方法,bool 类型,默认为 False。对偶方法只用在求解线性多核(liblinear)的 l2 惩罚项上。当样本数量>样本特征的时候,dual 通常设置为 False;

fit_intercept:是否存在截距或偏差,bool 类型,默认为 True;

intercept_scaling:仅在正则化项为"liblinear",且 fit_intercept 设置为 True 时有用。

float 类型,默认为 1;

　　random_state:随机数种子,int 类型,可选参数,默认为无,仅在正则化优化算法为 sag,liblinear 时有用;

　　solver:优化算法选择参数,只有五个可选参数,即 newton-cg,lbfgs,liblinear,sag, saga。默认为 liblinear;

　　max_iter:算法收敛最大迭代次数,int 类型,默认为 10。仅在正则化优化算法为 newton-cg,sag 和 lbfgs 才有用,算法收敛的最大迭代次数;

　　multi_class:分类方式选择参数,str 类型,可选参数为 ovr 和 multinomial,默认为 ovr。

常用属性:

coef_:返回决策函数中的特征系数;

intercept_:返回决策函数的截距。

常用方法:

(1) fit(X, y, sample_weight=None)。

拟合模型,用来训练 LR 分类器,其中 X 是训练样本,y 是对应的标记向量。返回对象,self。

(2) predict(X)。

用来预测样本,也就是分类,X 是测试集。返回 array。

(3) predict_proba(X)。

输出分类概率。返回每种类别的概率,按照分类类别顺序给出。如果是多分类问题, multi_class="multinomial",则会给出样本对于每种类别的概率。返回 array-like。

(4) score(X, y, sample_weight=None)。

返回给定测试集合的平均准确率(mean accuracy),浮点型数值。对于多个分类返回,则返回每个类别的准确率组成的哈希矩阵。

2) LogisticRegressionCV

在 scikit-learn 中,还有一个与逻辑回归有关的类,LogisticRegressionCV。

LogisticRegression 和 LogisticRegressionCV 的主要区别是 LogisticRegressionCV 使用了交叉验证来选择正则化系数 C。而 LogisticRegression 需要自己每次指定一个正则化系数。除了交叉验证,以及选择正则化系数 C 以外,LogisticRegression 和 LogisticRegressionCV 的使用方法基本相同。

sklearn. linear_model. LogisticRegressionCV(Cs=10, fit_intercept=True, cv='warn', dual=False, penalty='l2', scoring=None, solver='lbfgs', tol=0.0001, max_iter=100, class_weight=None, n_jobs=None, verbose=0, refit=True, intercept_scaling=1.0, multi_class='warn', random_state=None, l1_ratios=None)

参数含义:

Cs:浮点数列表或 int,可选(默认值= 10)。Cs 中的每个值描述正则化强度的倒数。如果 Cs 为 int,则以 1e−4 和 1e4 之间的对数标度选择 Cs 值网格。与支持向量机一样,较小的值指定更强的正则化；

fit_intercept：bool,optional(默认＝True)。指定是否应将常量(也称为偏差或截距)添加到决策函数中；

cv：int 或交叉验证生成器，可选(默认＝无)。使用的默认交叉验证生成器是分层 K-Folds。如果提供了整数，使用的折叠数。默认 5 倍。

【例 8.14】　应用逻辑回归对乳腺癌数据集进行二分类分析预测。

该案例使用的是 UCI 机器学习库中威斯康星州乳腺癌数据集，数据下载地址：

https://archive.ics.uci.edu/ml/datasets/Breast＋Cancer＋Wisconsin＋％28Diagnostic％29。

该数据集中共包含 568 条记录，32 个字段，选取其中 10 个重要的字段做数据分析，并为这些重要字段命名，如表 8.3 所示。

表 8.3　乳腺癌数据集字段描述

序　号	字　　段	字　段　描　述
1	ID	诊断号
2	Diagnosis	诊断（M ＝ 恶性，B ＝ 良性）

为每个细胞核计算 10 个实值特征：

序　号	字　　段	字　段　描　述
3	radius	半径(从中心到周边点的距离平均值)
4	texture	纹理(灰度值的标准偏差)
5	perimeter	周长
6	area	面积
7	smooth	平滑度(半径长度的局部变化)
8	compactness	紧密度(周长＾2 / 面积 － 1.0)
9	concavity	凹度(轮廓凹部的严重程度)
10	concave_points	凹点 (轮廓的凹部分数)
11	symmetry	对称性
12	dimension	分形维数("海岸线近似" － 1)

(1) 读取数据。代码如下：

```
In：    import pandas as pd
        df＝pd.read_csv('wdbc.data',delim_whitespace＝False)
        ♯设置添加字段名，由于好多字段没有说明，暂时以序号作为字段名称
        df.columns＝['ID',
```

	'diagnosis', 'radiue', 'texture', 'perimeter', 'area', 'smooth', 'compactness', 'concavity', 'concave_points', 'symmetry', 'dimension', 'SE', 'L14', 'L15', 'L16', 'L17', 'L18', 'L19', 'L20', 'L21', 'L22', 'worst_SE', 'L24', 'L25', 'L26', 'L27', 'L28', 'L29', 'L30', 'L31', 'L32'] df.info()　♯显示数据信息
In：	♯只读取重要数据信息，前 12 个字段 df＝pd.read_csv('wdbc.data', sep＝',', usecols＝list(range(12)), 　　　names＝['ID', 'diagnosis', 'radiue', 'texture', 'perimeter', 'area', 'smooth', 　　　'compactness', 'concavity', 'concave_points', 'symmetry', 'dimension'])
In：	♯把 diagnosis 变为数值型 df.loc[df['diagnosis']＝＝' M', 'diagnosis']＝1　　♯恶性 df.loc[df['diagnosis']＝＝' B', 'diagnosis']＝0　　♯良性 df.info()
| Out： | ```
<class 'pandas.core.frame.DataFrame'>
RangeIndex: 569 entries, 0 to 568
Data columns (total 12 columns):
ID                569 non-null int64
diagnosis         569 non-null int64
radiue            569 non-null float64
texture           569 non-null float64
perimeter         569 non-null float64
area              569 non-null float64
smooth            569 non-null float64
compactness       569 non-null float64
concavity         569 non-null float64
concave_points    569 non-null float64
symmetry          569 non-null float64
dimension         569 non-null float64
dtypes: float64(10), int64(2)
memory usage: 53.4 KB
``` |

（2）数据集划分。代码如下：

In：	♯分离特征值和目标值 X＝df.iloc[:, 2:12] Y＝df['diagnosis']
In：	♯划分训练集和测试集 from sklearn.model_selection import train_test_split x_train, x_test, y_train, y_test＝train_test_split(X, Y, test_size＝0.3) x_train.shape
Out：	(398, 10)

（3）模型训练和评估。代码如下：

In：	♯ LogisticRegression 模型预测 from sklearn.linear_model import LogisticRegression　　♯引入逻辑回归 lr ＝ LogisticRegression()　♯创建逻辑回归模型 lr.fit(x_train, y_train)　♯ 调用 LogisticRegression 中的 fit 函数训练模型参数
```

In：	lr_pred = lr.predict(x_test) ♯ 使用训练好的模型 lr 对 x_test 进行预测 lr.score(x_test, y_test)
Out：	0.9181286549707602
In：	♯模型评估 from sklearn.metrics import accuracy_score　　♯准确率 from sklearn.metrics import precision_score　　♯精确率 from sklearn.metrics import recall_score　　♯召回率 from sklearn.metrics import confusion_matrix　　♯混淆矩阵 ♯混淆矩阵,对角线上是正确预测,副对角线是错误预测 confusion_matrix(y_test, lr_pred)
Out：	array([[110,　1], 　　　　[13,　47]], dtype＝int64)
In：	print('准确率：',accuracy_score(y_test, lr_pred)) print('精确率：',precision_score(y_test, lr_pred)) print('召回率：',recall_score(y_test, lr_pred))
Out：	准确率：0.9181286549707602 精确率：0.9791666666666666 召回率：0.7833333333333333

（4）模型参数调优。代码如下：

KFold,即 K 折交叉验证,就是将数据集等比例划分成 K 份,以其中的一份作为测试数据,其他的 $K-1$ 份数据作为训练数据。这样算是一次实验,而 K 折交叉验证只有实验 K 次才算完成完整的一次,也就是说交叉验证实际是把实验重复做了 K 次,每次实验都是从 K 个部分选取一份不同的数据部分作为测试数据(保证 K 个部分的数据都分别做过测试数据),剩下的 $K-1$ 个当作训练数据,最后把得到的 K 个实验结果进行平分。

一般情况下,将 K 折交叉验证用于模型调优,找到使得模型泛化性能最优的超参值。找到后,在全部训练集上重新训练模型,并使用独立测试集对模型性能做出最终评价。K 折交叉验证使用了无重复抽样技术的好处：每次迭代过程中每个样本点只有一次被划入训练集或测试集的机会。

在 Sklearn 中的实现方法：

sklearn.model_selection.KFold(n_splits＝3, shuffle＝False, random_state＝None)

参数含义：

n_splits：表示划分几等份；

shuffle：在每次划分时,是否进行洗牌。

① 若为 Falses 时,其效果等同于 random_state 等于整数,每次划分的结果相同。

② 若为 True 时,每次划分的结果都不一样,表示经过洗牌,随机取样。

random_state：随机种子数。

In：	# KFold 交叉验证 from sklearn import model_selection from sklearn.model_selection import cross_val_score kfold = model_selection.KFold(n_splits=10, random_state=7) modelCV = LogisticRegression() scoring = 'accuracy' results = model_selection.cross_val_score(modelCV, x_train, y_train, cv=kfold, scoring=scoring) print("10-fold cross validation average accuracy：%.3f" % (results.mean()))
Out：	10-fold cross validation average accuracy：0.894

（5）LogisticRegressionCV 模型。

与逻辑回归相关的模型还有 LogisticRegressionCV，通过案例对比一下两者的分类效果。LogisticRegression 和 LogisticRegressionCV 的主要区别是 LogisticRegressionCV 使用了交叉验证来选择正则化系数 C。而 LogisticRegression 需要自己每次指定一个正则化系数。除了交叉验证，以及选择正则化系数 C 以外，LogisticRegression 和 LogisticRegressionCV 的使用方法基本相同。代码如下：

In：	from sklearn.linear_model import LogisticRegressionCV lrCV = LogisticRegressionCV(cv=20, penalty='l2')　　#使用交叉验证选择 optimized 的正则化参数 lrCV.fit(x_train, y_train) lrCV_pred = lrCV.predict(x_test) confusion_matrix(y_test, lrCV_pred)　　#混淆矩阵
Out：	array([[108, 4], 　　　[7, 52]], dtype=int64)
In：	print('准确率：',accuracy_score(y_test, lrCV_pred)) print('精确率：',precision_score(y_test, lrCV_pred)) print('召回率：',recall_score(y_test, lrCV_pred))
Out：	准确率：0.935672514619883 精确率：0.9285714285714286 召回率：0.8813559322033898
In：	# 混淆矩阵热点图 import matplotlib.pyplot as plt import seaborn as sns plt.rcParams['font.family'] = 'SimHei'　　#matplotlib 中显示中文 labels=[0,1] cm = confusion_matrix(y_test, lrCV_pred, labels) sns.heatmap(cm, annot = True, annot_kws={'size':20, 'weight':'bold', 'color':'red'}) plt.rc('font', family='Arial Unicode MS', size=12)

```
plt.title('混淆矩阵',fontsize=18)
plt.xlabel('Actual',fontsize=14)
plt.ylabel('Predict',fontsize=14)
plt.show()
```

Out：

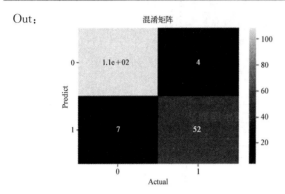

（6）ROC 曲线和 AUC。代码如下：

In：
```
# LogisticRegression 分类模型的 ROC 曲线和 AUC
from sklearn.metrics import roc_curve
from sklearn.metrics import roc_auc_score
# ROC 曲线和 AUC
plt.rcParams['font.family'] = 'SimHei'          # matplotlib 中显示中文
lr_pred_proba = lr.predict_proba(x_test) [:, 1]
fpr, tpr, thresholds = roc_curve(y_test, lr_pred_proba)
auc = roc_auc_score(y_test, lr_pred_proba)
plt.figure(figsize=(5, 3), dpi=100)
plt.plot(fpr, tpr, label="AUC={:.2f}" .format(auc),color='darkorange')
plt.plot([0,1],[0,1],color='navy',lw=2,linestyle='--')
plt.legend(loc=4, fontsize=10)
plt.title('乳腺癌数据 LR 分类的 ROC 和 AUC',fontsize=12)
plt.xlabel('FPR',fontsize=10)
plt.ylabel('TPR',fontsize=10)
plt.show()
```

Out：

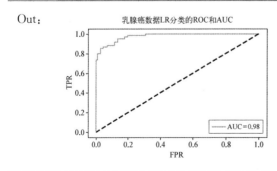

8.4.3　支持向量机

1. 算法原理

支持向量机(support vector machines，SVM)是一种监督式学习的方法，可广泛地应用于统计分类以及回归分析。支持向量机属于一般化线性分类器，这种分类器的特点是他们能够同时最小化经验误差与最大化几何边缘区，因此支持向量机也被称为最大边缘区分类器。

支持向量机最基本的思想就是，在样本空间中找到线性可分的直线或超平面，将不同类别的样本分开。这样的直线有很多条，而支持向量机认为最佳的直线就是划分两类目标后有最大距离的直线。

给定训练样本集 $D=\{(x_1, y_1), (x_2, y_2), \cdots, (x_m, y_m)\}$，$y_i \in \{-1, +1\}$，分类学习就是基于训练集 D 在样本空间中找到一个划分超平面(见图 8.4)。

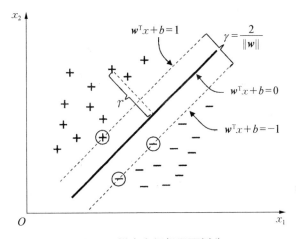

图 8.4　样本空间超平面划分

在样本空间中，对不同类别样本进行分开超平面可通过线性方程来描述：

$$w^{\mathrm{T}}x + b = 0$$

其中，$w = (w_1, w_2, \cdots w_d)$ 为法向量，决定了超平面的方向；b 为位移项，决定了超平面与原点之间的距离。划分超平面可被法向量 w 和位移 b 确定，记为 (w, b)。样本空间中任意点 x 到超平面的距离可写为

$$r = \frac{|w^{\mathrm{T}}x + b|}{\|w\|}$$

假设超平面 (w, b) 能将训练样本正确分类，即对于 $(x_i, y_i) \in D$，若 $y_i = +1$，则有 $w^{\mathrm{T}}x + b > 0$；若 $y_i = -1$，则有 $w^{\mathrm{T}}x + b < 0$，令

$$\begin{cases} w^{\mathrm{T}}x + b \geqslant +1, & y_i = +1 \\ w^{\mathrm{T}}x + b \leqslant -1, & y_i = -1 \end{cases}$$

如图 8.4 所示,距离超平面最近的这几个训练样本点使上述公式的等号成立,它们被称为"支持向量",两个异类支持向量到超平面的距离之和被称为"间隔",其值为

$$\gamma = \frac{2}{\| \boldsymbol{w} \|}$$

支持向量机的目的就是要找到具有"最大间隔"的划分超平面。为了最大化间隔,需要最大化 $\| \boldsymbol{w} \|^{-1}$,可以等价认为是最小化 $\| \boldsymbol{w} \|^2$。 所以,可以将满足假设条件且最大化间隔的超平面描述如下:

$$\begin{cases} \min_{\boldsymbol{w}, b} \dfrac{1}{2} \| \boldsymbol{w} \|^2 \\ y_i(\boldsymbol{w}^{\mathrm{T}} x + b) \geqslant 1, \ i = 1, 2, 3, \cdots, m \end{cases}$$

这就是支持向量机的基本型。

以上讨论是基于假设训练样本是线性可分的,即存在一个划分超平面能将训练样本正确分类。然而在现实任务中,原始样本空间内也许并不存在一个能正确划分两类样本的超平面。对于这种非线性情况,SVM 的处理方法是将数据映射到高维特征空间,然后在高维特征空间中构造出最优分离超平面,从而解决原始空间中线性不可分的问题。

令 $\boldsymbol{\varnothing}(x)$ 表示将 x 映射后的特征向量,在特征空间中划分超平面所对应的模型可表示为

$$f(x) = \boldsymbol{w}^{\mathrm{T}} \boldsymbol{\varnothing}(x) + b$$

其中,w 和 b 是模型参数,公式为

$$\begin{cases} \min_{\boldsymbol{w}, b} \dfrac{1}{2} \| \boldsymbol{w} \|^2 \\ y_i(\boldsymbol{w}^{\mathrm{T}} \boldsymbol{\varnothing}(x_i) + b) \geqslant 1, \ i = 1, 2, 3, \cdots, m \end{cases}$$

非线性划分平面的对偶表达式为

$$\begin{cases} \max_{\alpha} \left(\sum_{i=1}^{m} \alpha_i - \dfrac{1}{2} \sum_{i=1}^{m} \sum_{j=1}^{m} \alpha_i \alpha_j y_i y_j \boldsymbol{\varnothing}(x_i)^{\mathrm{T}} \boldsymbol{\varnothing}(x_j) \right) \\ \sum_{i=1}^{m} \alpha_i y_i = 0 \\ \alpha_i \geqslant 0, \ i = 1, 2, \cdots, m \end{cases}$$

在求解过程中,把原始样本映射到高维特征空间时,可能存在将样本空间映射到无穷维的可能性,导致计算困难无法求解。为了解决这样的问题,设想一个函数:

$$k(x_i, x_j) = \langle \boldsymbol{\varnothing}(x_i), \boldsymbol{\varnothing}(x_j) \rangle = \boldsymbol{\varnothing}(x_i)^{\mathrm{T}} \boldsymbol{\varnothing}(x_j)$$

即 x_i 与 x_j 在特征空间的内积等于它们在原始样本空间中通过函数 $k(.,.)$ 计算的结果。在非线性划分平面的对偶表达式中,可以使用 $k(x_i, x_j)$ 代替 $\boldsymbol{\varnothing}(x_i)^{\mathrm{T}} \boldsymbol{\varnothing}(x_j)$,从而

避免显示的特征变换。

同样,求解的平面也可以使用 $k(.,.)$ 函数进行表述,表达方式为

$$f(x) = \boldsymbol{w}^{\mathrm{T}}\boldsymbol{\emptyset}(x) + b$$

$$= \sum_{i=1}^{m} \alpha_i y_i \boldsymbol{\emptyset}(x_i)^{\mathrm{T}} \boldsymbol{\emptyset}(x) + b$$

$$= \sum_{i=1}^{m} \alpha_i y_i k(x, x_i) + b$$

这里的 $k(.,.)$ 就是核函数(kernel function)。常用的核函数包括线性核、多项式核、高斯核、拉普拉斯核和 Sigmoid 核。

线性核是最简单的核函数,其表达式为

$$k(x_i, x_j) = x_i^{\mathrm{T}} x_j$$

多项式核是常用的核函数,非常适合于正交归一化后的数据,其表达式为

$$k(x_i, x_j) = (x_i^{\mathrm{T}} x_j)^d \quad d \geqslant 1 \text{ 为多项式的次数}$$

高斯核函数通常是首选,是一种经典的鲁棒径向基核函数,实践中往往能表现出良好的性能,其表达式为

$$k(x_i, x_j) = \exp\left(-\frac{\parallel x_i - x_j \parallel^2}{2\sigma^2}\right), \ \sigma > 0 \text{ 为高斯核的带宽}$$

指数核函数就是高斯核函数的变种,改动后会对参数的依赖性降低,但是适用范围相对狭窄。其表达式为

$$k(x_i, x_j) = \exp\left(-\frac{\parallel x_i - x_j \parallel}{2\sigma^2}\right), \ \sigma > 0$$

拉普拉斯核,完全等价于指数核,唯一的区别在于前者对参数的敏感性降低,也是一种径向基核函数。其表达式为

$$k(x_i, x_j) = \exp\left(-\frac{\parallel x_i - x_j \parallel}{\sigma}\right), \ \sigma > 0$$

Sigmoid 核函数让 SVM 实现了类似多层神经网络的效果,其表达式为

$$k(x_i, x_j) = \tanh(\beta x_i^{\mathrm{T}} x_j + \theta) \ \beta > 0, \theta < 0$$

2. 实现方法

1) 支持向量机分类器

在 Sklearn 中支持向量机实现分类,可调用 sklearn.svm.SVC() 函数,其格式为:

sklearn.svm.SVC(C=1.0, kernel='rbf', degree=3, gamma='auto', coef0=0.0, shrinking=True, probability=False, tol=0.001, cache_size=200, class_weight=

None，verbose=False，max_iter=－1，decision_function_shape=None，random_state=None)

参数含义：

C：SVC 的惩罚参数，默认值是 1.0。C 越大，对误分类的惩罚增大；C 值越小，对误分类的惩罚减小；

kernel：核函数，默认是 rbf，可以是'linear'，'poly'，'rbf'，'sigmoid'，'precomputed'；

degree：多项式 poly 函数的维度，默认是 3，选择其他核函数时会被忽略；

gamma：'rbf'，'poly'和'sigmoid'的核函数参数。默认是'auto'。如果 gamma 是'auto'，那么实际系数是 1/n_features；

coef0：核函数中的独立项。它只在'poly'和'sigmoid'中很重要。probability：是否启用概率估计。必须在调用 fit 之前启用它，并且会减慢该方法的速度。默认为 False；

cache_size：核函数 cache 缓存大小，默认为 200；

class_weight：类别的权重，字典形式传递。设置第几类的参数 C 为 weight * C (C-SVC 中的 C)；

decision_function_shape：'ovo'，'ovr' or None，default= None；

random_state：数据洗牌时的种子值，int 值，default=None。

2) 支持向量回归(support vector regression，SVR)

在 sklearn 库中包含 SVR 回归模型，其调用格式为：

sklearn.svm.SVR(* ，kernel='rbf'，degree=3，gamma='scale'，coef0=0.0，tol=0.001，C=1.0，epsilon=0.1，shrinking=True，cache_size=200，verbose=False，max_iter=－ 1)

由于支持向量机、k-近邻、决策树、随机森林这些算法既可以用于分类，也可以用于回归，为了体现各种算法的对比效果，将这几种算法的应用集成在一起，分为回归应用和分类应用两个大的综合案例，具体代码实现过程分别见 8.5 节和 8.6 节。

8.4.4 k-近邻

1. 算法原理

k-近邻(k-Nearest Neighbor，KNN)算法是一种常用的监督学习方法，用于实现分类和回归。它的工作原理是：给定测试样本，基于某种距离度量找出训练集中与其最靠近的 k 个训练样本，然后基于这 k 个"邻居"的信息来进行预测。通常，在分类任务中可使用"投票法"，即选择这 k 个样本中出现最多的类别标记作为预测结果；在回归任务中可使用"平均法"，即将这 k 个样本的实值输出标记的平均值作为预测结果；还可基于距离远近进行加权平均或加权投票，距离越近的样本权重越大。这里只讨论分类问题的 k-近邻算法。

k-近邻算法，即是给定一个训练数据集，对新的输入样本，在训练数据集中找到与该样本最邻近的 k 个样本，这 k 个样本的多数属于某个类，就把该输入样本分类到这个类中。(这就类似于现实生活中少数服从多数的思想)。

图 8.5 中给出了 k-近邻分类器的一个示意图。它有两类不同的样本数据,分别用黑色的小正方形和灰色的小三角形表示,图正中间的那个灰色的圆所标示的数据则是待分类的数据。那么对于一个新的数据点,如何将它分类呢? 这里,k 是一个重要的参数,当 k 取不同值时,分类结果会有显著不同。

如果 $k=3$,灰色圆点的最邻近的 3 个点是 2 个灰色小三角形和 1 个黑色小正方形,基于统计的方法,少数从属于多数,判定灰色的这个待分类点属于灰色的三角形一类。

如果 $k=5$,灰色圆点的最邻近的 5 个邻居是 2 个灰色三角形和 3 个黑色的正方形,还是少数从属于多数,判定待分类点属于黑色的正方形一类。

由此可见,k-近邻算法的结果很大程度取决于 k 的选择。

在 k-近邻算法中,最近邻的定义是通过不同距离函数来定义的,最常用的是欧式距离。为了保证每个特征的同等重要性,要对每个特征进行归一化。k 值的选取,既不能太大,也不能太小,何值为最好,需要实验调整参数确定。

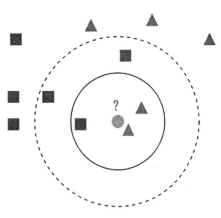

图 8.5　k-近邻分类器示意图

2. 实现方法

1) k-近邻分类

在 Sklearn 库中,有实现 k-近邻算法进行分类的函数,调用格式:

sklearn.neighbors.KNeighborsClassifier(n_neighbors=5, weights='uniform', algorithm='auto', leaf_size=30, p=2, metric='minkowski', metric_params=None, ** kwargs)

参数含义:

n_neighbors:所选用的近邻数,就是 k 的值。默认值是 5;

weights:预测的权函数,概率值。默认是 uniform;

　　　'uniform':同一的权重,即每个邻域中的所有点都是平均加权的;

　　　'distance':这种情况下,距离越近权重越大,反之,距离越远其权重越小。

　　　[callable](可调用):用户定义的函数,它接受一个距离数组,并返回一个包含权重的相同形状的数组;

algorithm:用于计算最近邻居的算法,有{'auto', 'ball_tree', 'kd_tree', 'brute'},默认参数为'auto';

　　　'auto':根据样本数据自动筛选合适的算法;

　　　'ball_tree':构建"球树"算法模型;

　　　'kd_tree':"kd 树"算法;

　　　'brute':蛮力搜索,也就是线性扫描,当训练集很大时,计算非常耗时;

leaf_size:叶的大小,针对算法为球树或 KD 树而言。默认值= 30;

p：距离度量公式。当 $p=1$ 时,使用曼哈顿距离(L1);$p=2$,欧式距离公式,即默认值。

metric：用于距离度量。默认度量是 Minkowski,也就是 $p=2$ 时欧氏距离(欧几里得度量);

metric_params：距离公式的其他关键参数,可忽略,使用默认的 None 即可;

n_jobs：并行处理设置。默认为 1,临近点搜索并行工作数。如果为 -1,那么 CPU 的所有 cores 都用于并行工作。

2) k-近邻回归

在 Sklearn 库中,KNeighborsRegressor 实现回归,调用格式:

sklearn.neighbors.KNeighborsRegressor(n_neighbors=5, weights=' uniform', algorithm=' auto', leaf_size=30, p=2, metric=' minkowski', metric_params=None, n_jobs=None, ** kwargs)

模型应用和评价实现案例见 8.5 节和 8.6 节。

8.4.5　决策树

1. 算法原理

决策树(decision tree)是一类常见的机器学习方法,可以解决分类与回归两类问题。

决策树是一种树形结构(如二叉树或多叉树)模型,如图 8.6 所示。该树由根节点、内部节点、叶子节点和有向边构成。使用决策树决策的过程即从根节点开始,选择一个特征作为当前节点的分裂标准,自上而下生成子节点,直到到达叶子节点得出分类决策的结果。

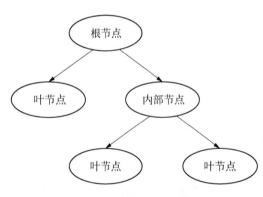

图 8.6　决策树的结构模型

根节点：最初的分裂点。

内部结点：一个特征或属性,与该特征相连的有向边则表示该特征属性在某个阈值的输出。

叶子节点：所属类别。

决策树的构建过程包括三部分：特征选择、决策树生成和决策树剪枝。

1) 特征选择

特征选择表示从众多的特征中选择一个特征作为当前节点分裂的标准,如何选择特征有不同的量化评估方法,从而衍生出不同的决策树,如 ID3(通过信息增益选择特征)、C4.5(通过信息增益比选择特征)、CART(通过 Gini 指数选择特征)等。

使用某特征对数据集划分之后,各数据子集的纯度要比划分前的数据集 D 的纯度高(也就是不确定性要比划分前数据集 D 的不确定性低)。

2) 决策树的生成

根据选择的特征评估标准,从上至下递归地生成子节点,直到数据集不可分,则停止决策树生长。这个过程实际上就是使用满足划分准则的特征,不断地将数据集划分成纯度更高、不确定性更小的子集的过程。对于当前数据集的每一次划分,都希望根据某个特征划分之后的各个子集的纯度更高、不确定性更小。

3) 决策树的剪枝

决策树容易过拟合,一般需要剪枝来缩小树结构规模、缓解过拟合。

决策树剪枝的基本策略有"预剪枝"(prepruning) 和"后剪枝"(postpruning)。

预剪枝是指在决策树生成过程中,对每个节点在划分前先进行估计,若当前节点的划分不能带来决策树泛化性能的提升,则停止划分并将当前节点标记为叶节点;

后剪枝则是先从训练集生成一棵完整的决策树,然后自底向上地对非叶结点进行考察,若将该节点的子树替换为叶节点能带来决策树泛化性能的提升,则将该子树替换为叶节点。

决策树的生成算法有 ID3、C4.5 和 CART 等。

(1) ID3 算法。

"信息熵"是度量样本集合纯度最常用的一种指标。样本集合 D 中第 k 类样本所占的比例为 $p_k(k=1, 2, \cdots, |\gamma|)$,则 D 的信息熵定义为

$$\mathrm{Ent}(D) = -\sum_{k=1}^{|\gamma|} p_k \log_2 p_k$$

$\mathrm{Ent}(D)$ 的值越小,则 D 的纯度越高。

假设属性 a 有 V 个可能取值 $\{a^1, a^2, \cdots, a^V\}$,属性 a 划分样本集 D,则会产生 V 个分支节点,第 v 个分支节点包含了 D 中所有在属性 a 上取值为 a^v 的样本,记为 D^v。可根据公式计算出分支节点的信息熵,考虑到不同的分支节点所包含的样本数不同,给分支节点加上权重 $|D^v|/|D|$,计算出用属性 a 对样本集 D 进行划分所获得的"信息增益":

$$\mathrm{Gain}(D, a) = \mathrm{Ent}(D) - \sum_{v=1}^{V} \frac{|D^v|}{|D|} \mathrm{Ent}(D^v)$$

信息增益是指划分可以带来纯度的提高,信息熵下降,信息增益就越大,使用属性 a 来进行划分所获得的纯度提升越大。因此,可用信息增益来进行决策树的划分属性选择。著名的 ID3 决策树学习算法就是以信息增益为准则来选择划分属性的。

(2) C4.5 算法。

信息增益在计算的时候,倾向于选择取值多的属性。为了避免这个问题,著名的 C4.5 决策树算法采用了"增益率"来选择最有划分属性。增益率定义公式为

$$\mathrm{Gain\_ratio}(D, a) = \frac{\mathrm{Gain}(D, a)}{\mathrm{IV}(a)}$$

其中

$$\mathrm{IV}(a) = -\sum_{v=1}^{V} \frac{|D^v|}{|D|} \log_2 \frac{|D^v|}{|D|}$$

称为属性 a 的"固有值"。

这样,就会倾向于选择可取值数目较少的属性,因此,C4.5 算法并不是直接选择增益率最大的候选划分属性,而是使用了一个启发式策略:先从候选划分属性中找出信息增益高于平均水平的属性,在从中选择增益率最高的。

(3) CART 算法。

CART 算法使用"基尼指数"来选择划分属性。数据集 D 的纯度可用基尼值来度量:

$$\text{Gini}(D) = \sum_{k=1}^{|y|} \sum_{k' \neq k} p_k p_{k'} = 1 - \sum_{k=1}^{|y|} p_k^2$$

$\text{Gini}(D)$ 越小,数据集 D 的纯度就越高。

属性 a 的基尼指数定义为

$$\text{Gini\_index}(D, a) = \sum_{v=1}^{V} \frac{|D^v|}{|D|} \text{Gini}(D^v)$$

选择使得划分后基尼指数最小的属性作为最有划分属性。

在常用的算法中,CART 的分类效果一般优于其他决策树,所以,scikit-learn 使用 CART 算法为优化版本。

2. 实现方法

1) 决策树分类

在 Sklearn 中的 DecisionTreeClassifier 能对数据进行多分类和二分类任务,调用格式为:

sklearn. tree. DecisionTreeClassifier(criterion $=$ ' gini ', splitter $=$ ' best ', max_depth $=$ None, min_samples_split $=$ 2, min_samples_leaf $=$ 1, min_weight_fraction_leaf $=$ 0.0, max_features $=$ None, random_state $=$ None, max_leaf_nodes $=$ None, min_impurity_decrease $=$ 0.0, min_impurity_split $=$ None, class_weight $=$ None, presort $=$ False)

参数含义:

criterion:{"gini", "entropy"},默认为"gini",衡量分类的质量。"gini":Gini impurity(基尼指数),"entropy":information gain(信息增益);

splitter:{"best", "random"},默认为"best",在节点中选择分类的策略。"best":选择最好的分类,"random":选择最好的随机分类;

max_depth:int or None,默认为"None",表示树的最大深度;

min_samples_split:int,float,默认为 2,区分一个内部节点需要的最少的样本数;

min_samples_leaf:int,float,默认为 1,一个叶节点所需要的最小样本数;

min_weight_fraction_leaf:float,默认为 0,一个叶节点的输入样本所需要的最小的加权分数;

max_features:int,float,string or None,默认为 None,在进行分类时需要考虑的特征数;

random_state:int, RandomState 实例或 None,默认 $=$ None,随机数生成器。

2）决策树回归

决策树也可用来解决回归问题，使用 DecisionTreeRegressor 类。调用方法与分类器相似。模型应用和评价实现案例见 8.5 节和 8.6 节。

8.4.6　随机森林

1. 算法原理

随机森林（Random Forest，RF）是一种基于决策树的分类器集成算法，它使用重抽样技术从样本中生成多棵决策树作为分类器，并利用分类器对样本进行训练和预测。

随机森林分类算法是一种集成学习方法，它利用 Bootstrap 重抽样技术从原始样本中抽取多组样本，对每组 Bootstrap 样本进行决策树建模，然后组合多棵决策树的预测，通过投票得出最终预测结果。

随机森林分类算法首先利用 Bootstrap 抽样从原始训练集中选取 k 个样本集，且每个样本集的样本容量都与原始训练集一样；其次，对 k 个样本集分别建立 k 个决策树模型，得到 k 种分类结果；最后，根据 k 种分类结果对每个样本进行投票表决，决定其最终分类。

随机森林是通过一种 Bootstrap 自助法重采样技术生成很多个树分类器，其步骤如下：

（1）从原始训练数据中生成 k 个自助样本集，每个自助样本集是每棵分类树的全部训练数据。

（2）每个自助样本集生长为单棵分类树。随机森林并不会利用所有特征属性构建决策树，而是在树的每个节点处从 M 个特征中随机挑选 m 个特征（$m<M$），按照节点基尼指数最小的原则从这 m 个特征中选出一个特征对节点进行分裂。让这棵分类树进行充分生长，使每个节点的基尼指数达到最小，不进行通常的剪枝操作。

由此可见，随机森林有两个重要参数：一是随机森林中树的个数，树的个数等于 k（自助样本集的个数）；二是树节点预选的变量个数，等于 m（随机挑选的特征个数），在整个森林的生长过程中，m 的值一般维持不变。

2. 实现方法

1）随机森林分类

在 Sklearn 的 ensemble（集成学习）模块中，提供了 RandomForestClassifier 类，用来实现随机森林分类。其语法格式为：

sklearn.ensemble.RandomForestClassifier(n_estimators=10,criterion=' gini ', max_depth=None, min_samples_split=2, min_samples_leaf=1, min_weight_fraction_leaf=0.0, max_features='auto', max_leaf_nodes=None, bootstrap=True, oob_score=False, n_jobs=1, random_state=None, verbose=0, warm_start=False, class_weight=None)

参数含义：

n_estimators：随机森林里树的数量，低版本默认为 10，0.22 版本中默认为 100；

criterion：特征属性判别力的评价标准；

max_features：允许单棵决策树使用特征的最大数量；

max_depth：树的最大深度，—1 表示完全生长（不限制）；

min_samples_split：拆分内部节点所需要的最小样本数，默认为 2；

min_samples_leaf：叶子节点所需要的最小样本数；

bootstrap：在构建树的过程中是否需要辅助样本；

oob_score：是否使用样本来估计泛化精度；

n_jobs：模型拟合和预测时并行运行的作业数。

2）随机森林回归

随机森林解决回归问题使用 RandomForestRegressor，调用方法与分类器相似。

模型应用和评价实现案例见 8.5 节和 8.6 节。

8.4.7　K-Means 聚类

视频 8.4　常用
聚类模型

1. 算法原理

聚类（Clustering）是按照某个特定标准（如距离）把一个数据集分割成不同的类或簇，使得同一个簇内的数据对象的相似性尽可能大，同时不在同一个簇中的数据对象的差异性也尽可能地大。即聚类后同一类的数据尽可能聚集到一起，不同类数据尽量分离。

聚类是指把相似的数据划分到一起，具体划分的时候并不关心这一类的标签，目标就是把相似的数据聚合到一起，聚类是一种无监督学习方法。

分类是把不同的数据划分开，其过程是通过训练数据集获得一个分类器，再通过分类器去预测未知数据，分类是一种监督学习方法。

聚类的一般过程：

（1）数据准备：特征标准化和降维；

（2）特征选择：从最初的特征中选择最有效的特征，并将其存储在向量中；

（3）特征提取：通过对选择的特征进行转换形成新的突出特征；

（4）聚类：基于某种距离函数进行相似度度量，获取簇；

（5）聚类结果评估：分析聚类结果，如距离误差和（SSE）等。

数据聚类方法主要可以分为划分式聚类方法（Partition-based Methods）、基于密度的聚类方法（Density-based methods）、层次化聚类方法（Hierarchical Methods）等。另外，还有基于网格的聚类、基于模型的聚类、基于神经网络的聚类等方法。

划分式聚类方法主要有 K-Means、K-Medoids、K-Modes、K-Medians、Kernel K-Means 等算法。基于密度的聚类方法主要有 DBSCAN 算法、OPTICS 算法、DENCLUE 算法等。层次化聚类方法主要有 BIRCH 算法、CURE 算法、CHAMELEON 算法等。

下面主要介绍 K-Means 聚类算法。

1）K-Means 聚类的基本思想

K-Means 算法是最常用的一种聚类算法。算法的输入为一个样本集（或者称为点集），通过该算法可以将样本进行聚类，具有相似特征的样本聚为一类。

给定样本集 $D = \{x_1, x_2, \cdots, x_m\}$，按照样本之间的距离大小，将样本集划分为 K 个簇。让簇内的点尽量紧密的连在一起，而让簇间的距离尽量地大。

假设簇划分 $C = \{C_1, C_2, \cdots, C_k\}$，则算法的目标是最小化平方误差 E：

$$E = \sum_{i=1}^{k} \sum_{x \in C_i} \| x - \mu_i \|_2^2$$

其中，μ_i 是簇 C_i 的均值向量，也称为质心，表达式为

$$\mu_i = \frac{1}{|C_i|} \sum_{x \in C_i} x$$

E 值公式表达了簇内样本围绕簇均值向量的紧密程度，E 值越小，则簇内样本相似度越高。

找到 E 的最优解需考虑样本集 D 所有可能的簇划分，这是一个 NP 难题，因此算法采用了贪心策略，通过迭代优化来近似求解 E 值。

2）K-Means 算法的基本步骤

事先确定常数 K，常数 K 意味着最终的聚类类别数，首先随机选定初始点为质心，并通过计算每一个样本与质心之间的相似度（这里为欧式距离），将样本点归到最相似的类中；接着，重新计算每个类的质心（即为类中心），重复这样的过程，直到质心不再改变，最终就确定了每个样本所属的类别以及每个类的质心。由于每次都要计算所有的样本与每一个质心之间的相似度，故在大规模的数据集上，K-Means 算法的收敛速度比较慢。

K-Means 算法流程：

（1）在样本集中随机选择 k 个样本作为质心。

（2）计算每个样本到每个质心的距离，将样本划入距离最小的簇。

（3）将所有样本划分完毕后，重新计算每个簇的质心。

（4）重复以上步骤，直到质心不再改变。

在上述算法流程中，最关键是 k 值的选择和聚类中心的确认。

k 值如何选择？如果了解业务特点，可以直接给定数据簇的个数，比如鸢尾花分类，根据数据记录可知就是分为三个簇即可。如果确定不了数据的簇个数，可以多选取几个 k 值，通过一个目标函数进行度量，对比聚类效果，选择最优的 k 值。但多次选择 k 值，时间和空间复杂度都会增加。还有一种策略是通过 Canopy 算法对数据进行"粗"聚类，选取出聚类的个数 k 和初始的聚中心作为 K-Means 算法的输入，再使用 K-Means 进行进一步"细"聚类。

聚类中心的选择也很关键。得到 k 值后，进行多次的随机选择 k 个点作为初始聚类中心，比较目标函数，选取目标函数最小的作为初始聚类中心。这种选取方法增加了时间和空间开销，有可能得到的是局部最优而不是全局最优。还有一种选取策略，就是把数据分为两个部分，聚类中心集合和原始数据集合，首先从原始数据集合中随机的选择一个数据作为初始聚类中心的一个簇中心放入聚类中心集合中，然后再从原始数据集中选择一

个距离聚类中心集合中所有的记录都最远的一个点作为下一个初始的聚类中心。这种策略计算量和空间消耗也很大。如果 k 值不知道,最常用的一种策略就是使用 Canopy 算法来寻找 k 和聚类中心。

3) 改进的 K-Means 算法

k 个初始化的质心的位置选择对最后的聚类结果和运行时间都有很大的影响,因此需要选择合适的 k 个质心。如果仅仅是完全随机的选择,有可能导致算法收敛很慢。K-Means++算法就是对 K-Means 随机初始化质心的方法的优化。

K-Means++算法对于初始化质心的优化策略具体做法为:

(1) 随机选择第一个质心。

(2) 计算数据集中的每一个点与其最近的质心的距离。

(3) 选择距离最大的点作为新的质心。

(4) 重复以上两步直到选择出 k 个质心。

(5) 使用传统 K-Means 算法进行计算。

4) Mini Batch K-Means 算法

在传统的 K-Means 算法中,要计算所有的样本点到所有的质心的距离。如果样本量非常大,导致算法非常耗时,此时 Mini Batch K-Means 应运而生。

在 Mini Batch K-Means 算法中,通过无放回的随机采样得到一批样本数量适合的点进行传统的 K-Means 聚类。这样可以避免样本量太大时的计算难题,算法收敛速度大大加快。

为了增加算法的准确性,一般会多使用几次 Mini Batch K-Means 算法,用得到的不同随机采样集来得到聚类簇,选择其中最优的聚类簇。

2. 实现方法

在 Sklearn 中实现 K-Means 聚类有两个常用函数 KMeans() 和 MiniBatchKmeans()。

1) KMeans()

sklearn.cluster.KMeans(n_clusters=8, init='k−means++', n_init=10, max_iter=300, tol=0.0001, precompute_distances='auto', verbose=0, random_state=None, copy_x=True, n_jobs=1, algorithm='auto')

参数含义:

n_cluster:聚类中心的个数,即为 k 值,默认为 8。

init:初始值选择的方式,可选项为'k−means++','random'或一个 numpy 的矩阵,默认为'k−means++'。

n_init:用不同的初始化质心运行算法的次数,默认为 10。K-Means 算法会选择不同的质心运行的次数,最终结果是 n_init 次中最好的模型。

max_iter:每一次 K-Means 算法迭代的最大次数,默认为 30。

tol:相对于惯性收敛的容错率,小于该值停止迭代,认为达到收敛,默认为 1e−4。

precompute_distances:是否设置预计算,参数为'auto',True,False,默认为'auto'。

'auto'：n_samples * n_clusters＞12 时不进行预计算

True：始终预计算

False：永远不进行预计算

random_state：用来设置生成随机数的方式。

n_jobs：int 型变量，并行运行的个数。

algorithm：算法选择，有选项'auto'，'full' or 'elkan'，默认为'auto'。

常用属性：

cluster_centers_：一个 n—clusters * n_features 的矩阵，表示聚类中心的坐标。

labels_：每个点的标签。

inertia：每个点到所属的聚类中心的平方和。

2）MiniBatchKmeans()

sklearn.cluster.MiniBatchKMeans(n_clusters＝8,init＝'k—means＋＋', max_iter＝100, batch_size＝100, verbose＝0, compute_labels＝True, random_state＝None, tol＝0.0, max_no_improvement＝10, init_size＝None,n_init＝3, reassignment_ratio＝0.01)

参数含义：

前 3 个参数与 KMeans()的参数含义一样。

batch_size：即用来运行 Mini Batch K-Means 算法的采样集的大小，默认是 100。如果发现数据集的类别较多或者噪声点较多，需要增加这个值以达到较好的聚类效果。

compute_labels：boolean，默认为 True。最小批优化收敛之后计算标签和误差距离。

max_no_improvement：int，默认 10。控制不产生性能提升的连续最小批的数量，设置为 None 时取消根据误差的收敛性检测

init_size：加速初始化随机选择的样本数，int，默认为 3 * batch_size。

n_init：用不同的初始化质心运行算法的次数，默认为 3。

reassignment_ratio：float 默认 0.01。占再聚类中心最大数量的比例。越高收敛越慢，但是效果越好。

模型应用和评价实现案例见 8.7 节。

8.5　分类模型评价及应用

在机器学习中，性能指标（Metrics）是衡量一个模型好坏的关键，通过衡量模型输出 y_predict 和 y_true 之间的某种"距离"得出的。

对学习器的泛化性能进行评估，不仅需要有效可行的试验估计方法，还需要有衡量模型泛化能力的评价标准，这就是性能度量（performance measure）。性能度量反映了任务需求，在对比不同模型的能力时，使用不同的性能度量往往会导致不同的评判结果；这意味着模型的"好坏"是相对的，什么样的模型是好的，不仅取决于算法和数据，还决定于任

务需求。

在使用机器学习算法的过程中,针对不同的场景需要不同的评价指标,常用的机器学习算法包括分类、回归、聚类等几大类型,本节对分类模型常用的评价指标进行简单总结。

8.5.1　分类模型评价指标

1. 混淆矩阵

混淆矩阵是监督学习中的一种可视化工具,主要用于比较分类结果和实例的真实信息。矩阵中的每一行代表实例的预测类别,每一列代表实例的真实类别。

假设有一个用来对猫(cats)、狗(dogs)、兔子(rabbits)进行分类的系统,混淆矩阵就是为了进一步分析性能而对该算法测试结果做出的总结。

假设总共有 27 只动物: 8 只猫、6 条狗、13 只兔子。结果的混淆矩阵如图 8.7 所示。

		Predicted class		
		Cat	Dog	Rabbit
Actual class	Cat	5	3	0
	Dog	2	3	1
	Rabbit	0	2	11

图 8.7　混淆矩阵

在这个混淆矩阵中,实际有 8 只猫,但是系统将其中 3 只预测成了狗;对于 6 条狗,其中有 1 条被预测成了兔子,2 条被预测成了猫。从混淆矩阵中能够看出系统对于区分猫和狗存在一些问题,但是区分兔子和其他动物的效果还是不错的。所有正确的预测结果都在对角线上,所以从混淆矩阵中可以很方便直观地看出哪里有错误,因为他们呈现在对角线外面。

在二分类问题中,即将实例分成正类(positive)或负类(negative)。对一个二分问题来说,会出现四种情况:

如果一个实例是正类并且也被预测成正类,即为真正类(True Positive, TP);

如果实例是负类被预测成正类,称之为假正类(False Positive, FP);

如果实例是正类被预测成负类,称之为假负类(False Negative, FN);

如果实例是负类被预测成负类,称之为真负类(True Negative, TN)。

在评估一个二分类模型的效果时,通常会用一个称为混淆矩阵(confusion matrix)的四格表来表示(见表 8.4),1 代表正类,0 代表负类。

表 8.4　混淆矩阵四格表

	预测 1	**预测 0**
实际 1	True Positive(TP)	False Negative(FN)
实际 0	False Positive(FP)	True Negative(TN)

TP、FP、TN、FN 分别代表对应的类样本数。可计算出如下几个比值。

真正类率(True Positive Rate，TPR)：TPR＝TP/(TP＋FN)

即被预测为正的正样本数/正样本实际数。

假正类率(False Positive Rate，FPR)：FPR＝FP/(FP＋TN)

即被预测为正的负样本数/负样本实际数。

假负类率(False Negative Rate，FNR)：FNR＝FN/(TP＋FN)

即被预测为负的正样本数/正样本实际数。

真负类率(True Negative Rate，TNR)：TNR＝TN/(TN＋FP)

即被预测为负的负样本数/负样本实际数。

在 Sklearn 中的实现方法：

sklearn.metrics.confusion_matrix(y_true, y_pred, labels＝None, sample_weight＝None)

计算混淆矩阵以评估分类的准确性。

参数含义：

y_true：真实值。

y_pred：分类器返回的预测值。

labels：用于索引矩阵的标签列表。

sample_weight：样本权重。

例如上面猫狗兔的例子，假设共有 6 只小动物，其中猫 3 只、狗 2 只、兔子 1 只，预测系统把 1 只猫预测成了狗，1 只兔子预测成了猫，其混淆矩阵代码如下：

In：	`from sklearn.metrics import confusion_matrix`
	`y_true = ["cat", "dog", "cat", "cat", "dog", "rabbit"]    #3 只猫 2 只狗 1 只兔子`
	`y_pred = ["dog", "dog", "cat", "cat", "dog", "cat"]`
	`confusion_matrix(y_true, y_pred, labels＝["cat", "dog", "rabbit"])`

Out：	`array([[2, 1, 0],`
	`       [0, 2, 0],`
	`       [1, 0, 0]], dtype＝int64)`

2. 准确率

准确率(Accuracy)是最常用的分类性能指标。

Accuracy ＝ (TP＋TN)/(TP＋FN＋FP＋TN)

即正确预测的正反例数 /总数

在 Sklearn 中的实现方法：

sklearn.metrics.accuracy_score(y_true, y_pred, normalize＝True, sample_weight＝None)

准确度分类得分。

其中,normalize:默认值为 True,返回正确分类的比例;如果为 False,返回正确分类的样本数。其他参数同上。

In:	from sklearn.metrics import accuracy_score accuracy_score(y_true,y_pred)　#准确率
Out:	0.6666666666666666
In:	accuracy_score(y_true,y_pred,normalize=False)　　#正确分类样本数
Out:	4

3. 精确率

精确率(Precision)容易和准确率混为一谈。其实,精确率只是针对预测正确的正样本而不是所有预测正确的样本。表现为预测出是正的里面有多少真正是正的。可理解为查准率。

Precision = TP/(TP+FP)

即正确预测的正例数 /预测正例总数

在 Sklearn 中的实现方法:

sklearn.metrics.precision_score(y_true, y_pred, labels = None, pos_label = 1, average='binary', sample_weight=None)

参数含义:

average:计算类型,多类/多标签目标需要此参数。包括选项[None,'binary'(default), 'micro', 'macro', 'samples', 'weighted'],如果 None,则返回每个类的分数。否则,这将确定对数据执行的平均类型;

Binary:二分类;

micro:统计全局 TP 和 FP 来计算;

macro:计算每个标签的未加权均值(不考虑不平衡);

weighted:计算每个标签的加权均值(考虑不平衡);

samples:计算每个实例找出其均值。

In:	from sklearn.metrics import precision_score y_true = [0, 1, 2, 0, 1, 2] y_pred = [0, 2, 1, 0, 0, 1] precision_score(y_true, y_pred, average='macro')
Out:	0.2222222222222222
In:	precision_score(y_true, y_pred, average='micro')
Out:	0.3333333333333333
In:	precision_score(y_true, y_pred, average='weighted')

Out：	0.2222222222222222
In：	precision_score(y_true, y_pred, average=None)
Out：	array([0.66666667, 0.　　　, 0.　　　])

4. 召回率

召回率(Recall)表现出在实际正样本中,分类器能预测出多少。与真正率相等,可理解为查全率。Recall = TP/(TP+FN),即正确预测的正例数/实际正例总数。

在 Sklearn 中的实现方法:

sklearn.metrics.recall_score(y_true, y_pred, labels=None, pos_label=1, average='binary', sample_weight=None)

In：	``` from sklearn.metrics import recall_score y_true = [0, 1, 2, 0, 1, 2] y_pred = [0, 2, 1, 0, 0, 1] recall_score(y_true, y_pred, average='macro') ```
Out：	0.3333333333333333
In：	recall_score(y_true, y_pred, average='micro')
Out：	0.3333333333333333
In：	recall_score(y_true, y_pred, average='weighted')
Out：	0.3333333333333333
In：	recall_score(y_true, y_pred, average=None)
Out：	array([1., 0., 0.])

5. F1

精确率和召回率的取值在 0 和 1 之间,若数值越接近 1,查准率或查全率就越高。在测试时,模型的这两个值越高越好,但实际上这两个值是相互矛盾的,在模型具有较高精确率的时候,召回率会很低,反之召回率越高,则精确率越低。为了解决这种矛盾情况,可以综合考虑两个值,也就是用综合评价指标(F-Measure),最常见的就是 F1,即查准率(P)和查全率(R)的加权调和平均,公式为

$$F1 = \frac{2 * P * R}{P + R}$$

在 Sklearn 中的实现方法:

```
sklearn.metrics.f1_score(y_true, y_pred, labels= None, pos_label= 1,
average= 'binary', sample_weight= None)
```

In:	from sklearn.metrics import f1_score y_true = [0, 1, 2, 0, 1, 2] y_pred = [0, 2, 1, 0, 0, 1] f1_score(y_true, y_pred, average='macro')
Out:	0.26666666666666666
In:	f1_score(y_true, y_pred, average='micro')
Out:	0.3333333333333333
In:	f1_score(y_true, y_pred, average='weighted')
Out:	0.26666666666666666
In:	f1_score(y_true, y_pred, average=None)
Out:	array([0.8, 0. , 0.])

在 Sklearn 中还提供一个分类报告调用方法：

```
sklearn.metrics.classification_report(y_true, y_pred, labels=
None, target_names= None, sample_weight= None, digits= 2)
```

显示主要的分类指标,返回每个类标签的精确率、召回率及 F1 值。

参数含义:

labels:分类报告中显示的类标签的索引列表。

target_names:显示与 labels 对应的名称。

digits:指定输出格式的精确度。

In:	#分类报告 from sklearn.metrics import classification_report y_true = [0, 1, 2, 2, 2] y_pred = [0, 0, 2, 2, 1] target_names = ['class 0', 'class 1', 'class 2'] print(classification_report(y_true, y_pred, target_names=target_names))

Out:	```
	             precision recall f1-score support
	
	    class 0 0.50 1.00 0.67 1
	    class 1 0.00 0.00 0.00 1
	    class 2 1.00 0.67 0.80 3
	
	avg / total 0.70 0.60 0.61 5
	``

6. ROC 曲线

在逻辑回归中,对于正负类的界定,通常会设一个阈值,大于阈值的为正类,小于阈值为负类。如果减小这个阈值,更多的样本会被识别为正类,提高正类的识别率,但同时也会使得更多的负类被错误识别为正类。为了直观表示这一现象,引入 ROC。根据分类结果计算得到 ROC 空间中相应的点,连接这些点就形成 ROC curve,横坐标为假正率(False Positive Rate,FPR),纵坐标为真正率(True Positive Rate,TPR)。

一般情况下,这个曲线都应该处于(0,0)和(1,1)连线的上方,如图 8.8 所示。

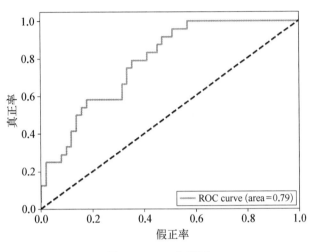

图 8.8　ROC 曲线图

ROC 曲线中的四个点和一条线:

点(0,1):即 FPR=0, TPR=1,意味着 FN=0 且 FP=0,将所有的样本都正确分类。

点(1,0):即 FPR=1,TPR=0,最差分类器,避开了所有正确答案。

点(0,0):即 FPR=TPR=0,FP=TP=0,分类器把每个实例都预测为负类。

点(1,1):分类器把每个实例都预测为正类。

总之:ROC 曲线越接近左上角,该分类器的性能越好。而且一般来说,如果 ROC 是光滑的,那么基本可以判断没有太大的 overfitting。

在 Sklearn 中的实现方法:

```
sklearn.metrics.roc_curve(y_true, y_score, pos_label=None, sample_weight=None, drop_intermediate=True)
```

计算 roc 曲线特性。

其中参数含义:

pos_label:标签中认定为正的 label 个数。

drop_intermediate:可选择去掉一些对于 ROC 性能不利的阈值,使得得到的曲线有更好的表现性能。

返回值含义:

tpr:根据不同阈值得到一组 tpr 值。

fpr：根据不同阈值得到一组 fpr 值，与 tpr 一一对应。

thresholds：用于计算 fpr 和 tpr 的决策函数的阈值，降序排列。

利用得到的 fpr 和 tpr 值就可以绘制出 roc 曲线。

7. AUC

AUC(Area Under Curve)被定义为 ROC 曲线下的面积(ROC 的积分)，通常值大于 0.5 小于 1。随机挑选一个正样本以及一个负样本，分类器判定正样本的值高于负样本的概率就是 AUC 值。AUC 值(面积)越大的分类器，性能越好，如图 8.9 所示。

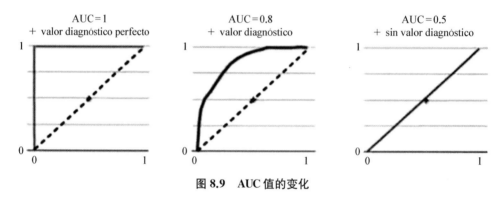

图 8.9　AUC 值的变化

在 Sklearn 中的实现方法：

$$sklearn.metrics.auc(x, y, reorder= False)$$

计算 ROC 曲线下的面积。

其中 x，y 分别为数组形式，根据 (x_i, y_i) 在坐标上的点，生成的曲线，然后计算 AUC 值。

sklearn.metrics.roc_auc_score(y_true, y_score, average= 'macro', sample_weight= None)

直接根据真实值(必须是二值)、预测值(可以是 0/1，也可以是 proba 值)计算出 auc 值。

其中，average：string，[None, 'micro', 'macro'(default), 'samples', 'weighted']

以上两个方法都可以得到 AUC 的值。

【例 8.15】　下面举例说明绘制 ROC 曲线的过程。代码如下：

In：	from sklearn.metrics import roc_curve, auc import matplotlib.pyplot as plt y_label = ([1, 1, 1, 2, 2, 2])　＃非二进制需要 pos_label y_pre = ([0.3, 0.5, 0.9, 0.8, 0.4, 0.6]) ＃计算 fpr,tpr 的值 fpr, tpr, thersholds = roc_curve(y_label, y_pre, pos_label=2) fpr
Out：	array([0.　　　, 0.33333333, 0.33333333, 0.66666667, 0.66666667, 　　　　1.　　　])

In：	tpr
Out：	array([0. , 0. , 0.66666667, 0.66666667, 1. , 1.])
In：	roc_auc = auc(fpr, tpr) ♯计算 AUC 的值 roc_auc
Out：	0.5555555555555556
In：	♯利用计算得出的 fpr,tpr 参数,绘制 roc 曲线 plt.plot(fpr, tpr, 'k——', label='ROC (area = {0:.2f})'.format(roc_auc),color='r',lw=2) plt.xlim([−0.05, 1.05]) ♯ 设置 x,y 轴的上下限,以免和边缘重合,更好的观察图像的 整体 plt.ylim([−0.05, 1.05]) plt.xlabel('False Positive Rate') plt.ylabel('True Positive Rate') plt.title('ROC Curve') plt.legend(loc="lower right") plt.show()

Out：

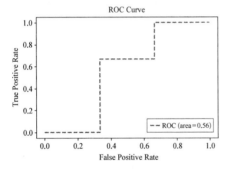

8. PR 曲线

PR 曲线是以 precision(精准率)和 recall(召回率)这两个为变量而做出的曲线,其中 recall 为横坐标,precision 为纵坐标。设定一系列阈值,计算每个阈值对应的 recall 和 precision,即可计算出 PR 曲线的各个点。

可以用 sklearn.metrics.precision_recall_curve 计算 PR 曲线,调用格式:

sklearn.metrics.precision_recall_curve(y_true, probas_pred, pos_label = None, sample_weight=None)

其中参数含义:

y_true:真实值。

probas_pred:预测值。

返回值含义:

precision:精确率。

recall：召回率。

thresholds：用于计算精度和召回率的决策函数的阈值。

| In： | ```python
import numpy as np
from sklearn.metrics import precision_recall_curve
y_true = np.array([0, 0, 1, 1])
y_score = np.array([0.1, 0.4, 0.35, 0.8])
precision, recall, thresholds = precision_recall_curve(y_true, y_score)
precision    #精确率
``` |
|---|---|
Out：	array([0.66666667, 0.5 , 1. , 1.])
In：	recall #召回率
Out：	array([1. , 0.5, 0.5, 0.])
In：	thresholds
Out：	array([0.35, 0.4 , 0.8])

【例8.16】 以乳腺癌数据集为例，绘制多种分类器的 ROC 曲线。

乳腺癌数据集一共有 569 个样本，30 个特征，标签为二分类，良性（benign）样本有 357 个，恶性（malignant）样本有 212 个。该数据集适用于二分类问题。

| In： | ```python
import matplotlib.pyplot as plt
from sklearn.datasets import load_breast_cancer          #乳腺癌数据集
from sklearn.model_selection import train_test_split     #分割数据集
from sklearn.metrics import roc_curve,auc,roc_auc_score #导入 roc
#引入三个分类器：LogisticRegression,DecisionTree 和 KNN
from sklearn.linear_model import LogisticRegression
from sklearn.tree import DecisionTreeClassifier
from sklearn.neighbors import KNeighborsClassifier
``` |
|---|---|
| In： | ```python
#加载数据集
cancer = load_breast_cancer()
cancer_X = cancer.data          #样本特征:(569, 30)
cancer_y = cancer.target        #标签:二分类
#划分训练集和测试集
cancer_X_train, cancer_X_test, cancer_y_train, cancer_y_test = train_test_split(cancer_X,cancer_y)
``` |
| In： | ```python
#创建分类器
clf_lr = LogisticRegression(solver='saga',max_iter=10000)    #逻辑回归
clf_dt = DecisionTreeClassifier()                 #决策树
clf_knn = KNeighborsClassifier()                  #KNN
#训练模型
clf_lr.fit(cancer_X_train,cancer_y_train)
clf_dt.fit(cancer_X_train,cancer_y_train)
clf_knn.fit(cancer_X_train,cancer_y_train)
``` |

In：	#利用训练好的模型,对测试集进行预测,得预测概率
	score_lr = clf_lr.predict_proba(cancer_X_test)[:,1]
	score_dt = clf_dt.predict_proba(cancer_X_test)[:,1]
	score_knn = clf_knn.predict_proba(cancer_X_test)[:,1]

In：	#分别计算不同模型下的 roc 参数
	fpr_lr,tpr_lr,thres_lr = roc_curve(cancer_y_test,score_lr,)
	fpr_dt,tpr_dt,thres_dt = roc_curve(cancer_y_test,score_dt,)
	fpr_knn,tpr_knn,thres_knn = roc_curve(cancer_y_test,score_knn,)
	#分别计算不同模型下的 auc 值
	auc_lr=auc(fpr_lr,tpr_lr)
	auc_dt=auc(fpr_dt,tpr_dt)
	auc_knn=auc(fpr_knn,tpr_knn)
	print("LogisticRegression_AUC：",auc_lr)
	print("DecisionTree_AUC：",auc_dt)
	print("KNN_AUC：",auc_knn)

Out：	LogisticRegression_AUC：0.9806052855924978 DecisionTree_AUC：0.9640878090366581 KNN_AUC：0.9661125319693095

In：	#绘制不同分类器 ROC 曲线
	plt.figure(figsize=(10,8))
	#根据 fpr 和 tpr 值,进行绘制
	plt.plot(fpr_lr,tpr_lr,linewidth=2,
	　　　label='Logistic Regression (AUC={})'.format(str(round(auc(fpr_lr,tpr_lr),3))))
	plt.plot(fpr_dt,tpr_dt,linewidth=2,
	　　　label='Decision Tree (AUC={})'.format(str(round(auc(fpr_dt,tpr_dt),3))))
	plt.plot(fpr_knn,tpr_knn,linewidth=2,
	　　　label='KNearestNeibor(AUC={})'.format(str(round(auc(fpr_knn,tpr_knn),3))))
	#绘制对角线
	plt.plot([0,1],[0,1],linestyle='——')
	plt.title('ROC_curve of Classifiers')
	plt.ylabel('True Positive Rate')
	plt.xlabel('False Positive Rate')
	#调整字体大小
	plt.legend(fontsize=12)
	plt.show()

Out：	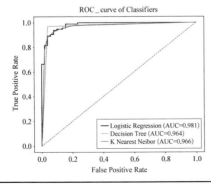

8.5.2　心脏病多分类模型应用

分类模型有很多,常用的有逻辑回归、K 近邻、支持向量机、决策树、随机森林等。根据分类任务中类别的个数又分为二分类和多分类,即标签结果只有两个值或有多个值。应用逻辑回归模型对乳腺癌数据集进行二分类预测的案例见前面 8.4.2 节。

本例应用 KNN、SVM、DT 和 NB 不同的分类模型分别实现心脏病数据的多分类分析预测,对比各种方法的分类效果。

该案例使用的是 UCI 机器学习库中心脏病数据集,数据下载地址:

http://archive.ics.uci.edu/ml/datasets/Heart+Disease,单击"Date Folder"链接后,去下载所用数据文件 processed.cleveland.data。

该数据集被研究人员用来进行心脏疾病是否存在的预测分析,共有 303 条信息,包括了 14 个字段,字段描述信息参考实训 5。

(1) 数据预处理。代码如下:

| In: | ```
#读取数据文件
import pandas as pd
data=pd.read_csv('processed.cleveland.data',sep=',',names=['age','sex','cp','trestbps','chol','fbs','restecg','thalach','exang','oldpeak','slope','ca','thal','num'])
data.shape    #数据大小
``` |
|---|---|
| Out: | (303, 14) |
| In: | data.dtypes |
| Out: | ```
oldpeak     float64
slope       float64
ca          object
thal        object
num         int64
dtype: object
``` |
| In: | ```
#object 转换为 float
data = data.convert_objects(convert_numeric=True)
data.dtypes
``` |
| In: | ```
#替换 NaN 值
data.fillna(method = 'ffill', axis = 0,inplace=True)
``` |
| In: | ```
#提取特征数据和标签值
x=data.drop("num",axis=1)     #删除最后一列
y=data['num']     #取出最后一列
``` |
| In: | ```
# 特征变量(cp), #19 (restecg), #41 (slope), #51 (thal) 都是分类型,需要 one-hot 编码处理
import numpy as np
from sklearn.preprocessing import OneHotEncoder
x_cp=np.array(x['cp'])     #取出训练 cp 列的值,转换 np
``` |

	encode1＝OneHotEncoder().fit(x_cp.reshape(−1,1))　　#训练转换器 x_cp_hot＝ encode1.transform(x_cp.reshape(−1,1))　　#得到转换后的编码 x_cp_hot.toarray()　　#四位数编码
Out:	array([[1., 0., 0., 0.], 　　　　[0., 0., 0., 1.], 　　　　[0., 0., 0., 1.], 　　　　..., 　　　　[0., 0., 0., 1.], 　　　　[0., 1., 0., 0.], 　　　　[0., 0., 1., 0.]])
In:	x_cp_hot.shape
Out:	(303, 4)
In:	x_restecg＝np.array(x['restecg'])　　#取出训练 restecg 列的值,转换 np encode2＝OneHotEncoder().fit(x_restecg.reshape(−1,1))　　#训练转换器 x_restecg_hot＝ encode2.transform(x_restecg.reshape(−1,1))　　#得到转换后的编码 x_restecg_hot.shape　　#三位数编码
Out:	(303, 3)
In:	x_slope＝np.array(x['slope'])　　#取出训练 slope 列的值,转换 np encode3＝OneHotEncoder().fit(x_slope.reshape(−1,1))　　#训练转换器 x_slope_hot＝ encode3.transform(x_slope.reshape(−1,1))　　#得到转换后的编码 x_slope_hot.shape　　#三位数编码
Out:	(303, 3)
In:	x_thal＝np.array(x['thal'])　　#取出训练 thal 列的值,转换 np encode4＝OneHotEncoder().fit(x_thal.reshape(−1,1))　　#训练转换器 x_thal_hot＝ encode4.transform(x_thal.reshape(−1,1))　　#得到转换后的编码 x_thal_hot.shape　　#三位数编码
Out:	(303, 3)
In:	#重新生成数据集 #去掉 4 列后的数据集 x1＝x.drop(["cp","restecg","slope","thal"],axis=1).iloc[:].values #将编码后的 4 列数据在加入进来,形成新的数据集 x_hot ＝ np.hstack((x1, x_cp_hot.toarray(), x_restecg_hot.toarray(), x_slope_hot.toarray(), x_thal_hot.toarray())) x_hot.shape　　#新数据集变成 22 列
Out:	(303, 22)
In:	y_hot＝np.array(y) y_hot.shape
Out:	(303,)

（2）数据划分。代码如下：

In：	#将新数据集划分成训练集和测试集 from sklearn.model_selection　import train_test_split #利用 train_test_split 进行将训练集和测试集进行分开，test_size 占 30% x_train，x_test，y_train，y_test=train_test_split(x_hot，y_hot，test_size=0.3) x_train.shape　　#训练集
Out：	(212，22)
In：	x_test.shape　　#测试集
Out：	(91，22)

（3）k-近邻分类模型。代码如下：

In：	from sklearn import neighbors
	KnnModel=neighbors.KNeighborsClassifier(n_neighbors=3)　　　　#创建 k 近邻分类器
	KnnModel.fit(x_train，y_train)　　#训练集模型训练
	y_pred=KnnModel.predict(x_test)　　#分类预测
	#评价模型
	KnnModel.score(x_test，y_test)

Out：	0.5494505494505495
In：	#混淆矩阵 from sklearn.metrics import confusion_matrix confusion_matrix(y_test，y_pred)
Out：	array([[46,　5,　0,　1,　1], 　　　　[16,　4,　0,　0,　0], 　　　　[4,　2,　0,　2,　0], 　　　　[4,　1,　1,　0,　0], 　　　　[4,　0,　0,　0,　0]], dtype=int64)
In：	from sklearn import metrics metrics.accuracy_score(y_test, y_pred)　　#准确率
Out：	0.5494505494505495
In：	metrics.precision_score(y_test, y_pred, average='micro')　　　　#精确率
Out：	0.5494505494505495

（4）支持向量机分类模型。代码如下：

In：	#创建 SVM 支持向量机模型 from sklearn import svm svcModel1=svm.SVC(C=10,kernel='rbf',gamma=10,decision_function_shape='ovr')

```
svcModel1.fit(x_train,y_train)      #模型训练
y_pred=svcModel1.predict(x_test)    #预测
svcModel1.score(x_test,y_test)      #模型评估分数
```

Out：　　0.5714285714285714

In：

```
#线性支持向量机分类器
svcModel2=svm.LinearSVC()
svcModel2.fit(x_train,y_train)
y_pred=svcModel2.predict(x_test)      #分类预测
#评价模型
svcModel2.score(x_test,y_test)
```

Out：　　0.6263736263736264

（5）决策树分类模型。代码如下：

In：

```
#决策树分类
from sklearn import tree
dtModel=tree.DecisionTreeClassifier(criterion="entropy",max_depth=6,
random_state=17 )
dtModel.fit(x_train,y_train)
y_pred=dtModel.predict(x_test)        #分类预测
#评价模型
dtModel.score(x_test,y_test)
```

Out：　　0.5274725274725275

（6）随机森林分类模型。代码如下：

In：

```
from sklearn.ensemble import RandomForestClassifier
rfModel=RandomForestClassifier(random_state=0)
rfModel.fit(x_train,y_train)
y_pred=rfModel.predict(x_test)
rfModel.score(x_test,y_test)
```

Out：　　0.47540983606557374

　　由以上结果可知，对于相同数据集，采用不同的分类模型达到的分类预测效果是不一样的。每一种分类模型都有其自身的优缺点，而每种模型也都有其所适应于的数据特点，所以，在实际的模型选择中，要综合考量，选取哪一种更加合适，已达到较好的分类效果。

　　（7）训练集采样优化对比。通过调整训练集和测试集比例，多次抽取数据集，进行模型训练和预测，观察分类效果。代码如下：

In：

```
import numpy as np
PRC=0.2      #训练集和测试集比例
acc_r=np.zeros((10,5))
```

```
for i in range(10):
    x_train,x_test,y_train,y_test=train_test_split(df[X],df[y],test_size=PRC)
    kn1_m=neighbors.KNeighborsClassifier(n_neighbors=1)
    kn2_m=neighbors.KNeighborsClassifier(n_neighbors=3)
    svc_m=svm.SVC()
    dt_m=tree.DecisionTreeClassifier()
    gnb_m = GaussianNB()

    kn1_m.fit(x_train,y_train)
    kn2_m.fit(x_train,y_train)
    svc_m.fit(x_train,y_train)
    dt_m.fit(x_train,y_train)
    gnb_m.fit(x_train,y_train)
    yhat_kn1=kn1_m.predict(x_test)
    yhat_kn2=kn2_m.predict(x_test)
    yhat_svc=svc_m.predict(x_test)
    yhat_dt=dt_m.predict(x_test)
    yhat_gnb=gnb_m.predict(x_test)

    acc_r[i][0]=metrics.accuracy_score(yhat_kn1,y_test)
    acc_r[i][1]=metrics.accuracy_score(yhat_kn2,y_test)
    acc_r[i][2]=metrics.accuracy_score(yhat_svc,y_test)
    acc_r[i][3]=metrics.accuracy_score(yhat_dt,y_test)
    acc_r[i][4]=metrics.accuracy_score(yhat_gnb,y_test)
```

In: acc_r

Out:
```
array([[0.50819672, 0.55737705, 0.62295082, 0.57377049, 0.55737705],
       [0.52459016, 0.57377049, 0.60655738, 0.59016393, 0.54098361],
       [0.49180328, 0.60655738, 0.62295082, 0.59016393, 0.55737705],
       [0.3442623 , 0.40983607, 0.45901639, 0.45901639, 0.42622951],
       [0.40983607, 0.50819672, 0.50819672, 0.47540984, 0.50819672],
       [0.37704918, 0.44262295, 0.52459016, 0.54098361, 0.52459016],
       [0.47540984, 0.52459016, 0.54098361, 0.52459016, 0.47540984],
       [0.44262295, 0.57377049, 0.60655738, 0.52459016, 0.59016393],
       [0.47540984, 0.52459016, 0.55737705, 0.45901639, 0.49180328],
       [0.36065574, 0.45901639, 0.47540984, 0.40983607, 0.52459016]])
```

8.6　回归模型评价及应用

8.6.1　回归模型评价指标

1. 平均绝对误差(MAE)

平均绝对误差(Mean Absolute Error，MAE)又被称为 l1 范数损失(l1-norm loss)。

假设：

预测值：$\hat{y} = \{\hat{y}_1, \hat{y}_2, \cdots, \hat{y}_n\}$

真实值：$y = \{y_1, y_2, \cdots, y_n\}$

平均绝对误差是绝对误差的平均值，即

$$\text{MAE} = \frac{1}{n} \sum_{i=1}^{n} |\hat{y}_i - y_i|$$

范围$[0, +\infty)$，当预测值与真实值完全吻合时等于 0，即完美模型；误差越大，该值越大。

平均绝对误差能更好地反映预测值误差的实际情况。

2. 均方误差(MSE)

均方误差(Mean Squared Error，MSE)又被称为 l2 范数损失(l2-norm loss)。

观测值与真值偏差的平方和与观测次数的比值：

$$\text{MSE} = \frac{1}{n} \sum_{i=1}^{n} (\hat{y}_i - y_i)^2$$

范围$[0, +\infty)$，当预测值与真实值完全吻合时等于 0，即完美模型；误差越大，该值越大。

这就是线性回归中最常用的损失函数，线性回归过程中尽量让该损失函数最小。那么模型之间的对比也可以用它来比较。MSE 可以评价数据的变化程度，MSE 的值越小，说明预测模型描述实验数据具有更好的精确度。

3. 均方根误差(RMSE)

均方根误差，也叫标准误差。标准差是方差的算术平方根。标准误差是均方误差的算术平方根。标准差是用来衡量一组数自身的离散程度，而均方根误差是用来衡量观测值同真值之间的偏差，它们的研究对象和研究目的不同，但是计算过程类似。

$$\text{RMSE} = \sqrt{\frac{1}{n} \sum_{i=1}^{n} (\hat{y}_i - y_i)^2}$$

范围$[0, +\infty)$，当预测值与真实值完全吻合时等于 0，即完美模型；误差越大，该值越大。

它的意义在于开根号后，误差的结果就与数据是一个级别的，可以更好地来描述数据。标准误差对一组测量中的特大或特小误差反应非常敏感，所以，标准误差能够很好地反映出测量的精密度。这正是标准误差在工程测量中广泛被采用的原因。

4. 决定系数

决定系数(Coefficient of determination)又被称为 R2_score。

回归预测的 metrics 有很多 score，R2 是 Sklearn 中默认的 score。

$$R^2 = 1 - \frac{\sum\limits_{i=1}^{n} (\hat{y}_i - y_i)^2}{\sum\limits_{i=1}^{n} (\bar{y}_i - y_i)^2}$$

分子是训练出的模型预测的误差和，分母是观测值的平均值的误差和。

R2 越接近于 1，说明回归直线对观测值的拟合程度越好；相反，R2 值越小，说明回归直线对观测值的拟合程度越差。

分子分母同时除以 n，那么分子就变成了均方误差 MSE，下面分母就变成了方差。

$$R^2 = 1 - \frac{\frac{1}{n}\sum_{i=1}^{n}(\hat{y}_i - y_i)^2}{\frac{1}{n}\sum_{i=1}^{n}(\bar{y}_i - y_i)^2} = 1 - \frac{\text{MSE}(\hat{y}, y)}{\text{Var}(y)}$$

在 Sklearn 中，自带回归模型评价指标 MSE，MAE，R2，其调用方法是：

引入方法：

from sklearn.metrics import mean_squared_error　　♯MSE

from sklearn.metrics import mean_absolute_error　　♯MAE

from sklearn.metrics import r2_score　　　　♯R 2

调用方法：

mean_squared_error(y_test, y_predict)

mean_absolute_error(y_test, y_predict)

r2_score(y_test, y_predict)

利用 MSE 计算 RMSE 的值：

np.sqrt(mean_squared_error(y_test, y_predict))　♯ RMSE

【例 8.17】 回归模型评价指标。

In:	♯回归模型评价指标 MSE，MAE，R2 import numpy as np from sklearn.metrics import mean_squared_error　　♯MSE from sklearn.metrics import mean_absolute_error　　♯MAE from sklearn.metrics import r2_score　　♯R 2 y_true, y_pred=[3,−0.5,2,7],[2.5,0.0,2,8] mean_squared_error(y_true, y_pred)
Out:	0.375
In:	np.sqrt(mean_squared_error(y_true, y_pred))　♯ RMSE
Out:	0.6123724356957945
In:	mean_absolute_error(y_true, y_pred)
Out:	0.5
In:	r2_score(y_true, y_pred)
Out:	0.9486081370449679

8.6.2　帕金森远程监测数据集的回归预测

该数据集由一系列生物医学语音测量组成,这些测量数据来自 42 名早期帕金森病患者,他们被招募到为期六个月的远程症状进展监测设备试验中。这些录音是在患者家中自动捕获的。

从 UCI 机器学习库中下载帕金森远程监测数据集,网址为 http://archive.ics.uci.edu/ml/datasets/Parkinsons+Telemonitoring,单击"Date Folder"链接后,去下载所用数据文件 parkinsons_updrs.data。

数据集中包含受试者编号、受试者年龄、受试者性别、自招募进入实验以来的时间、运动 UPDRS、总 UPDRS 和 16 种生物医学语音测量。每行对应于这些人的 5 875 个录音中的一个。数据的主要目的是从 16 个语音测量中预测运动 UPDRS 分数和总 UPDRS 分数("motor_UPDRS"和"total_UPDRS")。

帕金森远程监测数据集包含的字段信息如表 8.5 所示。

表 8.5　帕金森远程监测数据集包含的字段信息描述

编号	字段名称	信 息 描 述
1	subject♯	受试者人员编号,1~42,表示 42 名受试者
2	age	受试患者年龄
3	sex	受试患者性别,'0'-男性,'1'-女性
4	test_time	自招募进入试验以来的时间。整数部分是自招聘以来的天数
5	motor_UPDRS	临床医生给出的患者运动 UPDRS 得分,线性插值
6	total_UPDRS	临床医生给出的总 UPDRS 得分,线性插值
7	Jitter(%)	跳动值
8	Jitter(Abs)	跳动绝对值
9	Jitter:RAP	相对幅度摄动
10	Jitter:PPQ5	5 点周期摄动熵
11	Jitter:DDP	周期绝对差与平均周期比
12	Shimmer	局部闪烁
13	Shimmer(dB)	局部闪烁(dB)
14	Shimmer:APQ3	3 点幅度摄动熵
15	Shimmer:APQ5	5 点幅度摄动熵

续　表

编号	字段名称	信　息　描　述
16	Shimmer：APQ11	11 点幅度摄动熵
17	Shimmer：DDA	相邻周期幅度差的平均绝对差
18	NHR	噪声谐波比
19	HNR	谐波噪声比
20	RPDE	循环周期密度熵
21	DFA	趋势波动分析
22	PPE	基频变化的非线性测量

下面利用机器学习算法中常用的几种算法模型对帕金森远程监测数据集进行回归分析，根据远程监测的语音信号监测值预测 motor_UPDRS 分数和 total_UPDRS 分数，并计算模型评价指标，分析模型预测效果。

（1）读取帕金森远程监测数据集。代码如下：

```
In：    import pandas as pd
        ♯读取数据文件
        data＝pd.read_csv('parkinsons_updrs.data', sep＝',')
        data.shape    ♯数据大小

Out：   (5875，22)
```

（2）提取特征值和目标值。代码如下：

```
In：    ♯将 motor_UPDRS 和 total_UPDRS 作为目标值
        Y_motor＝data['motor_UPDRS']
        Y_total＝data['total_UPDRS']
        ♯除去两个目标值和 subject♯，其他作为特征值
        X＝data.drop(['subject♯', 'total_UPDRS', 'motor_UPDRS'], axis＝1)
        X.shape

Out：   (5875，19)
```

（3）生成训练集和测试集，并进行标准化处理。以 motor_UPDRS 作为目标值，进行数据集拆分。代码如下：

```
In：    ♯将数据集划分为训练集和测试集
        from sklearn.model_selection   import train_test_split
```

In：	#利用 train_test_split 将训练集和测试集分开,test_size 占 30% x_train,x_test,y_train,y_test=train_test_split(X_std,Y_motor_std,test_size=0.3) x_train.shape　#训练集
Out：	(4112, 19)
In：	x_test.shape　#测试集
Out：	(1763, 19)

In：	#标准化处理
	 import numpy as np
	 from sklearn.preprocessing import StandardScaler
	 Stand_X=StandardScaler()　　　#特征数据标准化处理
	 Stand_Y=StandardScaler()　　　#如果标签也是数值型数据,也需要标准化
	 #数据集分别进行标准化处理
	 x_train=Stand_X.fit_transform(x_train)
	 x_test=Stand_X.fit_transform(x_test)
	 y_train=Stand_Y.fit_transform(np.array(y_train).reshape(−1,1))　#列转成行
	 y_test=Stand_Y.fit_transform(np.array(y_test).reshape(−1,1))　#列转成行

(4) SVR 回归模型的建立及评估。

支持向量机除了可以用于分类,也可以用于回归问题,即支持向量机回归(Support vector regression,SVR)。在 sklearn 库中包含 SVR 回归模型,其调用格式为:

sklearn.svm.SVR(* , kernel='rbf', degree=3, gamma='scale', coef0=0.0, tol= 0.001, C=1.0, epsilon=0.1, shrinking=True, cache_size=200, verbose=False, max_ iter=− 1)

参数含义:

kernel:核函数。string,可选项,{'linear', 'poly', 'rbf', 'sigmoid', 'precomputed'},默认值 default ='rbf'。

degree:多项式核函数的次数('poly')。int,可选项(默认= 3)。

gamma:'rbf','poly'和'sigmoid'的核系数。float,可选项(默认='auto')。

coef0:常数项。float,optional(默认值= 0.0)只作用于 poly 和 sigmoid 核函数。

tol:容忍停止标准。float,optional(默认值= 1e−3)。

C:正则化系数。float,可选(默认= 1.0)。

具体代码如下:

In：	from sklearn.svm import SVR
	 from sklearn import metrics
	 #选择模型 SVR 回归(高斯核函数)
	 svr_model=SVR(C=100,kernel='rbf',gamma=0.1,coef0=0.1)

```
            ♯模型训练
            svr_model.fit(x_train,y_train)
            ♯模型预测
            y_pred＝svr_model.predict(x_test)
```

In：	♯模型评估
	print("训练集评分：",svr_model.score(x_train,y_train))
	print("测试集评分：",svr_model.score(x_test,y_test))
	print("测试集均方差：",metrics.mean_squared_error(y_test,y_pred))
	print("测试集 R2 分数：",metrics.r2_score(y_test,y_pred))

Out：	训练集评分：0.8641971587964578
	测试集评分：0.6821994963849434
	测试集均方差：0.3134886525024149
	测试集 R2 分数：0.6821994963849434

（5）自动调优模型。

GridSearchCV 是一种模型调参利器，它的名字可以拆分为两部分，GridSearch 和 CV，即网格搜索和交叉验证。网格搜索，搜索的是参数，即在指定的参数范围内，按步长依次调整参数，利用调整的参数训练学习器，从所有的参数中找到在验证集上精度最高的参数，这其实是一个训练和比较的过程。

GridSearchCV 存在的意义就是自动调参，只要把参数输进去，就能给出最优化的结果和参数。但是这个方法仅适合于小数据集，一旦数据的量级上去了，很难得到准确结果。

在 sklearn 中实现的方法是 GridSearchCV，调用格式：

sklearn.model_selection.GridSearchCV（estimator，param_grid，scoring＝None，fit_params＝None，n_jobs＝1，iid＝True，refit＝True，cv＝None，verbose＝0，pre_dispatch='2 * n_jobs'，error_score='raise'，return_train_score='warn'）

参数含义：

estimator：选择使用的分类器，并且传入除需要确定最佳的参数之外的其他参数。

param_grid：需要最优化的参数的取值，值为字典或者列表。

scoring：模型评价标准，默认 None，这时需要使用 score 函数；或者如 scoring='roc_auc'，根据所选模型不同，评价准则不同。

refit：默认为 True，程序将会以交叉验证训练集得到的最佳参数，重新对所有可用的训练集与开发集进行，作为最终用于性能评估的最佳模型参数。即在搜索参数结束后，用最佳参数结果再次 fit 一遍全部数据集。

cv：交叉验证参数，默认 None，使用三折交叉验证。

常用方法和属性：

grid.fit(X)：运行网格搜索；

predict(X)：使用找到的最佳参数在估计器上调用预测；

grid_scores_：给出不同参数情况下的评价结果；

best_params_：描述了已取得最佳结果的参数的组合；

best_score_：提供优化过程期间观察到的最好的评分；

best_estimator_：通过搜索得到的最佳模型；

cv_results_：具体用法模型不同参数下交叉验证的结果。

In：	
| | ```
#网格调参
from sklearn.model_selection import GridSearchCV
svr= SVR()
parameters_kernel = ['rbf']
parameters_C = [10,100,1000]
parameters_gamma = [0.1,0.001,0.0001]
parameters = {'kernel'：parameters_kernel, 'C'：parameters_C, 'gamma'：
parameters_gamma }
clf = GridSearchCV(estimator=svr, param_grid=parameters，cv=5)      #模型调参利器
clf.fit(x_train,y_train)      #模型训练
print("Best Parameters：", clf.best_params_)
print("Best Estimators:\n", clf.best_estimator_)
print("Best Scores：", clf.best_score_)
``` |
| Out： | ```
Best Parameters：{'C'：10, 'gamma'：0.1, 'kernel'：'rbf'}
Best Estimators：
SVR(C=10, cache_size=200, coef0=0.0, degree=3, epsilon=0.1, gamma=0.1,
   kernel='rbf', max_iter=-1, shrinking=True, tol=0.001, verbose=False)
Best Scores：0.6495984019494968
``` |
| In： | ```
#选最优模型预测
best_model=clf.best_estimator_
y_pred=best_model.predict(x_test)
print("score:",metrics.r2_score(y_test,y_pred))
``` |
| Out： | score：0.6745402977720651 |

（6）决策树回归模型及评估。代码如下：

In：	
| | ```
from sklearn.tree import DecisionTreeRegressor
from sklearn.metrics import mean_squared_error,mean_absolute_error,r2_score
DTmodel1 = DecisionTreeRegressor(max_depth=1)
DTmodel2 = DecisionTreeRegressor(max_depth=3)
DTmodel1.fit(x_train,y_train)      #模型训练
DTmodel2.fit(x_train,y_train)
y_pred1=DTmodel1.predict(x_test)      #预测
y_pred2=DTmodel2.predict(x_test)      #预测
#模型评价
print("DTmodel1 训练集评分：",DTmodel1.score(x_train,y_train))
print("DTmodel1 测试集评分：",DTmodel1.score(x_test,y_test))
print("DTmodel1 测试集均方差：",metrics.mean_squared_error(y_test,y_pred1))
print("DTmodel1 测试集 R2 分数：",metrics.r2_score(y_test,y_pred1))
``` |

```
print("DTmodel2 训练集评分：",DTmodel2.score(x_train,y_train))
print("DTmodel2 测试集评分：",DTmodel2.score(x_test,y_test))
print("DTmodel2 测试集均方差：",metrics.mean_squared_error(y_test,y_pred2))
print("DTmodel2 测试集 R2 分数：",metrics.r2_score(y_test,y_pred2))
```

Out：　　DTmodel1 训练集评分：0.17673368984129745
　　　　DTmodel1 测试集评分：0.1739767279321529
　　　　DTmodel1 测试集均方差：0.8490295605372441
　　　　DTmodel1 测试集 R2 分数：0.1739767279321529
　　　　DTmodel2 训练集评分：0.3390556906278973
　　　　DTmodel2 测试集评分：0.34172172420825003
　　　　DTmodel2 测试集均方差：0.6766125533092464
　　　　DTmodel2 测试集 R2 分数：0.34172172420825

（7）随机森林回归模型及评估。代码如下：

```
from sklearn.ensemble import RandomForestRegressor
from sklearn.metrics import mean_squared_error,mean_absolute_error,r2_score
# 创建随机森林模型
RFmodel3＝RandomForestRegressor(n_estimators＝60,random_state＝1,n_jobs＝－1)
RFmodel3.fit(x_train,y_train)
y_pred3＝RFmodel3.predict(x_test)　　#预测
#模型评价
print("RFmodel3 训练集评分：",RFmodel3.score(x_train,y_train))
print("RFmodel3 测试集评分：",RFmodel3.score(x_test,y_test))
print("RFmodel3 测试集均方差：",metrics.mean_squared_error(y_test,y_pred3))
print("RFmodel3 测试集 R2 分数：",metrics.r2_score(y_test,y_pred3))
```

Out：　　RFmodel3 训练集评分：0.995411954199654
　　　　RFmodel3 测试集评分：0.9670564474685878
　　　　RFmodel3 测试集均方差：0.03386109190151612
　　　　RFmodel3 测试集 R2 分数：0.9670564474685879

（8）k 近邻回归模型及评估。代码如下：

```
from sklearn.neighbors import KNeighborsRegressor
from sklearn.metrics import mean_squared_error,mean_absolute_error,r2_score　　#模型评价
# 创建 k 近邻模型
knnModel4＝KNeighborsRegressor(weights＝' distance')
knnModel4.fit(x_train,y_train)
y_pred4＝knnModel4.predict(x_test)　　#预测
#模型评价
print("knnModel4 训练集评分：",knnModel4.score(x_train,y_train))
print("knnModel4 测试集评分：",knnModel4.score(x_test,y_test))
print("knnModel4 测试集均方差：",metrics.mean_squared_error(y_test,y_pred4))
print("knnModel4 测试集 R2 分数：",metrics.r2_score(y_test,y_pred4))
```

Out：	knnModel4 训练集评分：1.0
	knnModel4 测试集评分：0.663552446368149
	knnModel4 测试集均方差：0.3458182453973507
	knnModel4 测试集 R2 分数：0.663552446368149

8.7　聚类模型评价及应用

8.7.1　聚类模型评价指标

一个好的聚类方法可以产生高品质簇，使的簇内相似度高，簇间相似度低。一般来说，评估聚类质量有两个标准，内部评价指标和外部评价指标。外部指标评价过程中需要借助数据真实情况进行对比分析，内部指标不需要其他数据就可进行评估的指标。

下面介绍几种常用的评价指标用法，如表 8.6 所示。

表 8.6　聚类模型评价指标

方　　法	类　　别	取值范围	最　佳　值
Calinski-Harabasz	内部指标		越大越好
轮廓系数	内部指标		畸变程度大
兰德系数（ARI）	外部指标	$[-1, 1]$	1
互信息（AMI）	外部指标	$[-1, 1]$	1
V-measure	外部指标	$[0, 1]$	1
FMI	外部指标		1

1. Calinski-Harabasz 指数

通过计算总体的相似度，簇间平均相似度或簇内平均相似度来评价聚类质量。评价聚类效果的高低通常使用聚类的有效性指标，所以目前的检验聚类的有效性指标主要是通过簇间距离和簇内距离来衡量。这类指标常用的有 CH（Calinski-Harabasz）：

$$s(k) = \frac{\mathrm{tr}(\boldsymbol{B}_k)}{\mathrm{tr}(\boldsymbol{W}_k)} \frac{m-k}{k-1}$$

其中，$\boldsymbol{B}_k$ 为类间协方差矩阵，$\boldsymbol{W}_k$ 为类内协方差矩阵。类间距离越大，类内距离越小，效果越好。也就是说上式越大，聚类效果越好。

Calinski-Harabasz 指数也可以用来选择最佳聚类数目，且运算速度快。当内部数据的协方差越小,类别之间的协方差越大,Calinski-Harabasz 分数越高,聚类性能越好。

在 Sklearn 中的调用方法:

sklearn.metrics.calinski_harabaz_score(X, labels)

参数含义:

X:数据点列表,(n_samples, n_features),每行对应一个数据点。

labels:每个样本的预测标签。

下面举例说明参数的使用。

利用 make_blobs 生成一些样本数据,用 K-Means 方法进行聚类,用 calinski_harabaz_score 方法评价聚类效果的好坏。

make_blobs 函数是为聚类产生数据集,产生一个数据集和相应的标签。调用格式:

sklearn.datasets.make_blobs(n_samples=100, n_features=2, centers=3, cluster_std=1.0, center_box=(−10.0,10.0), shuffle=True, random_state=None)

参数含义:

n_samples:表示数据样本点个数,默认值 100。

n_features:是每个样本的特征(或属性)数,也表示数据的维度,默认值是 2。

centers:表示类别数(标签的种类数),默认值 3。

random_state:随机生成器的选择。

【例 8.18】　聚类模型评价指标。

| In: | ```
import matplotlib.pyplot as plt
from sklearn.datasets.samples_generator import make_blobs
from sklearn.cluster import KMeans
from sklearn.metrics import calinski_harabaz_score
``` |
| --- | --- |
| In: | ```
X, y = make_blobs(n_samples=500, n_features=2, centers=[[2,3], [3,0], [1,1]],
cluster_std=[0.4, 0.5, 0.2],random_state =9)
plt.scatter(X[:, 0], X[:, 1], marker='o')
plt.show()
``` |
| Out: | 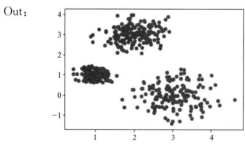 |
| In: | ```
#k 在不同取值时,得到的 Calinski−Harabasz 指标的值
score_all=[]
list1=range(2,6) #k 的取值范围[2,3,4,5]
#k 取不同值
``` |
```

```
for k in range(2,6)：
    y_pred = KMeans(n_clusters=k, random_state=9).fit_predict(X)
    #绘制聚类后的散点图
    plt.scatter(X[:, 0], X[:, 1], c=y_pred)
    plt.show()
    score=calinski_harabaz_score(X, y_pred)
    score_all.append(score)
    print('k=',k,',calinski_harabaz_score=',score)

#画出不同 k 值对应的聚类效果
plt.plot(list1,score_all)
plt.xlabel('k')
plt.ylabel('calinski_harabaz_score')
plt.show()
#k=3 时,Calinski-Harabasz 值最大,效果最好。
```

Out：

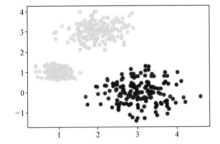

k=2,calinski_harabaz_score=613.4617244183635

Out：

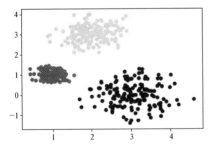

k=3,calinski_harabaz_score=1780.828857443854

Out：

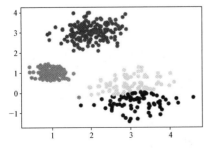

k=4,calinski_harabaz_score=1536.4622601497736

Out：

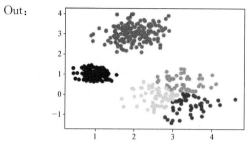

$$k=5, calinski\_harabaz\_score=1387.4662421053506$$

Out：

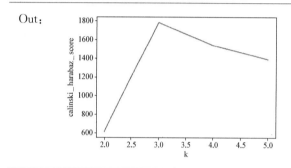

2. 轮廓系数

轮廓系数(Silhouette Coefficient)，是聚类效果好坏的一种评价方式。它结合内聚度和分离度两种因素。可以用来在相同原始数据的基础上用来评价不同算法，或者算法不同运行方式对聚类结果所产生的影响。

轮廓系数计算方法：

计算样本 i 与同一簇类中的其他样本点的平均距离 a_i。a_i 越小，说明样本 i 越应该被聚类到该簇。将 a_i 称为样本 i 的簇内不相似度。

计算样本 i 与距离最近其他簇类中所有样本点的平均距离 b_i。b_i 越大，说明样本 i 越不属于其他簇。将 b_i 称为样本 i 的簇间不相似度。

根据 a_i 和 b_i，计算每个样本的轮廓系数，公式为

$$s_i = \frac{b_i - a_i}{\max(a_i, b_i)}$$

将整个样本空间中所有样本的轮廓系数取算数平均值，作为聚类划分的性能指标。

轮廓系数处于 $[-1, 1]$ 的范围内，s_i 接近 1，说明样本 i 聚类合理；s_i 接近 -1，说明样本 i 更应该分类到另外的簇；若 s_i 近似为 0，则说明样本 i 在两个簇的边界上。

轮廓系数可以用来选择合适的聚类数目。根据折线图可直观地找到系数变化幅度最大的点，认为发生畸变幅度最大的点就是最好的聚类数目。

在 Sklearn 中计算轮廓系数的方法是 sklearn.metrics.silhouette_score，调用格式为：

sklearn.metrics.silhouette_score(X, labels, metric='Euclidean', sample_size=None, random_state=None，＊＊kwds)

返回所有样本的平均轮廓系数。

接着上面的例子，计算不同 k 值情况下的轮廓系数，代码如下：

```
In:    from sklearn.metrics import silhouette_score
       ♯计算不同 k 值下，轮廓系数的值
       silhouettescore=[]
       for k in range(2,6)：
           kmeans=KMeans(n_clusters=k, random_state=9).fit(X)
           score=silhouette_score(X,kmeans.labels_)
           silhouettescore.append(score)
       plt.plot(range(2,6),silhouettescore,linewidth=2,linestyle='―')
       plt.xlabel('k')
       plt.ylabel('silhouette_score')
       plt.show()
```

Out：

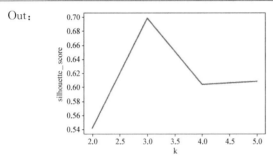

由图形可以看出，$k=3$ 时畸变程度最大，此时的轮廓系数值更接近 1，因此选择 $k=3$ 聚类效果最好。此结论与前面 Calinski-Harabasz 指数判断的结果一致。Calinski-Harabasz 指数的运算速度远高于轮廓系数，可用来选择最佳聚类数目。

3.兰德指数

兰德指数(Rand index)需要给定实际类别信息 C，假设 K 是聚类结果，a 表示在 C 与 K 中都是同类别的元素对数，b 表示在 C 与 K 中都是不同类别的元素对数，则兰德指数为

$$RI=\frac{a+b}{C_2^{n_{samples}}}$$

其中，$C_2^{n_{samples}}$ 是数据集中可以组成的总元素对数，RI 取值范围为 $[0,1]$，值越大意味着聚类结果与真实情况越吻合。

对于随机结果，RI 并不能保证分数接近零。为了实现"在聚类结果随机产生的情况下，指标应该接近零"，调整兰德系数(Adjusted rand index)被提出，它具有更高的区分度：

$$ARI=\frac{RI-E[RI]}{\max(RI)-E[RI]}$$

其中，$E[RI]$ 是兰德指数的期望值。

ARI 取值范围为[-1, 1]，值越大意味着聚类结果与真实情况越吻合。从广义的角度来讲，ARI 衡量的是两个数据分布的吻合程度。

在 Sklearn 中计算兰德指数的方法是 sklearn.metrics.adjusted_rand_score，调用格式：

sklearn.metrics.adjusted_rand_score(labels_true, labels_pred)

参数含义：

labels_true：样本真实的分类标签。

labels_pred：聚类后预测的分类标签。

计算不同 k 值情况下的兰德指数，$k=3$ 时，其值最大，聚类效果好。代码如下：

```
In：   from sklearn.metrics import adjusted_rand_score
       #不同 k 值下，计算兰德指数
       ariscore=[]
       for k in range(2,6)：
           kmeans=KMeans(n_clusters=k, random_state=9).fit(X)
           y_pred=kmeans.predict(X)
           score=adjusted_rand_score(y,y_pred)
           ariscore.append(score)
       plt.plot(range(2,6),ariscore,linewidth=2,linestyle='-')
       plt.xlabel('k')
       plt.ylabel('adjusted_rand_score')
       plt.show()
```

Out：

```
In：   #当 k=3 时，兰德指数最大，聚类效果最好
       y_pred=KMeans(n_clusters=3, random_state=9).fit_predict(X)
       ari=adjusted_rand_score(y,y_pred)
       ari
```

Out：　1.0

4. 互信息

互信息(Mutual Information)也是用来衡量两个数据分布的吻合程度。假设 U 与 V 是对 N 个样本标签的分配情况，则两种分布的熵(熵表示的是不确定程度)分别为

$$H(U) = \sum_{i=1}^{|U|} P(i)\log(P(i))$$

$$H(V) = \sum_{j=1}^{|V|} P'(j)\log(P'(j))$$

其中，$P(i) = |U_i| / N$，$P'(j) = |V_j| / N$，

U 与 V 之间的互信息（MI）定义为：

$$\text{MI}(U, V) = \sum_{i=1}^{|U|} \sum_{j=1}^{|V|} P(i, j)\log\left(\frac{P(i, j)}{P(i)P'(j)}\right)$$

其中，$P(i, j) = |U_i \bigcap V_j| / N$。

标准化后的互信息（normalized mutual information）为

$$\text{NMI}(U, V) = \frac{\text{MI}(U, V)}{\sqrt{H(U)H(V)}}$$

与 ARI 类似，调整互信息（adjusted mutual information）定义为

$$\text{AMI} = \frac{\text{MI} - E[\text{MI}]}{\max(H(U), H(V)) - E[\text{MI}]}$$

利用基于互信息的方法来衡量聚类效果需要实际类别信息，MI 与 NMI 取值范围为 $[0, 1]$，AMI 取值范围为 $[-1, 1]$，它们都是值越大意味着聚类结果与真实情况越吻合。

在 Sklearn 中实现的方法是：

```
sklearn.metrics.adjusted_mutual_info_score(labels_true, labels_pred)
```

同理，计算不同 k 值情况下的互信息的值，$k = 3$ 时，其值最大，聚类效果好。

In：
```
from sklearn.metrics import adjusted_mutual_info_score
#不同 k 值下，计算互信息的值
amiscore=[]
for k in range(2,6)：
    kmeans=KMeans(n_clusters=k, random_state=9).fit(X)
    y_pred=kmeans.predict(X)
    score=adjusted_mutual_info_score(y,y_pred)
    amiscore.append(score)
plt.plot(range(2,6),amiscore,linewidth=2,linestyle='-')
plt.xlabel('k')
plt.ylabel('adjusted_mutual_info_score')
plt.show()
```

Out：

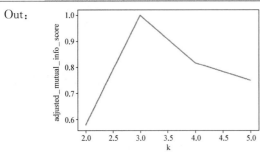

5. 同质性、完整性和 V-measure

同质性(homogeneity)和完整性(completeness)是基于条件熵的互信息分数来衡量簇向量间的相似度,V-meansure 是同质性和完整性的调和平均。

同质性:每个簇只包含单个类成员。可以认为就是正确率(每个聚簇中正确分类的样本数占该聚簇总样本数的比例和)。

$$p = \frac{1}{k} \sum_{i=1}^{k} \frac{N(C_i == K_i)}{N(K_i)}$$

完整性:给定类的所有成员分配给同一簇类。每个聚簇中正确分类的样本数占类型的总样本数比例的和。

$$r = \frac{1}{k} \sum_{i=1}^{k} \frac{N(C_i == K_i)}{N(C_i)}$$

V-measure 是两者的调和平均值。V-measure 取值范围为$[0, 1]$,越大越好,V-measure 为 1 表示最优的相似度。但当样本量较小或聚类数据较多的情况,推荐使用 AMI 和 ARI。

$$V_\beta = \frac{(1+\beta) \cdot p \cdot r}{\beta \cdot p + r}$$

β 值代表两者之间的权重比,如果 β 大于 1,则在计算中 completeness 权重更大;如果 β 小于 1,则 homogeneity 权重更大。β 为 1 时,

$$V = \frac{2 \cdot p \cdot r}{p + r}$$

在 Sklearn 中的实现方法:

sklearn.metrics.homogeneity_score(labels_true, labels_pred)

sklearn.metrics.completeness_score(labels_true, labels_pred)

sklearn.metrics.v_measure_score(labels_true, labels_pred, beta=1.0)

举例说明:

| In: | ```from sklearn import metrics
labels_true = [0, 0, 0, 1, 1, 1]
labels_pred = [0, 0, 1, 1, 2, 2]
h_score=metrics.homogeneity_score(labels_true, labels_pred)
c_score=metrics.completeness_score(labels_true, labels_pred)
V_measure=metrics.v_measure_score(labels_true, labels_pred)
print('h_score:%f \nc_score:%f \nV_measure:%f'%(h_score,c_score,V_measure))``` |
|---|---|
| Out: | h_score:0.666667
c_score:0.420620
V_measure:0.515804 |

8.7.2　丙肝数据集的聚类应用

该案例使用聚类模型对丙肝数据集进行分析。该数据集既适用于分类,也适用于聚

类，数据来源于互联网，其地址是 https://archive.ics.uci.edu/ml/datasets/HCV+data。数据集包含献血者和丙型肝炎患者的实验数据值，包含 14 个属性。除类别和性别外，所有属性均为数字。描述信息如表 8.7 所示。

表 8.7　丙肝数据集字段描述

编号	字段名称	字 段 描 述
1	X	患者 ID /编号
2	Category	种类：0＝Blood Donor，献血者；0s＝suspect Blood Donor，怀疑献血者；1＝Hepatitis，肝炎；2＝Fibrosis，纤维化；3＝Cirrhosis，肝硬化
3	Age	年龄
4	Sex	性别：f，m
5	ALB	白蛋白
6	ALP	碱性磷酸酶
7	ALT	谷丙转氨酶
8	AST	谷草转氨酶
9	BIL	胆红素
10	CHE	血清胆碱酯酶
11	CHOL	胆固醇
12	CREA	肌酐
13	GGT	谷氨酰转肽酶
14	PROT	蛋白质纤维

（1）读取数据并进行数据预处理。代码如下：

In：	``` import pandas as pd import numpy as np df＝pd.read_csv('hcvdat0.csv',delim_whitespace＝False) df.info()　♯显示数据信息 ```
Out：	``` <class 'pandas.core.frame.DataFrame'> RangeIndex: 615 entries, 0 to 614 Data columns (total 14 columns): Unnamed: 0 615 non-null int64 Category 615 non-null object Age 615 non-null int64 Sex 615 non-null object ALB 614 non-null float64 ALP 597 non-null float64 ALT 614 non-null float64 AST 615 non-null float64 BIL 615 non-null float64 CHE 615 non-null float64 CHOL 605 non-null float64 CREA 615 non-null float64 GGT 615 non-null float64 PROT 614 non-null float64 dtypes: float64(10), int64(2), object(2) memory usage: 67.3+ KB ```

In：

```
#将 Category 和 Sex 字段转换成数值
df.loc[df['Sex']=='m','Sex']=1      #男性
df.loc[df['Sex']=='f','Sex']=0      #女性
df.loc[df['Category']=='0=Blood Donor','Category']=0   #献血者
df.loc[df['Category']=='0s=suspect Blood Donor','Category']=4   #疑似献血者
df.loc[df['Category']=='1=Hepatitis','Category']=1   #'1=肝炎'
df.loc[df['Category']=='2=Fibrosis','Category']=2   #'2=纤维化'
df.loc[df['Category']=='3=Cirrhosis','Category']=3   #'3=肝硬化'
```

In：

```
#查看描述性统计信息
df.describe()
```

Out：

	Unnamed: 0	Category	Age	Sex	ALB	ALP	ALT	AST	BIL	CHE
count	615.000000	615.000000	615.000000	615.000000	614.000000	597.000000	614.000000	615.000000	615.000000	615.000000
mean	308.000000	0.299187	47.408130	0.613008	41.620195	68.283920	28.450814	34.786341	11.396748	8.19663·
std	177.679487	0.841657	10.055105	0.487458	5.780629	26.028315	25.469689	33.090690	19.673150	2.20565·
min	1.000000	0.000000	19.000000	0.000000	14.900000	11.300000	0.900000	10.600000	0.800000	1.42000·
25%	154.500000	0.000000	39.000000	0.000000	38.800000	52.500000	16.400000	21.600000	5.300000	6.93500·
50%	308.000000	0.000000	47.000000	1.000000	41.950000	66.200000	23.000000	25.900000	7.300000	8.26000·
75%	461.500000	0.000000	54.000000	1.000000	45.200000	80.100000	33.075000	32.900000	11.200000	9.59000·
max	615.000000	4.000000	77.000000	1.000000	82.200000	416.600000	325.300000	324.000000	254.000000	16.41000·

In：

```
#数据集有缺失值,用均值填充
df['ALB'].fillna(41.6,inplace=True)      #平均值填充
df['ALP'].fillna(68.3,inplace=True)      #平均值填充
df['ALT'].fillna(28.5,inplace=True)      #平均值填充
df['PROT'].fillna(72.1,inplace=True)      #平均值填充
df['CHOL'].fillna(5.36,inplace=True)      #平均值填充
df.info()
```

Out：

```
<class 'pandas.core.frame.DataFrame'>
RangeIndex: 615 entries, 0 to 614
Data columns (total 14 columns):
Unnamed: 0    615 non-null int64
Category      615 non-null int64
Age           615 non-null int64
Sex           615 non-null int64
ALB           615 non-null float64
ALP           615 non-null float64
ALT           615 non-null float64
AST           615 non-null float64
BIL           615 non-null float64
CHE           615 non-null float64
CHOL          615 non-null float64
CREA          615 non-null float64
GGT           615 non-null float64
PROT          615 non-null float64
dtypes: float64(10), int64(4)
memory usage: 67.3 KB
```

（2）K-Means 聚类模型训练与评价。代码如下：

In：

```
#选取特征向量 x 和分类标签 y
x=df.drop(['Category','Unnamed: 0'],axis=1)
y=df['Category']
```

In：	♯引入库函数 from sklearn.cluster import KMeans from sklearn import metrics import time ♯建立 KMeans 模型 KM=KMeans(init='k− means++',n_clusters=5,max_iter=100,algorithm='elkan',random_state=1) t0=time.time() KM.fit(x)　　　　♯训练 km_batch=time.time()−t0　♯模型训练消耗的时间 y_pred = KM.predict(x)　♯预测 print("K−Means 模型训练消耗的时间：",km_batch)
Out：	K−Means 模型训练消耗的时间：0.09194588661193848
In：	♯模型评价 z=metrics.calinski_harabaz_score(x, y_pred) si=metrics.silhouette_score(x,KM.labels_, metric='euclidean')　　♯轮廓系数 ari= metrics.adjusted_rand_score(y, y_pred)　　♯调整兰德指数 ARI print("calinski_harabaz_score：",z) print("轮廓系数：",si) print("调整兰德指数：",ari)
Out：	calinski_harabaz_score：265.3012341673917 轮廓系数：0.552770531015843 调整兰德指数：0.53449035821543
In：	♯计算同质性,完整性和 V−measure homogeneity=metrics.homogeneity_score(y, y_pred) completeness=metrics.completeness_score(y, y_pred) v_measure=metrics.v_measure_score(y, y_pred) print("homogeneity=",homogeneity) print("completeness=",completeness) print("v_measure=",v_measure)
Out：	homogeneity= 0.27389996763067537 completeness= 0.3191274271449536 v_measure= 0.2947890526984324

（3）MiniBatchKMeans 聚类模型训练与评价。代码如下：

In：	from sklearn.cluster import MiniBatchKMeans minModel=MiniBatchKMeans(n_clusters=5,batch_size=200) t0=time.time() minModel.fit(x) min_batch=time.time()−t0 y_pred = minModel.predict(x) labels = minModel.labels_ print("MiniBatchKMeans 模型训练消耗的时间：",min_batch)

Out：	MiniBatchKMeans 模型训练消耗的时间：0.03997325897216797

In：	#模型评价
	score = metrics.calinski_harabaz_score(x,labels)
	sil=metrics.silhouette_score(x, labels, metric='euclidean')
	ari= metrics.adjusted_rand_score(y, y_pred)
	print("calinski_harabaz_score:",score)
	print("轮廓系数:",sil)
	print("调整兰德指数:",ari)

Out：	calinski_harabaz_score：268.99439158783696 轮廓系数：0.5036351768920297 调整兰德指数：0.5058284319374371

In：	#计算同质性,完整性和 V—measure
	homogeneity=metrics.homogeneity_score(y, y_pred)
	completeness=metrics.completeness_score(y, y_pred)
	v_measure=metrics.v_measure_score(y, y_pred)
	print("homogeneity=",homogeneity)
	print("completeness=",completeness)
	print("v_measure=",v_measure)

Out：	homogeneity= 0.3154511423516826 completeness= 0.2990484861966964 v_measure= 0.3070308986585899

MiniBatchKMeans 算法是 K-Means 算法的一种优化改进,采用小规模的数据子集(每次训练使用的数据集是在训练算法的时候随机抽取的数据子集)减少计算时间,同时试图优化目标函数。程序结果也明显表明 MiniBatchKMeans 模型训练消耗的时间比 K-Means 模型训练消耗的时间要短,而产生的结果效果两者相差不多。

 本章小结

机器学习是一门多学科交叉专业,涵盖概率论知识,统计学知识,近似理论知识和复杂算法知识,使用计算机作为工具并致力于真实实时的模拟人类学习方式,并将现有内容进行知识结构划分来有效提高学习效率。

从学习方式上大致分为三类：监督学习、无监督学习和强化学习。

监督学习主要用于解决两大类问题,回归分析和分类。常用的算法包括线性回归、逻辑回归、决策树、随机森林、支持向量机、朴素贝叶斯、神经网络等。无监督学习常用来聚类、降维、可视化、关联规则学习等。常用算法有 K-Means 算法、分层聚类发、最大期望算法等。

机器学习的一般流程是获取数据、数据预处理、建立和训练模型、模型评价、预测。

获取数据有很多方式,书中主要介绍 Sklearn 中自带的数据集、计算机生成的数据集和用户自己下载的数据集,以这些数据集为基础进行后续的数据分析处理。

　　数据预处理是指在数据应用与算法模型之前,对其进行一系列清洗、转化等操作,使其变得更加干净标准,更适合机器学习。数据预处理方法有很多,主要归结为四个步骤:数据清洗、数据集成、数据规约和数据变换。在 Sklearn 中常用的几种数据预处理方法,如标准化处理、归一化处理、正则化、One-Hot 编码等。

　　模型选择主要包括分类模型、回归模型和聚类模型。常用的有线性回归、逻辑回归、支持向量机、朴素贝叶斯、k-近邻、决策树、K-Means 聚类等。

　　衡量模型的性能好坏,需要计算某些指标,即模型的性能指标或评价指标。分类模型的评价指标主要有混淆矩阵、准确率、精确率、召回率、F1 score、ROC 曲线、AUC、PR 曲线等。回归模型的评价指标主要有平均绝对误差、均方误差、均方根误差、决定系数等。聚类模型的评价指标主要有 Calinski-Harabasz、轮廓系数、兰德系数、互信息、V-measure 等。

实训 8　多种分类模型对
丙肝数据集分析预测

习题 8

第9章 基于神经网络的医学大数据分析

(1) 理解辨析深度学习的概念及其与机器学习的关系。
(2) 掌握神经网络的核心概念和网络结构。
(3) 应用 TensorFlow 和 Keras 搭建神经网络模型。
(4) 实现医学大数据的深度学习和临床诊断。

神经网络是一种学习策略,它模仿人的大脑神经元的工作原理,模型训练会产生更准确的结果。在中央电视台和中国科学院共同主办的大型科技挑战节目《机智过人》中,机器人"啄医生"接受了 15 位来自全国三甲医院的主任医师的检验,因其快速、准确而"爆红"。机器人阅片离不开算法技术的支撑,其中关键算法之一就是卷积神经网络。中科曙光联手中国科技大学、健培科技打造的医学影像阅片机器人"啄医生",充分彰显了"中国智慧"和"中国力量",从而鼓励学生认真学习神经网络技术,将来在医学领域做出重要贡献。

深度学习是机器学习一个最重要的分支,源于人工神经网络的研究。本章先向读者展示神经网络和深度学习的基本概念,再介绍 Keras 搭建神经网络的环境安装,并系统讲述 TensorFlow 的核心组件,在此基础上通过案例演示 Keras 神经网络模型的构建和训练过程。

9.1 解析神经网络和深度学习

9.1.1 神经网络和深度学习

第 8 章介绍了线性回归、支持向量机、决策树、k 近邻和 k-means 等多个分类,回归和聚类的机器学习算法,从广义上讲,机器学习是一种能够赋予机器学习的能力,并让它完成直接编程无法完成的功能和方法。从案例学习中我们体会到,在实际应用中,机器学习就是一种通过利用数据训练出模型,然后使用模型进行预测的一种方法。数据越多,模型就能够考虑到越多的情况,对于新情况的预测效果就可能越好,这就是机器学习的"数据为王"思想。

机器学习中的"训练"和"预测"过程可以对应到人类的"归纳"和"推测"过程,如图 9.1 所示。机器学习的处理过程不是因果的逻辑,而是通过归纳思想得出的相关性结论。

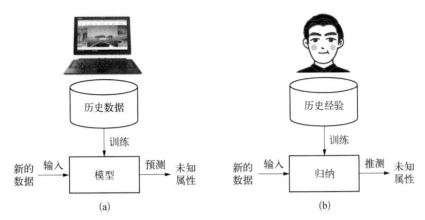

图 9.1　机器学习与人类思考的对比

(a) 机器学习;(b) 人类思考

输入就是已知的信息,输出就是最终获得的认知结果,任何从已经有的信息(无论是通过计算、判断、推理而后得到一个认知的过程都可以称为"学习"。好的学习策略会更快、更准确地得到认知的结果,而不好的学习策略可能会花费更多的时间或者得到错误的结论,"神经网络"就是一种学习策略。

在人脑中负责活动的基本单元是"神经元",它以细胞体为主体,由许多向周围延伸的不规则树枝状纤维构成的神经细胞,人脑中含有上百亿个神经元,而这些神经元互相连接成一个更庞大的结构,就称为"神经网络"。学术界试图模仿人脑的"神经网络"建立一个类似的学习策略,也取名为"神经网络"。

图 9.2 是一个典型的神经网络逻辑架构,分为输入层、隐藏层和输出层。输入层负责接收信号,隐藏层负责分解与处理数据,最后的结果被整合到输出层。每层中的一个圆圈代表一个处理单元,模拟了一个神经元,若干个处理单元组成一个层,若干个层再组成一个网络,即"神经网络"。

在神经网络中,每一个处理单元就是一个逻辑回归模型,接受上层的输入,把模

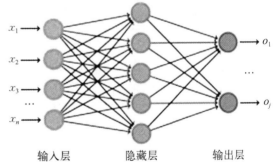

图 9.2　神经网络的逻辑结构

型的预测结果作为输出传输到下一个层次。通过这样的过程,神经网络就可以完成非常复杂的非线性分类。于是,传统的神经网络发展到了多隐藏层情况,"深度学习"应运而生。

由于神经网络的隐藏层扩大到两个以上,训练速度就会非常慢,因此实用性一直低于支持向量机。2006 年,杰弗里·辛顿(Geoffrey Hinton)在科学杂志 *Science* 上发表了一

篇文章,论证了两个观点:

(1)多隐藏层的神经网络具有优异的特征学习能力,学习得到的特征对数据有更本质的刻画,从而有利于可视化和分类。

(2)深度神经网络在训练上的难度,可以通过"逐层初始化"来有效降低。

这个发现不仅解决了神经网络在计算上的难度,同时也说明深层神经网络在学习上的优异性。从此,神经网络重新成为机器学习界中的主流强大学习技术。具有多个隐藏层的神经网络被称为深度神经网络,基于深度神经网络的学习研究称为深度学习。

9.1.2 机器学习和人工智能

人工智能(artificial intelligence,AI)是人类所能想象的科技界最具突破性的发明之一,从某种意义上来说,人工智能就像游戏《最终幻想》的名字一样,是人类对于科技界的最终梦想。人工智能的研究领域不断扩大,从早期的逻辑推理到中期的专家系统,现在有了机器学习的助力,人工智能界感觉找到了机器智能化的方向。图9.3展示了人工智能研究的各个分支,包括专家系统、机器学习、进化计算、模糊逻辑、计算机视觉、自然语言处理、推荐系统等。

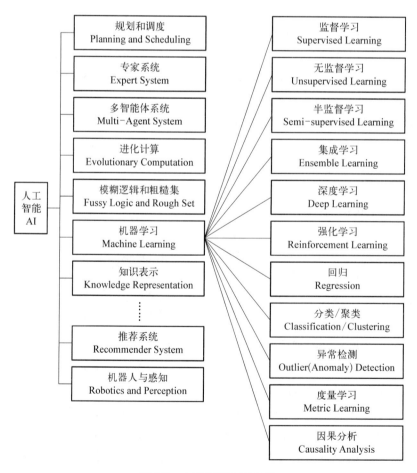

图9.3 人工智能研究分支

　　人工智能是机器学习的父类,深度学习则是机器学习的子类,如图 9.4 所示。机器学习是目前业界最为火热的一项技术,从淘宝购物到自动驾驶技术,以及机器人代替医务工作者的辅助康复和诊疗,都有机器学习的努力成分。

　　人工智能的发展不仅仅取决于机器学习,更取决于深度学习,深度学习技术由于深度模拟了人类大脑的构成,在视觉识别与语言识别上显著突破了原有机器学习技术的界限,极有可能是真正实现人工智能梦想的关键技术。

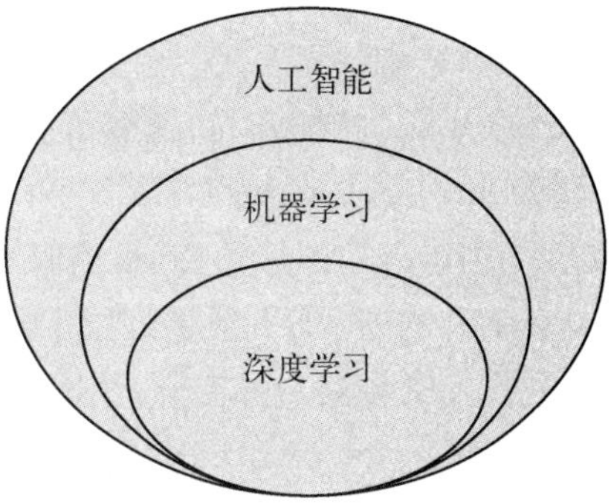

图 9.4　机器学习、深度学习和人工智能三者之间的关系

9.1.3　深度学习的特点和典型算法

1. 深度学习的优点和缺点

深度学习的优点:

(1) 学习能力强。从结果来看,深度学习的表现非常好,它的学习能力非常强。

(2) 覆盖范围广、适应性好。深度学习的神经网络层数很多,宽度很广,理论上可以映射到任意函数,所以能解决很复杂的问题。

(3) 数据驱动、上限高。深度学习高度依赖数据,数据量越大,他的表现就越好。深度学习在图像识别、面部识别、NLP 等部分任务甚至已经超过了人类的表现。同时还可以通过调参进一步提高他的上限。

(4) 可移植性好。由于深度学习的优异表现,有很多框架可以使用,例如 TensorFlow、Pytorch。这些框架可以兼容很多平台。

深度学习的缺点:

(1) 计算量大,便携性差。深度学习需要大量的数据和算力,所以成本很高,并且现在很多应用还不适合在移动设备上使用。目前已经有很多公司和团队在研发针对便携设备的芯片。这个问题未来会得到解决。

(2) 硬件需求高。深度学习对算力要求很高,普通的 CPU 已经无法满足深度学习的要求。主流的算力都是使用 GPU 和 TPU,所以对于硬件的要求很高,成本也很高。

(3) 模型过于复杂。深度学习的模型设计非常复杂,需要投入大量的人力、物力和时间来开发新的算法和模型。

(4) 对人类知识的依赖较低。深度学习可以自主地提取数据中的特征,从而免去了手动特征提取的繁琐过程。然而,这也使得深度学习模型对人类知识的依赖较低。这意味着深度学习可能会忽略一些重要的特征,因为这些特征在数据中并不明显。同时,深度学习也容易受到数据集本身的偏差影响,从而导致模型的预测结果不准确。

2. 4 种典型的深度学习算法

1) 卷积神经网络

卷积神经网络(Convolutional Neural Networks, CNN)是一类包含卷积计算且具有深度结构的前馈神经网络(Feedforward Neural Networks),卷积神经网络仿造生物的视知觉(visual perception)机制构建,可以进行监督学习和非监督学习,其隐含层内的卷积核参数共享和层间连接的稀疏性使得卷积神经网络能够以较小的计算量对格点化(grid-like topology)特征,例如像素和音频进行学习、有稳定的效果且对数据没有额外的特征工程(feature engineering)要求,能够将大数据量的图片有效的降维成小数据量(并不影响结果),能够保留图片的特征,类似人类的视觉原理。

CNN 的基本原理:卷积层主要作用是保留图片的特征;池化层主要作用是把数据降维,可以有效地避免过拟合;全连接层根据不同任务输出想要的结果。

CNN 的实际应用:图片分类、检索、目标定位检测、目标分割、人脸识别、骨骼识别。

2) 循环神经网络

循环神经网络(Recurrent Neural Network,RNN)是一种能有效地处理序列数据的算法,它是一类以序列(sequence)数据为输入,在序列的演进方向进行递归(recursion)且所有节点(循环单元)按链式连接的递归神经网络(recursive neural network)。比如:文章内容、语音音频、股票价格走势。循环神经网络具有记忆性、参数共享并且图灵完备(Turing completeness),因此在对序列的非线性特征进行学习时具有一定优势。循环神经网络在语音识别、语言建模、机器翻译等自然语言处理的领域中有应用,也被用于各类时间序列预报。例如,引入了卷积神经网络构筑的循环神经网络可以处理包含序列输入的计算机视觉问题。

RNN 的典型应用:文本生成、语音识别、机器翻译、生成图像描述、视频标记。

3) 生成对抗网络

生成对抗网络(Generative Adversarial Networks,GAN)是近年来复杂分布上无监督学习最具前景的方法之一。模型通过框架中(至少)两个模块:生成模型(Generative Model)和判别模型(Discriminative Model)的互相博弈学习产生相当好的输出。

机器学习的模型可大体分为两类,生成模型和判别模型。判别模型需要输入变量,通过某种模型来预测。生成模型是给定某种隐含信息,来随机产生观测数据。举个简单的例子,给定一张图,判断这张图里的动物是猫还是狗,这就属于判别模型;给一系列猫的图片,生成一张新的猫咪(不在数据集里),这就属于生成模型。

对于判别模型,损失函数是容易定义的,因为输出的目标相对简单。但对于生成模型,损失函数的定义就不是那么容易。对于生成结果的期望,往往是一个暧昧不清,难以数学公理化定义的范式。所以不妨把生成模型的回馈部分,交给判别模型处理,这就将机器学习中的两大类模型紧密地联合在了一起。

GAN 的基本原理其实非常简单,这里以生成图片为例进行说明。假设我们有两个网络,G(Generator)和 D(Discriminator)。正如它的名字所暗示的那样,它们的功能如下:

(1) G 是一个生成图片的网络,它接收一个随机的噪声 z,通过这个噪声生成图片,记做 G(z)。

(2) D 是一个判别网络,判别一张图片是不是"真实的"。它的输入参数是 x,x 代表一张图片,输出 D(x)代表 x 为真实图片的概率。如果为 1,就代表 100% 是真实的图片,而输出为 0,就代表不可能是真实的图片。

在训练过程中,生成网络 G 的目标就是尽量生成真实的图片去欺骗判别网络 D。而 D 的目标就是尽量把 G 生成的图片和真实的图片分别开来。这样,G 和 D 构成了一个动态的"博弈过程"。

在原始 GAN 理论中,并不要求 G 和 D 都是神经网络,只需要是能拟合相应生成和判别的函数即可,但实际上,一般均使用深度神经网络作为 G 和 D。一个优秀的 GAN 应用需要有良好的训练方法,否则可能由于神经网络模型的自由性而导致输出不理想。

4) 深度强化学习

深度强化学习(Deep Reinforcement Learning, DRL)将深度学习的感知能力和强化学习的决策能力相结合,可以直接根据输入的图像进行控制,是一种更接近人类思维方式的人工智能方法。基于卷积神经网络的深度强化学习,利用卷积神经网络对图像处理拥有天然的优势,将卷积神经网络与强化学习结合处理图像数据的感知决策任务成了很多学者的研究方向。深度强化学习面临的问题往往具有很强的时间依赖性,而递归神经网络适合处理和时间序列相关的问题。强化学习与递归神经网络的结合也是深度强化学习的主要形式。

9.2　核心组件 Tensorflow 和 Keras

TensorFlow 是一个开源的、基于 Python 的机器学习(深度学习)框架,在图形分类、音频处理、推荐系统和自然语言处理等场景下有着丰富的应用,是目前最热门的机器学习框架。Keras 是基于 TensorFlow 和 Theano(由加拿大蒙特利尔大学开发的机器学习框架)的深度学习库,是由纯 Python 编写而成的高层神经网络 API,也仅支持 python 开发。

9.2.1　Tensorflow 的 python 版本

TensorFlow 由谷歌人工智能团队谷歌大脑(Google Brain)开发和维护,拥有包括 TensorFlow Hub、TensorFlow Lite、TensorFlow Research Cloud 在内的多个项目以及各类应用程序接口(Application Programming Interface, API)。自 2015 年 11 月 9 日起, TensorFlow 依据阿帕奇授权协议(Apache 2.0 open source license)开放源代码。

TensorFlow 提供 Python 语言下的四个不同版本:CPU 版本(tensorflow)、包含 GPU 加速的版本(tensorflow-gpu),以及它们的每日编译版本(tf-nightly、tf-nightly-gpu)。 TensorFlow 的 Python 版本支持 Ubuntu 16.04、Windows 7、macOS 10.12.6 Sierra、 Raspbian 9.0 及对应的更高版本,其中 macOS 版不包含 GPU 加速。

TensorFlow 是一个端到端开源机器学习平台,拥有多层级结构,可部署于各类服务器、PC 终端和网页,并支持 GPU 和 TPU 高性能数值计算,被广泛应用于谷歌内部的产品开发和各领域的科学研究。TensorFlow 提供多个抽象级别,可以根据自己的需求选择合适的级别,比如可以使用高阶 Keras API 构建和训练模型。

TensorFlow 即可以支持 CPU,也可以支持 CPU | GPU。前者的环境需求简单,后者需要额外的支持。TensorFlow 支持在 Linux 和 Window 系统下使用统一计算架构(Compute Unified Device Architecture, CUDA)。

如果要安装 GPU 版本(有 N 卡,即 NVIDIA 显卡),需要以下额外环境:

(1) 有支持 CUDA 计算能力 3.0 或更高版本的 NVIDIAGPU 卡;

(2) 下载安装 CUDA Toolkit 8.0,并确保其路径添加到 PATH 环境变量中;

(3) 下载安装 cuDNN v6 或 v6.1,并确保其路径添加到 PATH 环境变量中;

(4) CUDA8.0 相关的 NVIDIA 驱动。

这里介绍基于 Anaconda 的 TensorFlow 安装过程。

9.2.2　Tensorflow 安装

1. 检查 Anaconda 是否成功安装

在 Anaconda Prompt 命令窗口直接键入命令:conda-version,观察 Anaconda 安装版本,如图 9.5 所示。

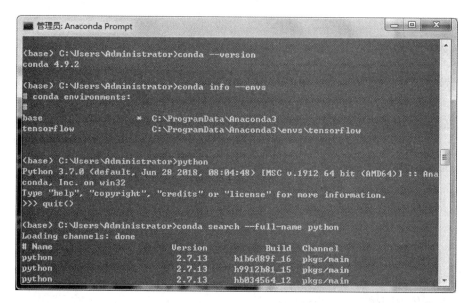

图 9.5　Anaconda Prompt 命令窗口

2. 检测目前安装环境

在 Anaconda Prompt 命令窗口直接键入命令:conda info-envs,观察 Anaconda 安装的内容,如图 9.5 所示。

3. 检查目前安装的 Python 版本和可以安装的版本

在 Anaconda Prompt 命令窗口直接键入命令:conda search-full-name python,观察可以安装的 Python 版本(见图 9.5)。当然,通过"python"命令查看已安装的 python 版本号,如这里安装 Anaconda4.9.2,python3.7.0。

4. 创建 Tensorflow 的虚拟环境

Python 为不同的项目需求创建不同的虚拟环境,因为在实际项目开发中,通常会根据自己的需求去下载各种相应的框架库,由于每个项目使用的框架库并不一样,或使用框架的版本不一样,这样需要根据需求不断地更新或卸载相应的库,管理起来相当麻烦。所以通过创建虚拟环境,相当于为不同的项目创建一块独立的空间,在这个空间里,你安装任何库和框架都是独立的,不会影响到外部环境。

打开 Anaconda 组件 Anaconda Prompt,输入命令:conda create-name tensorflow python=3.7.0,即可创建名称为"tensorflow"的虚拟环境,环境名称可以自己命名(见图 9.6)。如果安装 GPU 版本,则对应创建 tensorflow-gpu 虚拟环境:

conda create-name tensorflow-gpu python=3.7.0

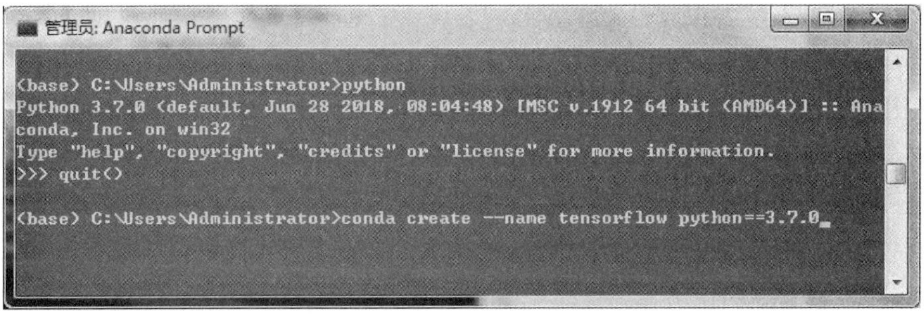

图 9.6　创建"tensorflow"虚拟环境

在图 9.7 中键入"y",创建成功后,激活并进入到虚拟环境 tensorflow 中。激活命令:activate tensorflow,退出虚拟环境命令:deactivate,如图 9.8 所示。

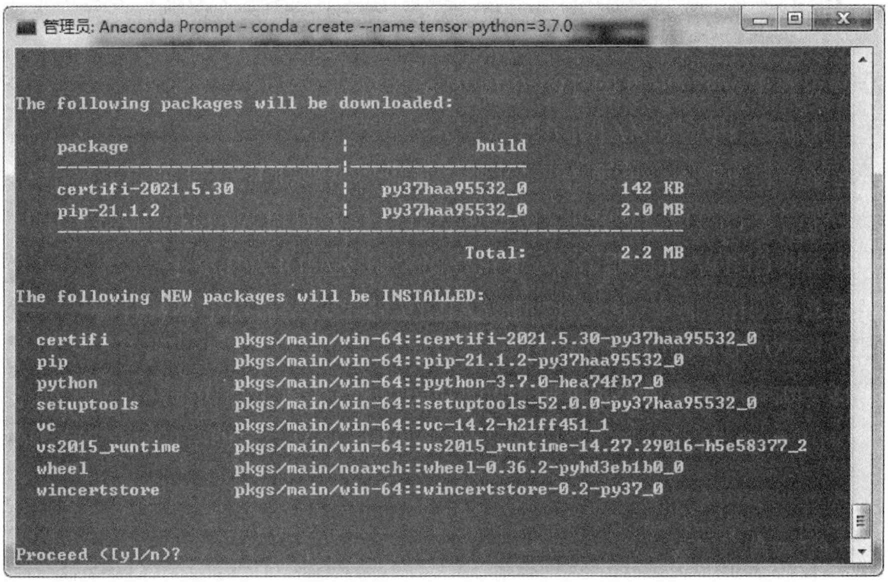

图 9.7　安装"Tensorflow"虚拟环境

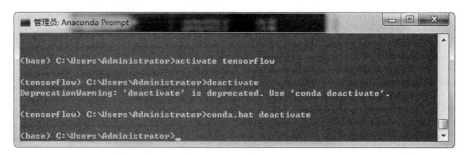

图 9.8　激活和退出"Tensorflow"虚拟环境

图 9.6～图 9.8 为创建并激活"tensorflow"环境的过程。

5. 安装 Tensorflow

激活 TensorFlow 环境后，在 Anaconda Prompt 中直接输入命令：conda install tensorflow 安装 Tensorflow。如果安装 GPU 版本，则命令行输入：conda install tensorflow-gpu，默认安装最新的 tensorflow 版本。当然也可以直接 pip install tensorflow 安装。如果提示需要升级 pip 命令，可以使用"python -m pip install -U pip"先行升级，然后安装。

如果没有报错，表示安装没有问题。进一步验证安装是否成功，输入 Python，在 Python 命令行中输入：import tensorflow as tf，没有报错信息，表明 TensorFlow 安装成功，如图 9.9 所示。

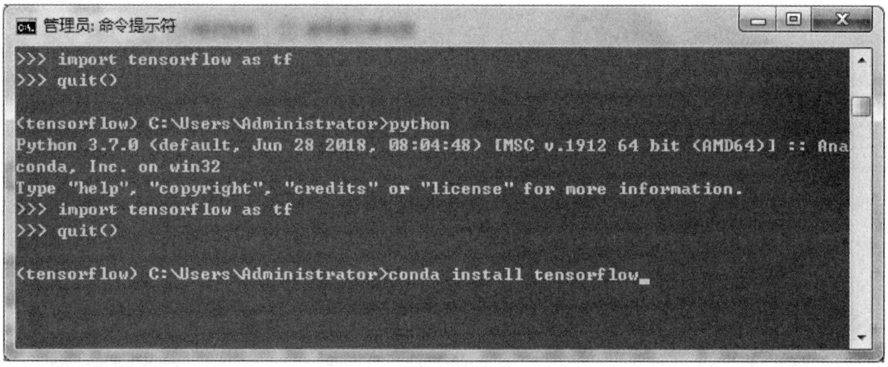

图 9.9　安装 Tensorflow

为了更方便快捷使用 tensorflow 学习框架，不必关注底层细节，就要安装实现对 Tensorflow 或者 Theano 的再次封装的 Keras。

9.2.3　Keras

Keras 是一个模型级（model-level）的库，为开发深度学习模型提供了高层次的构建模块，但是它不处理张量操作、求微分等低层次的运算。相反，它依赖于一个专门的、高度优化的张量库来完成这些运算，这个张量库就是 Keras 的后端引擎（Backend Engine），例如 TensorFlow、Theano、CNTK 等都可以无缝嵌入到 Keras 中。可以把 keras 看作为

Tensorflow 封装后的一个 API,如图 9.10 所示。

1. 安装 Keras

与安装 tensorflow 相似,打开 Anaconda Prompt,进入 tensorflow 虚拟环境,使用 pip 安装 Keras:pip install keras。或使用 conda 安装 Keras:conda install keras。如果没有报错,表示安装成功。Tensorflow 2.0 版本匹配的 Keras 版本为 Keras 2.2.4。

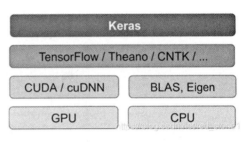

图 9.10 TensorFlow 为 keras 提供引擎

2. 安装 MinGW

MinGW,即 Minimalist GNU For Windows,是一些头文件和端口库的集合,该集合允许人们在没有第三方动态链接库的情况下使用 GCC(GNU Compiler C)产生 Windows32 程序。MinGW 是为不喜欢工作在 Linux(FreeBSD)操作系统而留在 Windows 的人提供一套符合 GNU 的 GNU 工作环境。同样是在虚拟环境 tensorflow 中(见图 9.11),输入命令:

conda install mingw libpython

```
管理员：命令提示符                                          — □ ×
>>> import tensorflow as tf
>>> quit()

(tensorflow) C:\Users\Administrator>python
Python 3.7.0 (default, Jun 28 2018, 08:04:48) [MSC v.1912 64 bit (AMD64)] :: Ana
conda, Inc. on win32
Type "help", "copyright", "credits" or "license" for more information.
>>> import tensorflow as tf
>>> quit()

(tensorflow) C:\Users\Administrator>conda install mingw libpython
```

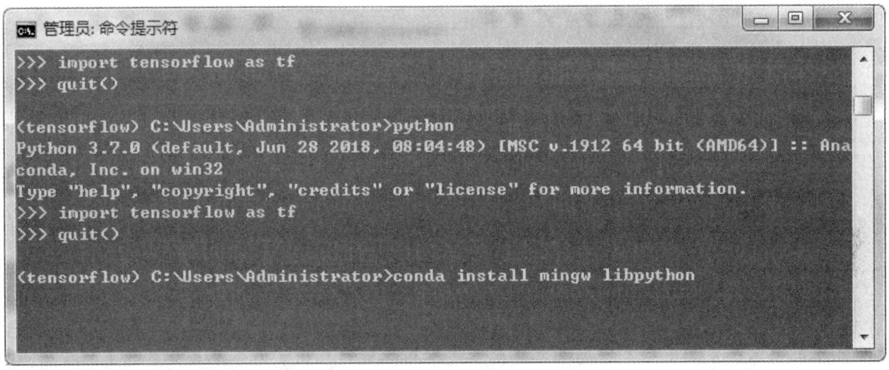

图 9.11 安装 MinGW

3. 测试和启动 Jupyter Notebook(tensorflow)

Anaconda 自带的 Jupyter Notebook,没有 tensorflow 环境,而我们创建的虚拟环境 Tensorflow 并没有 Jupyter Notebook,需要安装一个 Jupyter。同样在 Anaconda Prompt 中,激活 tensorflow 环境,使用 conda 命令:conda install jupyter 安装。

安装成功之后,就可以在 Anaconda 的工具箱里看到 Jupyter Notebook(tensorflow),如图 9.12 所示。单击 Jupyter Notebook(tensorflow),直接打开 Jupyter Notebook,可以导入 Keras。

Tensorflow2 推荐使用 keras 构建网络,常见的神经网络都包含在 keras.layer 中(最新的 tf.keras 的版本可能和 keras 不同)。

在 jupyter 窗口输入以下代码:

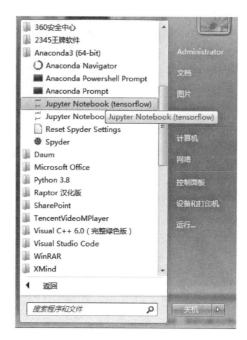

图 9.12 启动 Jupyter Notebook(tensorflow)

In:	import tensorflow as tf from tensorflow.keras import layers print(tf.__version__) print(tf.keras.__version__)
Out:	2.3.0 2.4.0

运行结果如上,证明 tensorflow 和 keras 安装成功。也可以通过以下代码测试。

In:	import tensorflow as tf tf.compat.v1.disable_eager_execution()　　＃保证 sess.run()能够正常运行 hello = tf.constant('hello,tensorflow') sess= tf.compat.v1.Session()　　　　＃版本 2.0 以上的函数 ＃sess = tf.Session()　　　＃旧版本 Tensorflow1.0 print(sess.run(hello))
Out:	b'hello,tensorflow'

运行结果如上所示,表示安装成功。

从开始菜单 Anaconda 的工具箱启动 Jupyter Notebook(tensorflow),默认的目录是安装目录,如果要改变当前目录,可以在 Anaconda Prompt 命令窗口修改当前目录为需要的位置,然后通过 activate tensorflow 激活后,直接键入:jupyter notebook 命令启动 jupyter,这样可以避免因为文件位置带来的问题,通过相对路径解决一切数据读取和保存。

9.3　基于 TensorFlow 的神经网络架构

TensorFlow 基于数据流图,实现从流图的一端流动到另一端的计算过程,将复杂的数据结构传输至神经网络中进行分析和处理,是用于大规模分布式数值计算的开源框架。节点表示某种抽象的计算,边表示节点之间相互联系的张量。

分布式 TensorFlow 的核心组件包括:分发中心(distributed master)、执行器(dataflow executor/worker service)、内核应用(kernel implementation)和最底端的设备层(device layer)/网络层(networking layer)。

分发中心从输入的数据流图中剪取子图,将其划分为操作片段并启动执行器。分发中心处理数据流图时会进行预设定的操作优化,包括公共子表达式消去、常量折叠等。

执行器负责图操作(graph operation)在进程和设备中的运行、收发其他执行器的结果。分布式 TensorFlow 拥有参数器(parameter server)以汇总和更新其他执行器返回的模型参数。执行器在调度本地设备时会选择进行并行计算和 GPU 加速。

内核应用负责单一的图操作,包括数学计算、数组操作(array manipulation)、控制流(control flow)和状态管理操作(state management operations)。内核应用使用 Eigen 执行张量的并行计算、cuDNN 库等执行 GPU 加速、gemmlowp 执行低数值精度计算。此外用户可以在内核应用中注册额外的内核(fused kernels)以提升基础操作,例如激励函数和其梯度计算的运行效率。

单进程版本的 TensorFlow 没有分发中心和执行器,而是使用特殊的会话应用(Session implementation)联系本地设备。TensorFlow 的 C 语言 API 是核心组件和用户代码的分界,其他组件 API 均通过 C 语言 API 与核心组件进行交互。

9.3.1　eager 模式和 graph 模式

TensorFlow 通常要先构建计算图,再调用 tf.Session 对象的 run 方法。而 TensorFlow 的 eager execution 是一种命令式编程环境,可立即评估操作,无须构建图,操作会返回具体的值,而不是构建以后再运行的计算图。可以这样理解:eager 模式类似于 python 命令式编程,写好程序之后,不需要编译,直接运行,非常直观;而静态图模式则类似于 C/C++ 的声明式编程,写好程序之后要先编译,然后才能运行。

eager 模式和 graph 模式的优缺点:

1. eager 模式的优点

(1)直观的界面。eager 模式可以自然地组织代码结构并使用 Python 数据结构,快速迭代小模型和小数据。

(2)更方便的调试功能。直接调用运算以检查正在运行的模型并测试更改,使用标准 Python 调试工具立即报告错误。

（3）自然的控制流。使用 Python 而非计算图控制流,简化了动态模型的规范。

（4）eager execution 支持大部分 TensorFlow 运算和 GPU 加速。

2. eager 模式的缺点

（1）速度问题。对于有很大计算量的模型,比如在 GPU 上训练 ResNet50,eager 模式和通过 graph 模式构造的模型没有太大的差异,但是这个差异却随着计算量减小而扩大,或者说,如果模型越简单,通过 eager 模式构造的模型要比通过 graph 构造的模型慢。

（2）分布式训练、性能优化以及线上部署。通过 graph 构造的模型在分布式训练、性能优化以及线上部署上有优势。

所以,同时写 eager 模式代码和 graph 模式代码,使用 eager 模式快速调试和 debug,然后利用 graph 模式在分布式训练方面的优势部署。

3. 开启 eager 模式

在 Tensorflow 2.0 中,默认启用 Eager Execution,运行代码:

In:	import tensorflow as tf tf.executing_eagerly()
Out:	True

此时就可以运行 TensorFlow 运算,结果将立即返回。

【例 9.1】 启用 Eager Execution,实现矩阵相乘运算。

In:	import tensorflow as tf tf.executing_eagerly() ♯ 输出 True,启用 Eager Execution x = [[2.]] m = tf.matmul(x, x) ♯矩阵相乘 print("hello, {}".format(m)) ♯ 输出 "hello, [[4.]]"
Out:	hello, [[4.]]

TensorFlow 提供了众多的 API,简单地可以分为高阶 API 和低阶 API。API 太过繁杂,在 TensorFlow 2.0 中有了很大的改善。下面简要介绍 TensorFlow 的高阶 API 和低阶 API 使用。对于初学者来说,建议使用高阶 API,应用 keras 的 Sequential 模型和方法（9.3.3 节的 keras 部分）简单清晰,可以迅速入门。对于专家学者们,建议使用低阶 API,可以对具体细节进行改造和加工。

9.3.2 TensorFlow API 分层

TensorFlow2.0 推荐使用 tf.keras、tf.data 等高级模块库,基本结构特征:用 eager 模式搭建原型;用 tf.data 处理数据;用 tf.feature_column 提取特征;用 tf.keras 搭建模型;用 tf.saved_model 打包模型。

TensorFlow API 一共分为三个层次,即低阶 API、中阶 API、高阶 API。第一层为 Python 实现的操作符,主要包括各种张量操作算子、计算图、自动微分;第二层为 Python 实现的模型组件,对低级 API 进行了函数封装,主要包括各种模型层、损失函数、优化器、数据管道、特征 TensorFlow 列等等;第三层为 Python 实现的模型成品,一般为按照 OOP 方式封装的高级 API,主要为 tf.keras.models 提供的模型的类接口。

1. 低层 TensorFlow API

低层 TensorFlow API 主要是张量(tf.Tensor)、变量、计算流图和会话。

1) 张量

张量类型包括常数、变量、张量占位符和稀疏张量。张量类似于 numpy 的多维数组 np.array,例如标量(0 维数组)、向量(1 维数组)、矩阵(2 维数组)等各种常量或变量。

张量的主要属性有三个,分别为形状(shape)、类型(dtype)和值(numpy()),可以通过张量实例的 shape、dtype 属性和 numpy()方法来获取。

通过 tf.constant()来创建常量张量,代码如下:

| In: | ```python
import tensorflow as tf
import numpy as np
# tf.constant(value, dtype=None, name='Const', verify_shape=False)
a=tf.constant([0,1,2],dtype=tf.float32)    #定义常数
print(a.shape)
print(a.dtype)
print(a.numpy())
``` |
|---|---|
| Out: | ```
(3,)
<dtype:'float32'>
[0. 1. 2.]
``` |

2) 变量

tf.Variable 创建变量,低阶 API 中定义的变量必须明确初始化,高阶 API 例如 Keras 会自动对变量进行初始化。TensorFlow 在 tf.compat.v1.Session()开始时一次性初始化所有变量。对自行初始化变量,在 tf.Variable 上运行的 tf.get_variable 可以在定义变量的同时指定初始化器,通过变量类 Variable 来定义,使用之前需要初始化。想要将所有图变量进行集体初始化时应该使用 tf.compat.v1.global_variables_initializer(),或者单个初始化。

【例 9.2】 初始化变量和保存变量。

| In: | ```python
rand_t=tf.random.uniform([50,50],0,10,seed=0)
#创建随机常量数组 50 行 50 列,最大值 10,最小值 0,随机种子 0
#以这个矩阵数组作为变量的初始值
t_a=tf.Variable(rand_t)
t_b= tf.Variable(rand_t)
x=tf.Variable(tf.random.normal([20, 10], stddev=0.35))
#以标准差 0.35 的正态分布初始化一个形状为[20,10]的张量
``` |
|---|---|
```

```
z=tf.Variable(tf.zeros([20]))    #定义变量,一个形状为[20]的张量,元素值全部为 0
tf.compat.v1.global_variables_initializer()      #所有变量初始化
x.initializer      #单个变量初始化
```

3) 会话

会话的控制有两种方式:

方式 1: sess=tf.compat.v1.Session()

　　　　执行语句

　　　　sess.close()　　#关闭会话

方式 2: with tf.compat.v1.Session() as sess:

　　　　执行语句　　#此种方式不需要关闭会话,因为 with as 会自动关闭

【例 9.3】 通过会话实现变量赋值。

```
In: import tensorflow as tf
    tf.compat.v1.disable_eager_execution()
    x=tf.Variable(tf.random.uniform([10,21])
    init= tf.compat.v1.global_variables_initializer()
    with tf.compat.v1.Session() as sess:
        sess.run(init)
        print(sess.run(x))
```

2. 中层 TensorFlow API

中层 TensorFlow API 提供数据管道函数 tf.data、特征列函数 tf.feature_column、激活函数 tf.nn、模型层 tf.keras.layers、损失函数 tf.keras.losses、评估函数 tf.keras.metrics 和优化器 tf.keras.optimizers 等。

3. 高层 TensorFlow API

高层 TensorFlow API 通过函数 tensorflow.keras.models 创建神经网络模型,建模方式有三种: Sequential 方法、函数式 API 方法和 Model 子类化自定义模型。

9.3.3　基于 TensorFlow 的神经网络构建

【例 9.4】 应用 TensorFlow API 的 Sequential 方法创建神经网络模型。代码如下:

```
In: import tensorflow as tf
    #输入 X 和输出 y,随机初始化
    X=tf.random.uniform(shape=(10,100,50),minval=-0.5,maxval=0.5)
    y=tf.random.categorical(tf.random.uniform(shape=(10,3), minval=-0.5,maxval=0.5),2)
    #构建三层神经网络模型
    model=tf.keras.models.Sequential()
    #添加长短期记忆神经网络模型 LSTM
    model.add(tf.keras.layers.LSTM(10,input_shape=(100,50)))   #输入层 10 个激活单元
```

```
model.add(tf.keras.layers.Dense(10))   ♯10 个输入单元的隐藏层
model.add(tf.keras.layers.Dense(2,activation='softmax'))   ♯输出层,2 个输出单元
♯编译模型
model.compile(optimizer='adam',loss='categorical_crossentropy',metrics=['accuracy'])
♯训练模型
model.summary()   ♯输出模型参数状况
model.fit(X,y)
```

Out：
```
Model: "sequential_2"

Layer (type)                 Output Shape              Param #
=================================================================
lstm_2 (LSTM)                (None, 10)                2440

dense_4 (Dense)              (None, 10)                110

dense_5 (Dense)              (None, 2)                 22
=================================================================
Total params: 2,572
Trainable params: 2,572
Non-trainable params: 0
_____

1/1 [==============================] - 0s 2ms/step - loss: 1.1756 - accuracy: 0.7000

<tensorflow.python.keras.callbacks.History at 0x111cf390>
```

9.4　基于 Keras 架构的神经网络应用

Keras 是一个支持 TensorFlow、Thenao 和 Microsoft-CNTK 的第三方高阶神经网络 API,以 TensorFlow 的 Python API 为基础提供了神经网络,尤其是深度网络的构筑模块,并将神经网络开发、训练、测试的各项操作进行封装,以提升可扩展性和简化使用难度。keras 中的主要数据结构是 model(模型),它提供定义完整计算图的方法,通过将图层添加到现有模型/计算图,构建出复杂的神经网络。Keras 有两种不同的构建模型的方法：Sequential models 和 Functional API。

9.4.1　Keras 模块包

在 TensorFlow 下可以直接导入 Keras 模块,使用模块提供的各种包。

1. Sequential 包

Keras 中 Sequential 包(序贯模型)是函数式模型的简略版,为最简单的线性、从头到尾的结构顺序,不分叉,是多个网络层的线性堆叠。Keras 实现了很多层,包括 core 核心层、Convolution 卷积层、Pooling 池化层等非常丰富的网络结构。通过将层的列表传递给 Sequential 的构造函数,来创建非常复杂的神经网络,包括全连接神经网络(FCNN)、卷积神经网络(CNN)、循环神经网络(RNN)。例如,向模型添加一个带有 64 个大小为 3×3 的过滤器的卷积层,代码如下：

```
In：   from keras.models import Sequential   #导入 keras 模块
       from keras.layers import Dense, Activation,Conv2D,MaxPooling2D,Flatten,Dropout
       model = Sequential()
       model.add(Conv2D(64,(3,3), Activation='relu'))
```

代码中的 Dense 为全连接层，Activation 为激活层，Conv2D 为卷积层，MaxPooling2D 为最大池化层，Flatten 为压平层，Dropout 层用于防止过拟合。

2. Layers 包

keras.layers 模块主要用于生成神经网络层，包含多种类型，如常用层 Core layers、卷积层 Convolutional layers、池化层 Pooling layers、循环层 recurrent layers、高级激活层 advanced_activations layers、规范层 normalization layers、嵌入层 embeddings layers 等。Sequential 模型的核心操作是添加 layers(图层)，以下展示如何将一些最流行的图层添加到模型中。代码如下：

```
In：   model.add(Conv2D(64,(3,3), Activation='relu'))      #卷基层
       model.add(MaxPooling2D(poolsize=(2,2)))             #最大池化层
       model.add(Dense(256,activation='relu'))            #全连接层
       model.add(Dropout(0.5))                 #dropout,模型训练时丢弃的神经元概率
       model.add(Flatten())                    #Flattening layer 展平层
```

实现构建具有 32 个节点神经元的输入层、10 个节点隐藏层的全连接网络，代码如下：

```
In：   from keras.models import Sequential
       from keras.layers import Dense, Activation
       model = Sequential([
           Dense(32, input_shape=(784,)),
           Activation('relu'),
           Dense(10),
           Activation('softmax')])
```

也可以使用.add()方法将各层添加到模型中，代码如下：

```
In：   model = Sequential()
       model.add(Dense(32, input_dim=784))
       model.add(Activation('relu'))
       model.add(Dense(10))
       model. Add(Activation('softmax'))
```

Keras 定义网络 Dense 方法的代码如下：

```
keras.layers.Dense(units,input_dim, activation=None, use_bias=True,
       kernel_initializer='glorot_uniform', bias_regularizer='zeros',
       kernel_regularizer=None, bias_regularizer=None,
       activity_regularizer=None, kernel_constraint=None, bias_constraint=None)
```

参数说明：

units：代表该层的输出维度或神经元个数，units 解释为神经元个数，为了方便计算参数量，解释为输出维度，方便计算维度。

input_dim：input_shape 就是指输入张量的 shape。例如，input_dim＝784，说明输入是一个 784 的一维向量，相当于一个一阶张量，shape 就是（784，）。因此，input_shape＝（784，）。卷积神经网络中 input_shape ＝（batch_size，height，width，depth），batch_size 为一次向前/向后传递的训练数据数。

activation＝None：激活函数，默认 liner。

use_bias＝True：布尔值，该层是否使用偏置向量 b。

kernel_initializer：初始化 w 权重。

bias_initializer：初始化 b 权重。

kernel_regularizer：施加在权重 w 上的正则项。

bias_regularizer：施加在偏置向量 b 上的正则项。

activity_regularizer：施加在输出上的正则项。

kernel_constraint：施加在权重 w 上的约束项。

bias_constraint：施加在偏置 b 上的约束项 。

模型需要知道输入数据的尺寸（shape），序贯模型中的第一层（只有第一层，因为下面的层可以自动推断大小）需要接收关于其输入尺寸的信息，后面的各个层则可以自动的推导出中间数据的 shape，因此不需要为每个层都指定这个参数。

传递一个 input_shape 参数给第一层。它是一个表示尺寸的元组（一个整数或 None 的元组，其中 None 表示可能为任何正整数）。在 input_shape 中不包含数据的 batch 大小。某些 2D 层，例如 Dense，支持通过参数 input_dim 指定输入尺寸，某些 3D 时序层支持 input_dim 和 input_length 参数。也可以指定一个固定的 batch 大小（stateful RNNs 常使用），传递一个 batch_size 参数给一个层。如将 batch_size＝32 和 input_shape＝（6，8）传递给一个层，那么每一批输入的尺寸就为（32，6，8）。

下面两种方法的代码是等价的。具体代码如下：

| In： | ```model = Sequential()
model.add(Dense(32, input_shape=(784,)))``` |
| --- | --- |
| In： | ```model = Sequential()
model.add(Dense(32, input_dim=784))``` |

下面三种方法的代码也是严格等价的。具体代码如下：

| In： | ```model = Sequential()
model.add(LSTM(32, input_shape=(10, 64)))``` |
| --- | --- |

In：	model = Sequential() model.add(LSTM(32, batch_input_shape=(None, 10, 64)))
In：	model = Sequential() model.add(LSTM(32, input_length=10, input_dim=64))

3. Initializations 包

keras.initializations 模块主要负责对模型参数（权重）进行初始化，初始化（init）方法包括 uniform、lecun_uniform、normal、orthogonal、zero、glorot_normal、he_normal 等。

4. Activations 包

keras.activations 和 keras.layers.advanced_activations（新激活函数）模块主要负责为神经层附加激活函数（Activation），如 linear、sigmoid、hard_sigmoid、tanh、softplus、softmax、relu 以及 LeakyReLU、PReLU 等比较新的激活函数。一般二分类问题使用激活函数 sigmoid，多分类问题使用激活函数 softmax。

输出层激活函数的选择尤为重要，它决定了预测值的格式。下面是一些常用的预测建模问题类型，以及它们可以在输出层使用的结构和标准的激活函数。

回归问题：使用线性的激活函数"linear"，并使用与输出数量相匹配的神经元数量。

二分类问题：使用逻辑激活函数"sigmoid"，在输出层仅设一个神经元。

多分类问题：使用 Softmax 激活函数"softmax"；假如你使用的是 one-hot 编码的输出格式的话，那么每个输出对应一个神经元。

5. Objectives 包

keras.objectives 模块主要负责为神经网络附加损失函数，即目标函数。如 mean_squared_error、mean_absolute_error、squared_hinge、hinge、binary_crossentropy、categorical_crossentropy 等，其中 binary_crossentropy 和 categorical_crossentropy 是指 logloss。注意：目标函数的设定是在模型编译阶段。

6. Optimizers 包

keras.optimizers 模块主要负责设定神经网络的优化方法，如最基本的随机梯度下降 SGD，另外还有 Adagrad、Adadelta、RMSprop、Adam。

9.4.2　Keras 构建神经网络模型

使用 Keras 可以非常便捷地实现创建、训练和评价深度神经网络。下面介绍应用 Keras 创建神经网络进行数据分析的 5 个步骤。

1. 定义网络

在 Keras 中，通过一系列的层来定义神经网络，这些层的容器就是 Sequential 类，第一步要做的就是创建 Sequential 类的实例。代码如下：

```
In:  model = Sequential()
     model.add(Dense(5, inut_dim=2, activation='relu'))    #输入层
     model.add(Dense(1, activation='sigmod'))             #输出层
```

2. 编译网络

编译是一个高效的步骤,会将定义的层序列通过一系列高效的矩阵转换,根据 Keras 的配置转换成能在 GPU 或 CPU 上执行的格式。编译过程接收三个参数:

优化器 optimizer:可以是现有优化器的字符串标识符,如"rmsprop"或"adagrad",也可以是 Optimizer 类的实例。

损失函数 loss:模型试图最小化的目标函数。可以是现有损失函数的字符串标识符,如"categorical_crossentropy"或"mse",也可以是一个目标函数。

评估标准 metrics:对于任何分类问题,都希望将其设置为 metrics = ['accuracy']。评估标准可以是现有的标准的字符串标识符,也可以是自定义的评估标准函数。代码如下:

```
In:  model.compile(loss='mse', optimizer='sgd', metrics=['accuracy'])
```

预测建模的种类也会限制损失函数类型。例如,几种不同的预测建模类型对应的标准损失函数:回归问题,均方差误差"mse";二分类问题,对数损失(也称为交叉熵)"binary_crossentropy";多分类问题,多类对数损失"categorical_crossentropy"。

最常用的优化算法是随机梯度下降,因为它们的性能一般都很好。最常用的优化算法有:随机梯度下降"sgd"需要对学习率以及动量参数进行调参;ADAM "adam"需要对学习率进行调参;RMSprop "rmsprop"需要对学习率进行调参。

最后,还要指定在训练模型过程中特定的指标,如对于分类问题,最常收集的指标就是准确率,需要收集的指标由设定数组中的名称决定。

3. 训练模型

网络编译完成后,下一步就是模型训练,这个过程可以看成是调整权重以拟合训练数据集。训练网络需要制定训练数据,包括输入矩阵 X 以及相对应的输出 Y,并使用反向传播算法对网络进行训练,使用在编译时制定的优化算法以及损失函数来进行优化。

反向传播算法需要指定训练的 Epoch(回合数、历元数)、对数据集的 exposure 数。每个 epoch 都可以被划分成多组数据输入输出对,也称为 batch(批次大小)。batch 设定的数字将会定义在每个 epoch 中更新权重之前输入输出对的数量。这种做法也是一种优化效率的方式,可以确保不会同时加载过多的输入输出对到内存中。

以下是典型的训练网络的代码:

```
In:  model.fit(X, hot_Y, epochs=20, batch_size=5, shuffle=True)
```

训练网络之后,会返回一个历史对象(History oject),其中包括了模型在训练中各项性能的摘要(包括每轮的损失函数值及在编译时制定收集的指标)。

4. 评价网络

可以使用训练集的数据对网络进行评价,但这种做法得到的指标对于预测并没有什么用。因为在训练时网络已经"看"到了这些数据。因此最好使用之前没有"看"到的额外数据集(测试集)来评估网络性能。

评价模型将会评价所有测试集中的输入输出对应的损失值,以及在模型编译时指定的其他指标(例如分类准确率)。评价代码如下:

In:	loss,accuracy = model.evaluate(x_test,y_test)

5. 数据预测

如果对训练后的模型性能满意的话,就能用它来对新的数据做预测了。预测代码如下:

```
result = model.predict(x_test)
np.round(result,2)
```

预测值将以网络输出层定义的格式返回。在回归问题中,这些由线性激活函数得到的预测值可能直接就符合问题需要的格式。对于二分类问题,预测值可能是一组概率值,这些概率说明了数据分到第一类的可能性,可以通过四舍五入(np.round)将这些概率值转换成 0 与 1。而对于多分类问题,得到的结果可能也是一组概率值(假设输出变量用的是 one-hot 编码方式),因此它还需要用 argmax 函数将这些概率数组转换为所需要的单一类输出。

9.4.3 心脏病数据的多分类模型分析

通过心脏病数据集的多分类预测分析,预测心脏病的严重程度。数据集 8.5 节有介绍。

【例 9.5】 应用 Keras 构建心脏病数据分析的神经网络多分类器。代码如下:

```
#导入模块
import pandas as pd
from sklearn import datasets
from sklearn.model_selection import train_test_split    #交叉验证模型
import numpy as np
from keras.models import Sequential
from keras.layers import Dense
from keras.wrappers.scikit_learn import KerasClassifier
from sklearn.model_selection import cross_val_score
from sklearn.model_selection import KFold
from keras.utils.np_utils import to_categorical    #one-hot 编码
```

In：	#导入数据
	df=pd.read_table('processed.cleveland.data',sep=',')　　#逗号分隔符,dtype="str"
	df.columns=['age', 'sex', 'cp', 'trestbps', 'chol', 'fbs', 'restecg', 'thalach', 'exang',
	　　　　　　　'oldpeak', 'slope', 'ca', 'thal', 'num']　　#加上字段名

In：	# 数据预处理,处理异常值 df['thal'].loc[df['thal']=='? ']="3.0"　　　#thal 值为? 的填充正常值 3 df['ca'].loc[df['ca']=='? ']="0.0"　　　#tca 值为? 的填充 0 #修订数据类型 df['age']=df['age'].astype(int) df['sex']=df['sex'].astype(int) df['cp']=df['cp'].astype(int) df['trestbps']=df['trestbps'].astype(int) df['fbs']=df['fbs'].astype(int) df['restecg']=df['fbs'].astype(int) df['thalach']=df['thalach'].astype(int) df['exang']=df['exang'].astype(int) df['slope']=df['slope'].astype(int) df['ca']=df['ca'].astype(float) df['thal']=df['thal'].astype(float) df['num']=df['num'].astype(int) df['ca']=df['ca'].astype(int) df['thal']=df['thal'].astype(int)

In：	#分割数据集
	Y=df['num']　#预测目标数据分为 5 类,0～4,分别代表心脏病程度
	hot_Y=to_categorical(Y)　　#one-hot 编码,用于 5 分类
	df.drop(['num'], axis=1, inplace=True)　　　# inplace=True 会就地修改
	X=df　#特征数据 13 列
	#划分训练集测试集
	x_train,x_test,y_train,y_test=train_test_split(X,hot_Y,test_size=0.2)

In：	#数据标准化处理 from sklearn import preprocessing scaler_X = preprocessing.StandardScaler() new_x_train = scaler_X.fit_transform(x_train)　　#对训练数据集进行标准化处理 new_x_test = scaler_X.fit_transform(x_test)　　#对训练数据集进行标准化处理

In：	#设定随机种子
	seed=7
	np.random.seed(seed)

In：	#构建模型编译和训练模型
	model=Sequential()
	model.add(Dense(units=30,activation='relu',input_dim=13,
	　　　　　　kernel_initializer='glorot_normal'))
	model.add(Dense(units=26,activation='relu',kernel_initializer='glorot_normal'))　#隐藏层
	model.add(Dense(units=5,activation='softmax',kernel_initializer='glorot_normal'))#
	输出层

	#编译模型,设定优化算法、损失函数
	model.compile(loss='categorical_crossentropy', optimizer='sgd', metrics=['accuracy'])
	model.fit(new_x_train,y_train,epochs=100,batch_size=20,shuffle=True)

In:	#模型评价
	score = model.evaluate(new_x_test,y_test)
	print('loss 值为:',score[0])
	print('准确率为:',score[1])

Out:	1/2 [=============>..............] - ETA: 0s - loss: 0.8429 - accuracy: 0.6562WARNING: slow compared to the batch time (batch time: 0.0000s vs on_test_batch_end time: 0.0010 2/2 [==============================] - 0s 2ms/step - loss: 0.9568 - accuracy: 0.6393 loss值为: 0.9567789435386658 准确率为: 0.6393442749977112

In:	#模型预测
	result = model.predict(x_test)
	np.round(result,2)

In:	#定义函数形式实现网络构建,构建输入层—隐含层—输出层模型
	def create_model(optimizer='adam',init='glorot_normal'):
	    model=Sequential() #输入数据13列,个激活单元
	    model.add(Dense(units=26,activation='relu',input_dim=13,kernel_initializer=init))
	    model.add(Dense(units=26,activation='relu',kernel_initializer=init)) #隐藏层
	    model.add(Dense(units=5,activation='softmax')) #输出层,输出 4 个单元
	     #编译模型,设定优化算法、损失函数
	    model.compile(loss='categorical_crossentropy', optimizer=
	                        optimizer,metrics=['accuracy'])
	    return model

In:	#模型评价
	model=KerasClassifier(build_fn=create_model,epochs=50,batch_size=1,verbose=2)
	#verbose 日志展示,0 为不输出日志信息,1 显示进度条,2 每个 epoch 输出一行记录
	kfold=KFold(n_splits=10,shuffle=True,random_state=seed)
	results=cross_val_score(model,x_train,y_train,cv=kfold)
	print("Accuracy:%.2f%%(%.2f)"%(results.mean() * 100,results.std()))

为了节省篇幅,没有给出中间结果。由于数据维度较大,数据复杂,分类种类较多,所以网络模型的准确率只为 64%,但与第 8 章支持向量机模型的分析对比,有所提高。数据预处理中的标准化处理很重要,本例中,数据标准化处理后的准确率提高了十几个百分点。

9.4.4　循环神经网络的时间序列分析

循环神经网络是一种适宜于处理序列数据的神经网络,如股票等时间序列数据。这里以新冠肺炎数据为例,简单介绍 keras 框架下循环神经网络的构建和训练过程。

【例 9.6】　应用 RNN 和 LSTM 模型预测新冠肺炎每日新增病例数。

1. 数据准备

首先将数据集进行划分,然后将训练集和测试集划分为输入和输出变量,最终将输入(X)改造为 RNN、LSTM 的输入格式,即[samples,timesteps,features]。为节省篇幅,只提供核心代码。代码如下:

```
In: #输入要求:[送入样本数,循环核时间展开步数,每个时间步输入特征个数]
train_x = np.reshape(train_x,(train_x.shape[0],30,5))   #用30天数据预测第31天
test_x = np.reshape(test_x,(test_x.shape[0],30,5))   #5个特征数据
```

2. 构建模型

在所有的 RNN 中,包括 simpleRNN、LSTM、GRU 等,输入输出数据格式形如(shape,timesteps,input_dim)格式的 3D 张量,如果 return_sequencee=True,返回形如(shape,timesteps,input_dim)的 3D 张量,否则返回(sumples,output_dim)的 2D 张量。

RNN 模型通过调用 layers.SimpleRNN,核心代码如下:

```
In: model=Senquential()
model.add(layers.SimpleRNN(units=100,return_sequences=True))  #输入层100个单元
model.add(Activation('relu'))   #激活函数
model.add(Dropout(0.1))   #防止过拟合
model.add(layers.SimpleRNN(units=100,Activation('relu')))   #隐藏层100
model.add(Dropout(0.1))   #防止过拟合
model.add(Dense(1))   #输出层
```

LSTM 模型通过调用 layers.LSTM 实现,核心代码如下:

```
In: model=Senquential()
model.add(layers.LSTM(units=100,Activation('relu'),return_sequences=True))
model.add(layers.LSTM(units=100,Activation('relu'))   #隐藏层100
model.add(Dense(1))   #输出层
```

3. 训练模型

训练模型的核心代码:

```
In: History=model.fit(train_x,train_y,epochs=30,batch_size=64,
                      validation_date=(test_x,test_y),verbose=2)
model.summary
```

4. 模型预测及可视化

核心代码如下:

```
In: pyplot.plot(history.history['loss'],label='train')
pyplot.plot(history.history['val_loss'],label='test')
pyplot.title('model loss')
```

```
pyplot.xlabel('Epoch')
pyplot.ylabel('loss')
pyplot.title('Trainning and Validation loss')
pyplot.legend()
pyplot.show()
#预测
yhat＝model.predict(test_x)
test_x＝np.reshape(test_x,(test_x.shape[0],5))    #还原原始数据格式
```

模型稳定后,就可以用来预测新冠肺炎后期新增病例数据。

本章小结

在对神经网络和深度学习的概念进行阐述和分析的基础上,详细讲述两大核心组建 TensorFlow 和 Keras 安装过程,接下来,系统讲授 TensorFlow 的基础结构、低阶 API 和 高阶 API 功能应用,对各种 API 给出了应用说明。建议初学者直接应用高阶 Keras 的 Sequential 序贯模型实现神经网络的模型编译和训练。

实训 9　基于全连接神经 网络的糖尿病检测

实训 10　小儿肺炎 X 光片 分析与病灶临床诊断

习题 9

参 考 文 献

［1］ 赵璐.Python 语言程序设计教程［M］.上海：上海交通大学出版社,2019.

［2］ 嵩天,礼欣,黄天羽.Python 语言程序设计基础［M］.北京：高等教育出版社,2017.

［3］ 陈大方,刘微.医学大数据挖掘方法与应用［M］.北京：北京大学医学出版社,2020.

［4］ 朝乐门.数据科学导论：基于 Python 语言［M］.北京：人民邮电出版社,2021.

［5］ 郭羽含,陈虹,肖成龙.Python 机器学习［M］,北京：机械工业出版社,2021.

［6］ 王浩,袁琴,张明慧.Python 数据分析案例实战［M］.北京：人民邮电出版社,2020.

［7］ 张雨萌.机器学习中的概率统计：Python 语言描述［M］.北京：机械工业出版社,2020.

［8］ 胡安·努内兹-伊格莱西亚斯,斯特凡·范德瓦尔特,哈丽雅特·达士诺.Python 科学计算最佳实
践：SciPy 指南［M］.陈光欣,译.北京：人民邮电出版社,2019.

［9］ 劳拉·伊瓜尔,桑蒂·塞吉.Python 数据科学导论：概念、技术与应用［M］.章宗长,王艺深,译.北
京：机械工业出版社,2018.

［10］ 周志华.机器学习［M］.北京：清华大学出版社,2016.

［11］ 唐四薪,赵辉煌,唐琼.大数据分析实用教程：基于 Python 实现［M］.北京：机械工业出版社,2021.

［12］ 朱塞佩·博纳科尔索.机器学习算法［M］.罗娜,译.北京：机械工业出版社,2018.

［13］ 洪松林.机器学习技术与实战：医学大数据深度应用［M］.北京：机械工业出版社,2018,5.

［14］ 李联宁.大数据技术及应用教程［M］.北京：清华大学出版社,2016.

［15］ 黄红梅,张良均.Python 数据分析与应用［M］.北京：人民邮电出版社,2018.

［16］ 汪荣贵,杨娟,薛丽霞.机器学习及其应用［M］.北京：机械工业出版社,2019.

［17］ 贺向前,Python 语言程序设计及医学应用［M］.北京：中国铁道出版社,2019.

［18］ 丹尼尔·陈,Python 数据分析：活用 Pandas 库［M］.北京：人民邮电出版社,2020.

［19］ 张杰,Python 数据可视化之美［M］.北京：电子工业出版社,2020.

［20］ 陈波,刘慧君.Python 编程基础及应用［M］.北京：高等教育出版社,2020.

［21］ 塔里克.拉希德.Python 神经网络教程［M］.林赐,译.人民邮电出版社,2018.

［22］ 弗朗索瓦.肖莱.Python 深度学习［M］.张亮,译.人民邮电出版社,2018.

［23］ 漆进,莫智文.心电图的数组化及其在 QRS 波检测中的应用［J］.生物医学工程学杂志,2002(2)：
225-228.

［24］ 陈忠余,杨庆华,谢鸿飞.多项式拟合曲线的临床应用［J］.国际检验医学杂志,2006(5)：394-396.

［25］ 徐清华,赵清波,刘烁,等.浅谈《线性代数》中的实例教学［J］.数理医药学杂志,2019,32(4)：628-
630.

［26］ 项目实战-朝阳医院 2018 年销售数据分析［EB/OL］.［2019-12-04］. https://zhuanlan.zhihu.
com/p/95444370.

［27］ Pandas 拼接操作(concat,merge,join 和 append)的区别［EB/OL］.［2019-05-22］. https://blog.
csdn.net/weixin_42782150/article/details/89546357.

[28] 医疗大数据八大应用[EB/OL]. [2019-03-23]. https://www.iyiou.com/analysis/2019032395455.

[29] NumPy：对 Axis 的理解[EB/OL]. [2017-11-22]. https://zhuanlan.zhihu.com/p/31275071.

[30] NumPy 教程[EB/OL]. [2020-09-23]. https://www.runoob.com/numpy/numpy-array-attributes. html.

[31] 数据的概率分布以及用 Python 绘制分布图[EB/OL]. [2019-08-11]. https://blog.csdn.net/ weixin_43992800/article/details/99235517.

[32] python使用 scipy.stats 数据（正态）分布检验方法[EB/OL]. [2019-09-29]. https://blog.csdn. net/weixin_42059534/article/details/101703027.

[33] SciPy Lecture Notes 中文版[EB/OL]. https://wizardforcel.gitbooks.io/scipy-lecture-notes/content/ index.html.

[34] SciPy 教程[EB/OL]. [2019-06-21]. https://www.qikegu.com/docs/3471.

[35] scikit-learn (sklearn)中文文档[EB/OL]. https://www.scikitlearn.com.cn/.

[36] sklearn库的学习[EB/OL]. [2017-12-24]. https://blog.csdn.net/u014248127/article/details/ 78885180.

[37] 整理一份详细的数据预处理方法[EB/OL]. [2019-03-13]. https://zhuanlan.zhihu.com/p/51131210.

[38] 神经网络的应用及其发展 [EB/OL]. [2019-09-23]. https://www.wenmi.com/article/ py9fyr00ao2z.html.

[39] 用 Keras 搭建一个神经网络实现糖尿病检测[EB/OL]. [2019-12-12]. https://blog.csdn.net/ xs1997/article/details/103508256.

[40] 深入学习 Keras 中 Sequential 模型及方法[EB/OL]. [2018-09-12]. https://www.cnblogs.com/ wj-1314/p/9579490.html.